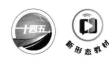

国家卫生健康委员会
"十四五"规划新形态教材

全国高等学校教材

供临床、预防、口腔、护理、检验、影像

医学遗传学

第 5 版

主　　编　　傅松滨

副主编　　孙文靖　龙　莉

数字负责人　　杨保胜　侯启昌

编　　者　　王　刚　（山东第二医科大学）
（以姓氏笔画为序）

　　　　　　王墨林　（山东大学）

　　　　　　龙　莉　（昆明医科大学）

　　　　　　叶海虹　（首都医科大学）

　　　　　　包玉龙　（内蒙古医科大学）

　　　　　　成细华　（湖南中医药大学）

　　　　　　孙　媛　（大连医科大学）

　　　　　　孙文靖　（黑龙江省医学科学院）

　　　　　　李佩琼　（广州医科大学）

　　　　　　李继红　（河北北方学院）

　　　　　　杨保胜　（豫北医学院）

　　　　　　杨慈清　（新乡医学院）

　　　　　　张树冰　（中南大学）

　　　　　　季丙元　（济宁医学院）

　　　　　　胡启平　（广西医科大学）

　　　　　　胡劲松　（西安交通大学）

　　　　　　侯启昌　（河南开放大学）

　　　　　　郭　淼　（山东第一医科大学）

　　　　　　彭翠英　（南华大学）

　　　　　　傅松滨　（哈尔滨医科大学）

　　　　　　蔡晓明　（川北医学院）

　　　　　　蔡梦迪　（哈尔滨医科大学）

　　　　　　霍　静　（长治医学院）

编写秘书及数字秘书

　　　　　　蔡梦迪　（兼）

人民卫生出版社
·北京·

图书在版编目（CIP）数据

医学遗传学 / 傅松滨主编 . -- 5 版 . -- 北京：人民卫生出版社，2025. 7. --（全国高等学历继续教育"十四五"规划教材）. -- ISBN 978-7-117-37920-5

I. R394

中国国家版本馆 CIP 数据核字第 20256HZ269 号

医学遗传学
Yixue Yichuanxue
第 5 版

主　　编	傅松滨	
出版发行	人民卫生出版社（中继线 010-59780011）	
地　　址	北京市朝阳区潘家园南里 19 号	
邮　　编	100021	
E － mail	pmph @ pmph.com	
购书热线	010-59787592　010-59787584　010-65264830	
印　　刷	三河市国英印务有限公司	
经　　销	新华书店	
开　　本	787×1092　1/16　印张：20	
字　　数	470 千字	
版　　次	2001 年 9 月第 1 版　　2025 年 7 月第 5 版	
印　　次	2025 年 8 月第 1 次印刷	
标准书号	ISBN 978-7-117-37920-5	
定　　价	62.00 元	

出版说明

为了深入贯彻党的二十大和二十届三中全会精神，实施科教兴国战略、人才强国战略、创新驱动发展战略，落实《教育部办公厅关于加强高等学历继续教育教材建设与管理的通知》《教育部关于推进新时代普通高等学校学历继续教育改革的实施意见》等相关文件精神，充分发挥教育、科技、人才在推进中国式现代化中的基础性、战略性支撑作用，加强系列化、多样化和立体化教材建设，在对上版教材深入调研和充分论证的基础上，人民卫生出版社组织全国相关领域专家对"全国高等学历继续教育规划教材"进行第五轮修订，包含临床医学专业和护理学专业（专科起点升本科）。

本套教材自1999年出版以来，为促进高等教育大众化、普及化和教育公平，推动经济社会发展和学习型社会建设作出了重要贡献。根据国家教材委员会发布的《关于首届全国教材建设奖奖励的决定》，教材在第四轮修订中有12种获得"职业教育与继续教育类"教材建设奖（1种荣获"全国优秀教材特等奖"，3种荣获"全国优秀教材一等奖"，8种荣获"全国优秀教材二等奖"），从众多参评教材中脱颖而出，得到了专家的广泛认可。

本轮修订和编写的特点如下：

1. 坚持国家级规划教材顶层设计、全程规划、全程质控和"三基、五性、三特定"的编写原则。

2. 教材体现了高等学历继续教育的专业培养目标和专业特点。坚持了高等学历继续教育的非零起点性、学历需求性、职业需求性、模式多样性的特点，贴近了高等学历继续教育的教学实际，适应了高等学历继续教育的社会需要，满足了高等学历继续教育的岗位胜任力需求，达到了教师好教、学生好学、实践好用的"三好"教材目标。

3. 贯彻落实教育部提出的以"课程思政"为目标的课堂教学改革号召，结合各学科专业的特色和优势，生动有效地融入相应思政元素，把思想政治教育贯穿人才培养体系。

4. 将"学习目标"分类细化，学习重点更加明确；章末新增"选择题"，与本章重点难点高度契合，引导读者与时俱进，不断提升个人技能，助力通过结业考试。

5. 服务教育强国建设，贯彻教育数字化的精神，落实教育部新形态教材建设的要求，配备在线课程等数字内容。以实用性、应用型课程为主，支持自学自测、随学随练，满足交互式学习需求，服务多种教学模式。同时，为提高移动阅读体验，特赠阅电子教材。

本轮修订是在构建服务全民终身学习教育体系、培养和建设一支满足人民群众健康需求和适应新时代医疗要求的医护队伍的背景下组织编写的，力求把握新发展阶段，贯彻新发展理念，服务构建新发展格局，为党育人，为国育才，落实立德树人根本任务，遵循医学继续教育规律，适应在职学习特点，推动高等学历医学继续教育规范、有序、健康发展，为促进经济社会发展和人的全面发展提供有力支撑。

新形态教材简介

　　本套教材是利用现代信息技术及二维码，将纸书内容与数字资源进行深度融合的新形态教材，每本教材均配有数字资源和电子教材，读者可以扫描书中二维码获取。

　　1. 数字资源包含但不限于PPT课件、在线课程、自测题等。

　　2. 电子教材是纸质教材的电子阅读版本，其内容及排版与纸质教材保持一致，支持多终端浏览，具有目录导航、全文检索功能，方便与纸质教材配合使用，可实现随时随地阅读。

获取数字资源与电子教材的步骤

❶ 扫描封底**红标**二维码，获取图书"使用说明"。

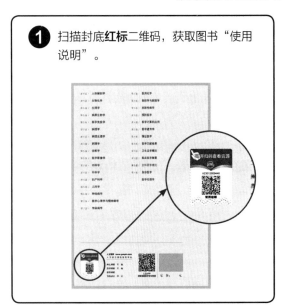

❷ 揭开红标，扫描**绿标**激活码，注册/登录人卫账号获取数字资源与电子教材。

❸ 扫描书内二维码或封底绿标激活码随时查看数字资源和电子教材。

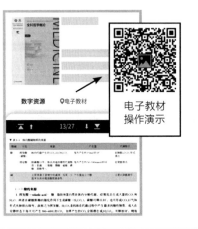

❹ 登录 zengzhi.ipmph.com 或下载应用体验更多功能和服务。

扫描下载应用

客户服务热线 400-111-8166

前　言

　　《医学遗传学》第5版教材采用了纸质教材与数字资源相结合的编写模式，以更好地满足学生的交互式学习需求。与传统的纸质教材相比，数字资源可以让学生们更加直观地感受到医学遗传学知识的核心要点，加强了学生们对于医学遗传学知识的记忆和理解。此外，还可以在学生们进行课外学习和自主学习时提供更多的辅助资料，促进了学生们对于医学遗传学知识的深入了解。数字资源包括相关链接、案例、PPT、同步练习、微课、视频和图片等，以一书一码和一章一码的形式展现。《医学遗传学》第5版教材的编写以传承和完善为宗旨，力求与全国高等医药学本专科教学要求相一致。同时，注重强调教材的应用价值和实践性，以涵盖更多的知识容量。此外，在《医学遗传学》第5版教材编写中，特别强调了知识的精和新，将近几年有关基因组医学的新进展进行提炼并融入相关章节，以便学生们在获得专业基础理论知识的同时，也能了解当前医学遗传学领域的发展趋势，不断更新自己的知识体系。

　　在此，感谢所有编者在教材编写过程中的严谨学风和科学态度。真诚期待广大师生提出宝贵的意见和建议（fusb@ems.hrbmu.edu.cn），以便再版时修订完善。

傅松滨

2025 年 6 月

目　录

第一章 绪论

学习目标

掌握	遗传病的概念、分类及基本特征。
熟悉	遗传病对我国人群的危害。
了解	遗传学与医学遗传学发展简史。

遗传学（genetics）是研究生物的遗传和变异的生物学分支学科。遗传学为理解人体的基本生物学组成及其相应功能提供了基础，使我们能够更好地理解疾病过程，更加有利于疾病的预防和治疗。医学遗传学（medical genetics）是遗传学与医学相结合的一门前沿学科，是应用遗传学的理论与方法，研究遗传因素在人类疾病的发生、流行、诊断、治疗、预防和遗传咨询中的作用机制及其规律的遗传学分支学科。医学遗传学的研究对象主要是人类的遗传病，通过研究遗传因素与人类疾病发生、发展的关系，提供诊断、治疗和预防遗传病的科学根据及手段，控制遗传病在一个家庭中的再发，降低其在人群中的危害，改善人类健康。由于遗传病涉及医学的各个领域，医学遗传学与所有医学专业密切相关。

随着基因组学与功能基因组学的迅猛发展，人们对遗传病的认识也在不断深化。目前基于基因组分析的诊断技术已应用于几千种遗传病，精准医学及个体化治疗在临床上已成为现实，而通过改变基因以纠正遗传病的治疗策略也已初见成效。医学遗传学面临的挑战是发现并明确人类基因组中20 000~25 000个基因的功能及其相应的表型，并将这些新的发现转化为医疗实践服务的可用信息。当这些研究成果不断积累并形成一定规模时，就可以广泛而精准地应用于遗传病的预测、预防和个体化治疗。这正是21世纪医学遗传学关注的焦点——基因组分析及其在人类遗传病中的应用。

第一节 遗传学与医学遗传学发展简史

1865年，孟德尔发表了著名的《植物杂交试验》论文，提出了遗传性状是由成对遗传因子决定的观点，并总结出遗传的分离定律和自由组合定律，以此解释了性状传递的机制，奠定了现代遗传学的基础。但是人们对遗传病的认识却远远早于这个时代。

公元前5世纪，古希腊医学之父希波克拉底就对癫痫做过描述。对侏儒症、白化病的描述可以追溯到公元1世纪。公元2世纪的犹太法典中就有"若两个兄长死于术后出血不止，弟弟可免于割礼"的规定，反映了当时社会对血友病的初步认识。

1746年，法国自然学家Maupertuis在其论文中提供了关于皮肤颜色起源的研究，其中包含了与现代表观遗传概念有关的描述，即突变和颗粒遗传。Maupertuis还对Ruhe家族的多指/趾症状进行了研究，指出无论男性还是女性都可以遗传多指/趾症状。Maupertuis的工作首次提供了人类疾病遗传的相关信息。

1794年，Dalton在一封信中描述了他和他哥哥关于红绿色盲的症状："别人称为红色的那部分图像对我来说只是阴影或暗块；而橙色、黄色和绿色似乎只是从强到暗的黄色，我应该称之为不同的黄色。"后来，人们用"daltonism"一词来描述色盲。

1803年，Otto对患有出血性疾病的家族进行研究后认为，这种出血性疾病主要影响男性。1813年，Hay证实患病男性可以将这种出血症状遗传给女儿。1828年，Hopff首次使用"血友病"一词来描述这类遗传性出血性疾病。

1871年，德国眼科医师Leber首次研究了Leber遗传性视神经病变，报道了4个家庭中的一些年轻人双眼同时或相继突然失去视力的现象。后来，Leber遗传性视神经病变被确定是一种线粒体遗传病。

1875年，Galton发现单卵双生子虽然具有相同的基因型，但在不同的环境中成长却可能有不同的表型，由此他区分了先天与后天对个体的影响。Galton是生物统计学的创始人之一，首次把回归系数引入遗传学，借以估计亲属间的相似程度。1892年，Galton发明了指纹识别系统，在20世纪后期脱氧核糖核酸（DNA）分析技术出现之前，指纹识别技术一直是法医鉴定的最可靠方法。

1900年，Vries、Correns和Tschermak三位科学家发现并证实了孟德尔遗传定律，科学家们开始尝试将孟德尔遗传定律应用于人类本身。

1901年，Landsteiner发现两个不同个体之间的血液接触会发生凝集，并成功地鉴定了人类血液中的3种血型——A型、B型和O型；1902年，Decastello和Sturli发现了第四种血型AB型；1924年，Bernstein证明了ABO血型受一组复等位基因控制。

1902年，英国内科医师Garrod对尿黑酸尿症进行了研究，并推测患者体内的尿黑酸是酪氨酸的降解产物。Garrod分析了4个尿黑酸尿症家系，这4个家庭共有11位患者，其中至少有3位患者的父母为表亲，这些父母看起来都是正常的。受到遗传学家Bateson的提示，Garrod认为尿黑酸尿症实际上是一种孟德尔隐性遗传病。1908年，Garrod把他对尿黑酸尿症、胱氨酸尿症、戊糖尿症和白化病的研究结果汇总，提出了先天性代谢缺陷（inborn error of metabolism）的概念，奠定了生化遗传学的基础。

1903年，Farabee通过对1个五代家系的研究指出短指/趾为显性性状，他认为"孟德尔遗传定律不仅适用于植物和低等动物，在人类本身同样适用"。短指/趾症是第一个被确定的常染色体显性遗传病。

1903年，Sutton和Boveri各自从研究中发现染色体的数量在生殖细胞中减少一半并在受精卵中恢复原始数量，这个过程和孟德尔遗传因子的行为完全一致。于是两人分别提出，遗传因子就在染色体上，父源和母源染色体的成对存在及它们在减数分裂期间的分离，可能构成孟德尔遗传定律的基础，这就是Sutton-Boveri染色体遗传学说。

1909年，丹麦植物学家Johannsen将孟德尔所提到的遗传因子改称为基因（gene），并首次提出基因型（genotype）为个体的遗传结构，而表型（phenotype）是指环境与基因相互作用后使个体呈现的性状。

1910年，摩尔根和他的学生开始研究黑腹果蝇（drosophila melanogaster）性状的遗传方式，发现了遗传的连锁定律，证实了染色体是遗传的传递单位。1926年，摩尔根总结了多年来的研究成果，出版了《基因论》一书，这是自孟德尔遗传定律提出以来第一次用基因理论对当时已发现的遗传成果进行的系统总结，是经典遗传学最重要的理论著作。

20世纪20年代，Painter利用连续组织切片法对哺乳动物的染色体进行研究，描述了雄性哺乳动物的XY染色体类型，证实雄性和雌性哺乳动物有相同的染色体数目。1923年，Painter提出人类染色体的数目是48条，即2n=48，这个错误的结论一直到30多年后才得到纠正。

1941年，Beadle和Tatum通过对粗糙脉孢菌（*Neurospora crassa*）的研究提出了"一个基因一种酶"假说。

1944年，Avery、MacLeod和McCarty完成了肺炎链球菌的转化实验，认为DNA是肺炎链球菌转化机制的基本单位。除少数核糖核酸（RNA）病毒外，所有已知生物的遗传物质都是DNA。

1949年，Pauling等研究了正常个体、镰状细胞贫血患者和拥有镰状细胞性状的正常个体三种类型的血红蛋白电泳迁移率的差异，提出了分子病（molecular disease）的概念。1956年，Ingram通过蛋白质"指纹法"确认镰状细胞贫血是由其β珠蛋白肽链第6位氨基酸——谷氨酸被缬氨酸取代所致，这是首次鉴定出一种疾病发生的遗传机制。

1952年，徐道觉（T. C. Hsu）发明了在染色体标本制备中至关重要的低渗法。1956年，蒋有兴（J. H. Tjio）和Levan确认了人类体细胞正常的染色体数目是46条，即2n=46。1959年，Lejeune发现唐氏综合征患者的体细胞内比正常人多了一条21号染色体，这是人类发现的第一种染色体数目异常（又称染色体数目畸变）导致的疾病；Ford发现Turner综合征患者只有一条X染色体；Jacobs发现Klinefelter综合征患者的性染色体组成是XXY。1960年，在美国丹佛市召开了第一次国际细胞遗传学会议，确认了"关于人类有丝分裂中染色体命名标准系统的提议"，即"丹佛（Denver）体制"，该命名体制经过不断地补充和完善，最终被命名为"人类细胞遗传学命名的国际体制"，简写为ISCN。

1953年，Crick和Watson发现了DNA的双螺旋结构，标志着分子遗传学的开始。1958年，Crick提出了中心法则，即遗传信息从DNA和RNA传递到蛋白质。

1953年，Bickel提出，通过控制苯丙氨酸的摄入量，可以有效地改善苯丙酮尿症患儿的症状。目前，利用特殊配方的食物进行饮食控制疗法已经成为防治和改善先天性代谢病的有效手段。1961年，Guthrie完善了抑菌试验，并开始在新生儿中进行苯丙酮尿症的筛查。

1956年，Fraser首次提出了遗传异质性的概念，指出两个在临床上表现相似的病例可能是由不同的遗传基础导致的。

20世纪50年代，人们先后确定了对琥珀胆碱敏感是由丁酰胆碱酯酶缺乏所致，伯氨喹引起药物性溶血是由葡萄糖-6-磷酸脱氢酶缺乏所致。1959年，Vogel提出药物遗传学（pharmacogenetics）的概念，主要是从单个基因的角度揭示个体对药物不同反应的遗传机制。1971年，Brewer提出生态遗传学的概念，主要研究群体对生存环境的适应及对环境改变所作出反应的遗传学机制。1997年，诞生了药物基因组学（pharmacogenomics）这一概念，主要在基因组水平上研究不同个体及人群对药物反应差异的遗传机制。

1960年，Nowell和Hungerford在慢性髓细胞性白血病患者中鉴别出费城（Ph）染色体，这是人类首次证明了一种特定的染色体结构畸变与一种特异性肿瘤之间的恒定关系。

1961年，Nirenberg发现了第一个"三联体"密码子，并与Khorana相继完成了全部密码子的破译。1964年，Holley确定了转移RNA（tRNA）的分子结构。

1966年，McKusick出版了《人类孟德尔遗传》一书，概述了当时生物医学文献中报道的遗传表型及其编号条目。1987年，约翰霍普金斯大学医学院资助了人类孟德尔遗传在线版（OMIM）网站。OMIM是不断更新的关于人类基因、遗传病和性状的目录，特别关注基因与表型的关系，已成为理解基因组结构和复杂性状关联的经典工具。

1966年，Jones及Smith提出了"畸形学"这一术语，用以研究遗传病和获得性结构畸形综合征的发病机制。现在已成为一门研究人类各种发育异常的成因、临床表现和形成机制，以及预防各种人类出生缺陷或先天性畸形的综合性学科。

1969年，O'Brien明确了在德系犹太人群中高发的泰-萨克斯（Tay-Sachs）病是由氨基己糖苷酶A缺陷引起的，并开发出了一种筛查携带者的血液测试方法。1971年，Kaback在历史上首次启动了针对Tay-Sachs病携带者的筛查工作。携带者筛查可以为相关人群提供充分的信息，并在此基础上作出适合的决定。通过遗传筛查与遗传咨询，2000年在美国与加拿大的犹太群体中，Tay-Sachs病的发病率减少了90%以上。

1970年，Smith发现了第一个限制性内切酶；1975年，Southern建立了Southern印迹（又称DNA印迹法），这些都为解决临床遗传病问题提供了新的技术手段。1978年，简悦威（Y. W. Kan）等首次利用限制性片段长度多态性（restriction fragment length polymorphism，RFLP）和Southern印迹技术成功地对镰状细胞贫血进行了产前诊断，开创了遗传病基因诊断的新时期。

1978年，Boyer利用转基因细菌合成人类胰岛素获得成功，并于次年应用于临床试验治疗。

1986年，Wilton开创了受精卵卵裂阶段活体组织检查（简称"活检"）的技术，使对遗传病的植入前遗传学诊断（preimplantation genetic diagnosis，PGD）成为可能。1990年，Handyside等在受精卵6~8细胞阶段通过聚合酶链式反应（PCR）扩增Y染色体特异性重复序列，对X连锁遗传病家系的一对夫妇进行了胚胎性别鉴定，第一个PGD婴儿诞生，这是PGD技术的首次临床应用。1992年，PGD技术首次应用于常染色体病，使一对携带囊性纤维化致病基因的夫妇生下了一个健康婴儿。1999年，PGD技术开始应用于迟发性疾病的筛查。目前，PGD技术已广泛应用于包括低外显率和迟发性遗传病在内的100多种遗传病的筛查，其中最常见的是对囊性纤维化和血红蛋白病的筛查。

1988年，Wallace发现线粒体DNA的 *11 778A* 突变导致了Leber遗传性视神经病变的发生，这是首例得到确认的线粒体DNA（mtDNA）突变引起的人类疾病。目前已经发现了超过360种mtDNA突变（包括点突变和重排），分别引起不同表型和不同发病年龄的多种遗传病。

1990年9月，美国国立卫生研究院（NIH）的Anderson等利用逆转录病毒载体转移 *ADA* 基因对一个患有腺苷脱氨酶（ADA）缺乏症的4岁女孩实施了体细胞基因治疗。Anderson等在10个半月内对该女孩进行了7个轮次的基因治疗，患儿体内的ADA水平由原来的约相当于正常人的1%提高到25%，这是遗传病基因治疗首次在体内获得成功。1991年，中国复旦大学的薛京伦教授利用导入 *F9* 基因的逆转录病毒载体进行血友病基因治疗，首批接受治疗的4位血友病患者的症状均得到有效缓解，且经过17年随访，未发现任何肿瘤或免疫异常。

20世纪90年代，人类基因组计划（HGP）作为一项国际协作课题开始实施，为此成立了国际人类基因组组织（HUGO）和国际人类基因组测序协作组（IHGSC）。2000年6月，IHGSC公布了人类基因组工作框架图；2004年10月，IHGSC公布了人类全基因组高精度序列图，结果显示人类基因组大约有28.5亿碱基，含20 000~25 000个基因。

1993年，Delhanty等将荧光原位杂交（fluorescence *in situ* hybridization，FISH）技术应用于植入前遗传学筛查（preimplantation genetic screening，PGS），用以检测胚胎中的非整倍体异常。1996年，PGS技术开始应用于染色体易位的筛查。2009年，基于芯片技术的PGS技术开始应用于各种染色体异常的检测。2013年，新一代测序技术开始应用于植入前染色体非整倍体筛查。目前，应用基于单细胞全基因组扩增的植入前遗传学检测（preimplantation genetic testing，PGT）及实时荧光定量PCR（qPCR）技术已经可以同时对人类全部24条染色体进行遗传学分析。

第二节　医学遗传学的分支学科

医学遗传学在其发展过程中，已建立了许多分支学科。

1. 细胞遗传学（cytogenetics）　是在细胞层次上进行研究的遗传学分支学科，着重研究细胞中染色体的起源、组成、变化、行为和传递等机制及其生物学效应。临床细胞遗传学主要应用于疾病的诊断、预后、防治和遗传咨询。现已发现200多种染色体病和近20 000种异常核型。

2. 生化遗传学（biochemical genetics）　是研究基因或基因组在细胞或机体代谢过程中的作用及其规律的分支学科。即用生物化学方法研究遗传病中的蛋白质或酶变化及核酸的相应改变，使人们了解分子病（molecular disease）和遗传性代谢病（inherited metabolic disease）对人类健康的影响。

3. 分子遗传学（molecular genetics）　是在分子水平上进行研究的遗传学分支学科。即用现代新技术从基因的结构、突变、表达和调控等方面研究遗传病的分子改变，为遗传病的基因诊断和基因治疗等提供新的策略和手段。

4. 群体遗传学（population genetics） 是以群体为单位研究群体内遗传结构及其变化规律的分支学科。医学群体遗传学则研究人群中遗传病的种类、发病率、遗传方式、基因频率、携带者频率，以及影响其变化的因素，如突变、选择、迁移、隔离和婚配方式等，以控制遗传病在人群中的流行。

5. 药物遗传学（pharmacogenetics） 主要研究遗传因素对个体的药物吸收、分布和代谢的影响，尤其是由遗传因素引起的异常药物反应，为临床个体化用药提供理论依据。

6. 毒理遗传学（toxicological genetics） 又称遗传毒理学（genetic toxicology），研究环境因素对遗传物质的损伤机制和毒理效应，以及这些环境因素（包括诱变剂、致畸剂、致癌剂）的检测方法和评价手段。

7. 免疫遗传学（immunogenetics） 主要研究遗传因素与机体免疫系统之间关系的分支学科。例如，抗原的遗传控制、抗体多样性产生的遗传机制、补体的遗传基础等，为控制免疫过程、阐明免疫缺陷病提供理论基础。

8. 体细胞遗传学（somatic cell genetics） 是以体外培养的高等生物体细胞为主要研究对象的分支学科。通过采用细胞的体外培养方法建立细胞系（cell line），研究基因突变、表达、细胞分化和肿瘤的发生。应用细胞融合技术完成体细胞杂交，产生体细胞杂种，这在单克隆抗体的制备和基因定位上有重要作用。

9. 肿瘤遗传学（cancer genetics） 是研究遗传因素在恶性肿瘤发生、发展、易感性、诊断、防治和预后中作用的分支学科。

10. 发育遗传学（developmental genetics） 是研究生物体发育过程中遗传机制的分支学科。研究胚胎发育过程中双亲基因组的作用、同源框，以及基因表达的时序等，对阐明发育过程的遗传控制有重要作用。

11. 行为遗传学（behavioral genetics） 是研究生物遗传物质对行为的影响及行为形成过程中遗传和环境相互作用规律的分支学科。在医学遗传学范围内主要研究人类行为的遗传控制，特别是异常行为，例如，神经精神类疾病、儿童行为障碍、药物成瘾、酒精成瘾和网络成瘾等的遗传基础。

12. 临床遗传学（clinical genetics） 是研究临床各种遗传病的发病机制、诊断（含产前诊断）、预防、治疗和预后，为具有或可能具有某种遗传病的个体或家庭提供遗传咨询服务的分支学科。

13. 遗传流行病学（genetic epidemiology） 是应用流行病学和统计学方法研究疾病的遗传因素或环境因素与宿主遗传易感性之间的交互作用，从而揭示遗传因素、环境因素以及二者的交互影响在疾病形成中定性和定量作用的分支学科。

14. 生态遗传学（ecological genetics，ecogenetics） 是群体遗传学与生态学相结合形成的分支学科，主要研究人类对生存环境的适应及对环境改变所作出反应的遗传基础。

15. 系统遗传学（system genetics） 应用数学理论、统计学方法及计算机技术，从生物系统角度研究基因组的结构逻辑、基因组精细结构进化、基因组稳定性，探讨细胞信号传递与基因调控的分子网络系统起源、进化与发育自组织化的一门前沿学科。系统遗传学研究有助于识别人类常见疾病的致病基因、致病途径和相关网络。

16. 表观遗传学（epigenetics） 是研究生物体或细胞表观遗传变异的分支学科，主要研究DNA序列改变之外的基因表达和调控的可遗传变化，表观遗传的异常会引起表型的改变、机体结构和功能的异常，甚至导致疾病的发生。

17. 基因组医学（genomie medicine） 以人类基因组为基础，利用自动化的数据采集和分析方法来提高医疗保健水平，包括预测、诊断、预防性干预及治疗方法的选择，以及基于人类遗传和变异之间复杂作用的个体化治疗。

第三节　遗传病概述

遗传病（genetic disease）是由遗传物质改变所引起的疾病。遗传病的发生直接或间接与遗传物质（基因或染色体）的改变相关，即需要有一定的遗传基础，按一定的遗传方式传递给后代并发展为疾病。

一、遗传病的分类

根据遗传物质改变的不同，一般将遗传病分为染色体病和基因病两大类型。

（一）染色体病

人类体细胞中有22对常染色体和1对性染色体（X、Y染色体），其中染色体的数目或结构发生改变所导致的疾病称为染色体病（chromosome disease）。人类基因组有20 000~25 000个基因，每条染色体上都携带着少则数十、多则上千个基因，因此染色体病往往表现为生长发育迟缓、智力低下和各种组织器官异常等复杂的症状，也被称为染色体综合征（chromosome syndrome）。染色体病又分为常染色体病和性染色体病两大类，前者包括唐氏综合征、18三体综合征（又称Edwards综合征）、13三体综合征（又称Patau综合征）、猫叫综合征等；后者包括Turner综合征、Klinefelter综合征、超X综合征、XYY综合征等。

（二）基因病

由基因结构与功能异常导致的遗传病统称为基因病。按照致病基因的遗传特点，基因病又分为单基因病、多基因病和体细胞遗传病。

1. 单基因病　单基因病是指由一个基因座上等位基因控制性状的遗传病。基因座上的等位基因称为主基因（major gene），这个基因座上的基因突变导致的疾病称为单基因遗传病，简称单基因病（monogenic disease，single gene disorder）。《人类孟德尔遗传》（*Mendelian Inheritance in Man*，MIM）一书及其在线版（OMIM）（http：//omim.org）记录了目前发现的所有基因及由其控制的性状和疾病，并给予每个条目一个6位数的编号，其中首位数字代表基因所处的位置。根据基因所在位置的不同分为4种类型。

（1）常染色体遗传病：致病基因定位于1~22号常染色体上，根据等位基因的显隐性关系又可分为常染色体显性遗传病（首位数字为1），如软骨发育不全［OMIM#100800］、马方（Marfan）综合征［OMIM#154700］、亨廷顿（Huntington）病［OMIM#143100］等，以及常染色体隐性遗传病（首位数字为2），如眼皮肤白化病ⅠA型［OMIM#203100］、苯丙酮尿症［OMIM#261600］、尿黑酸尿症［OMIM#203500］等；标注常染色体遗传的首位数字在1994年5月15日后统一为6，如镰状细胞贫血［OMIM#603903］、α地中海贫血［OMIM#604131］等。

（2）X连锁遗传病：致病基因定位于X染色体上，根据等位基因的显隐性关系又可分为X连锁显性遗传病和X连锁隐性遗传病，首位数字统一为3，如奥尔波特（Alport）综合征Ⅰ型［OMIM#301050］、进行性假肥大性肌营养不良［OMIM#310200］、血友病A［OMIM#306700］等。

（3）Y连锁遗传病：致病基因定位于Y染色体上，首位数字统一为4，如Y连锁的精子发生障碍2型［OMIM#415000］。

（4）线粒体遗传病：致病基因定位于mtDNA上，首位数字统一为5，如Leber遗传性视神经病变［OMIM#535000］、肌阵挛性癫痫伴破碎红纤维综合征［OMIM#545000］等。

上述遗传病中，前3类属于核遗传，其传递遵循孟德尔遗传定律，也称孟德尔遗传；第4类则属于细胞质遗传。

2. 多基因病　人类很多遗传病的发生并不是仅由一个基因决定的，而是由多个基因决定的，这类疾病称为多基因遗传病，简称多基因病（polygenic disease），如冠心病、唇腭裂、糖尿病、神经管缺陷、先天性髋关节脱位、先天性幽门狭窄、精神分裂症等。其中，每对基因对该遗传性状或遗传病形成所起的作用是微小的，称为微效基因（minor gene）。若干微效基因的作用累积起来，可以形成一个明显的表型效应，称为加性效应（additive allelic effect）。多基因遗传性状或遗传病的形成不仅受到多个微效基因遗传基础的影响，还需要不同环境因素的参与，所以这种遗传病又称多因子病（multifactorial disease，MF）。近年的研究表明，多基因病中也可能有主基因的参与，如与血浆脂蛋白代谢相关的*APOE*基因在冠心病发生中所起的作用，与叶酸代谢相关的*MTHFR*基因在神经管缺陷发生中所起的作用。

3. 体细胞遗传病　体细胞中遗传物质改变所致的疾病，称为体细胞遗传病（somatic cell genetic disease）。由于是特定体细胞内遗传物质发生改变，发病仅限于受累者本身，一般并不会传递给后代，如各种肿瘤的发生往往涉及特定组织或器官中癌基因、肿瘤抑制基因的变化。

二、遗传病的基本特征

遗传病的发生需要有一定的遗传基础。若是来自生殖细胞的遗传物质发生突变，这种遗传基础还可以按一定的方式在上下代之间进行传递，有以下特点。

1. 垂直传递　与传染性疾病水平方向的传播不同，遗传病一般是在上下代之间垂直传递

（vertical transmission）。这种垂直传递在显性遗传病中表现得尤其突出，如短指/趾症、并指/趾等，经常可以看到家庭中的多个世代都有成员受累；而对于隐性遗传病，如白化病、苯丙酮尿症等来说，在一个家庭中往往只在先证者的世代有一个或几个患者，而患者双亲或子女的表型基本都是正常的。

2. **先天性和终身性**　对于由生殖细胞的遗传物质改变引起的遗传病，绝大多数会表现出先天性和终身性，如唐氏综合征患者出生时就会表现出生长发育迟缓、智力低下及特殊面容等症状，多指/趾患者在出生时就会表现出多指/趾的症状等。但不是所有的遗传病都表现出先天性的特点，如血友病A一般在儿童早期才表现出凝血功能障碍，大多数亨廷顿病患者直到成年后才会表现出相应的症状。而一些由环境因素引发的疾病，如孕妇在妊娠敏感期感染风疹病毒导致胎儿发生的白内障或心脏病，虽然是先天性的，但不属于遗传病。

3. **家族聚集性**　由于遗传病的发生需要有一定的遗传基础，这种遗传基础又会以一定的遗传方式传给后代，很多遗传病往往具有家族聚集性的特点，如短指/趾症、精神分裂症等就常常表现为在一个家族中有多个成员受累。但是，同样有许多遗传病并无家族史，如白化病和苯丙酮尿症等，往往表现为散发。需要注意的是，一些由环境因素导致的疾病，如缺碘引起的地方性甲状腺肿、缺乏维生素A导致的夜盲症也可以表现出家族聚集性的特点，但这些疾病并不属于遗传病。

4. **遗传病在亲代和子代中按一定比例出现**　不同的遗传病由于发病和传递的机制各异，受累者在亲代和子代中往往以不同比例出现，如常染色体显性遗传病患者的子代会有一半患同样遗传病的风险，常染色体隐性遗传病患者的后代往往不会发病。通过了解各种遗传病发病和传递的机制，可在家系中对再发风险进行推算，以避免再次生出遗传病患儿。

三、遗传病发生过程中遗传和环境因素的关系

遗传病的基本特征为遗传物质发生了改变，其中，也或多或少地会受到各种内外环境因素的影响。根据遗传基础和环境因素在不同疾病发生过程中所起作用大小的不同，一般将遗传病分为3类。

1. **发病完全由遗传因素决定**　这类疾病的发生完全由遗传因素决定，尚未发现特定环境因素对疾病发生的影响作用。例如，眼皮肤白化病ⅠA型是由酪氨酸酶基因突变导致的；血友病A是由*F8*基因突变导致的；唐氏综合征是由患者多了一条21号染色体所致；Turner综合征是由患者少了一条X染色体导致的。

2. **发病主要由遗传因素决定，但需要一定环境诱因的作用**　这类疾病的发生与特定基因的突变相关，但携带致病基因的个体发病还需要某些环境因素的参与。例如，苯丙酮尿症除需要位于12q23.2上的苯丙氨酸羟化酶基因发生突变外，还需要摄入一定量的苯丙氨酸才会发病；葡萄糖-6-磷酸脱氢酶（G6PD）缺乏症的发生除需要位于Xq28的*G6PD*基因发生突变外，还需要摄入某些药物或蚕豆才会引发急性溶血、黄疸和血红蛋白尿等临床症状。

3. **发病需要遗传因素和环境因素的双重作用**　在这类遗传病中，遗传因素和环境因素对疾

病的发生都有作用，但所起作用的大小却是不同的，其中遗传因素所起作用的大小称为遗传率（heritability）。例如，精神分裂症的遗传率约为80%，遗传性哮喘的遗传率为70%~80%，说明在这些疾病中，遗传因素对疾病的发生起着更为重要的作用；高血压的遗传率约为40%，先天性心脏病的遗传率约为28%，说明在这些疾病中环境因素所起的作用更大一些。

一般认为，传染性疾病是由各种环境因素引起的，但近来的研究发现，有些传染性疾病的发生除了与特异的外源性传染源有关，由宿主遗传背景决定的对传染源的易感性和免疫应答也起着重要的作用。例如，定位于19q13.31的PVR基因决定了人类对脊髓灰质炎病毒的易感性；而定位于6q23.3的IFNGR1基因与结核病易感性有关联。

第四节　遗传病对我国人群的危害

近年来，随着现代医学技术的发展及医疗服务水平的提高，尤其是人类基因组计划的完成，危害我国人民健康的感染性疾病已得到了有效控制，但同时遗传病对人类造成的危害变得越来越明显。

1. 自然流产　目前，我国自然流产的发生率为10%~15%，其中，超过50%是由各种染色体畸变引起的，其余是由单基因或多基因等因素引起的。以"全面二孩"后我国近五年平均出生人口1 000万估算，我国每年仅由染色体畸变引起的自然流产就使50万~60万对夫妇失去了孩子。

2. 出生缺陷　出生缺陷是严重影响出生人口素质的重要因素之一，也是造成妊娠早期流产、死胎、死产、新生儿残疾与死亡的主要原因。随着各国对婴儿感染性疾病和营养不良的有效控制，出生缺陷对婴儿病死率的影响将更加凸显。同时，缺陷儿的出生也给家庭和社会造成了沉重的负担。《中国出生缺陷防治报告（2012）》的数据表明，目前我国出生缺陷总发生率约为5.6%，与世界中等收入国家的平均水平接近。以"全面二孩"后我国近五年平均出生人口1 000万估算，每年新增出生缺陷超过50万例，出生时临床明显可见的出生缺陷就有15万多例。其中，先天性心脏病、多指/趾、唇裂伴或不伴腭裂、先天性脑积水、马蹄内翻足和并指/趾等疾病高居我国围产儿高发畸形的前10位。这些出生缺陷儿童中大约有30%在5岁前死亡，40%将成为终身残疾。

3. 染色体病与智力低下　据统计，我国人群中有近1%的人存在某种染色体异常，其中以唐氏综合征的发病率最高，每年新增1万例，其生命周期的总经济负担超过100亿元。

智力低下（mental retardation，MR）是指在发育时期内，一般智力功能明显低于同龄水平，同时伴有适应行为的缺陷，这是影响我国人口素质的重要因素，在人群中发病率为1%~2%。我国不同程度的智力低下患者约有998万，其中约40%涉及遗传因素，主要包括各种染色体异常和先天性代谢病等。

4. 单基因病与多基因病对群体的影响　根据OMIM数据库，目前明确的单基因病已超过7 200种。现已认识的单基因病中，虽然多数病种的群体发病率不高，如苯丙酮尿症在我国的群体发病率约为1/16 500，但累加到一起，在人群中估计有4%的人患有某种单基因病。

多基因病的发病率一般都超过1‰。多基因病的病种虽少，但多数疾病的群体发病率都较高，估计在人群中有15%~20%的人受某种多基因病所累，常见的多基因病有唇裂、腭裂、先天性心脏病、精神分裂症、青少年型糖尿病、高血压病和冠心病等。出生活婴中先天性心脏病的发病率为0.4%~1%，这意味着我国每年新增先天性心脏病患者10万，其生命周期的总经济负担更是超过120亿元。

5. **恶性肿瘤**　作为体细胞遗传病的恶性肿瘤目前在我国的发病率约为285.83/10万。2022年新发癌症病例数估计为482.47万例，其中男性253.39万例，女性229.08万例。2022年癌症死亡人数估计为257.42万例，其中男性162.93万例，女性94.49万例。导致死亡的癌症前五名分别是肺癌、肝癌、胃癌、结直肠癌和食管癌，合计占总癌症死亡人数的67.5%。目前，我国新发病例和死亡人数全球第一，2020年全球新发癌症病例1 929万例，其中中国新发癌症457万人，占23.7%，癌症新发人数前十的国家分别是：中国457万，美国228万，印度132万，日本103万，德国63万，巴西59万，俄罗斯59万，法国47万，英国46万，意大利42万。近年我国恶性肿瘤发病、死亡率持续上升，每年恶性肿瘤所致的医疗花费超过2 200亿。

6. **遗传负荷**　在人群中，即使未受遗传病所累的人，也并非与遗传病完全无关。根据NBCI数据估计，人群中每个人都可能带有5~6个隐性有害基因，称为携带者，他们虽未发病，但可将这些有害基因向后代传递，这就是遗传负荷（genetic load）。以地中海贫血为例，广东省是我国α地中海贫血致病基因携带频率最高的省份，约为12.70%，广西壮族自治区是我国β地中海贫血致病基因携带频率最高的省份，约为6.66%。携带者之间的婚配每年导致10 000余例重型地中海贫血患儿出生，其中重型α地中海贫血超过9 000例，绝大多数患儿在围产期就因重度水肿夭折；重型β地中海贫血患儿1 000余例，每年用于重型β地中海贫血患儿的治疗费用高达10亿元。另外，葡萄糖–6–磷酸脱氢酶（G6PD）缺乏症是最常见的溶血性疾病，在我国的发生率约为2.3%，呈南高北低的分布状态，广东、广西等地区发病率最高。据统计，广东育龄人口中男性发病率为8.98%，女性发病率为3.44%。由于G6PD缺乏症是一种X连锁不完全显性遗传，男性患者的女儿都将有可能发病，而女性患者的后代则有1/2发病的可能。人群中存在的这种遗传负荷，不仅对子孙后代是一种威胁，对人口素质的提高也极为不利。对那些高发病率、危害大的遗传病进行携带者筛查并进行婚育指导，可以有效地降低其在人群中的发病率。

（傅松滨）

人类基因组分析原理

　　基因组分析（genome analysis）是从基因组水平上进行的遗传学研究，其具体任务包括确定基因在染色体上的位置及所包含的遗传信息，分析基因型与表型之间的关系，发现基因之间的联系和相互作用，研究基因组的结构组成和表达调控等。1977年，借助成熟的DNA重组技术和第一代测序技术，Sanger领导的研究小组完成了世界上第一例基因组完全测序——病毒φX174基因组DNA序列的测定，由此开启了基因组分析的新时代。

　　基因组分析的核心研究对象是基因组（genome）。"基因组"一词是德国遗传学家Winkler在1920年首次提出的。他将基因（gene）和染色体（chromosome）两词组合成一个新词，用来描述真核生物从亲代继承的单套染色体或单套染色体中所含有的全部DNA序列。人类基因组由核基因组（nuclear genome）和线粒体基因组（mitochondrial genome）两部分组成。人类核基因组DNA全长约31亿个碱基对（base pair，bp），24个线性DNA分子（22条常染色体和X、Y染色体各1条）中最短的约0.48亿bp（21号染色体），最长的约为2.5亿bp（1号染色体）。人类核基因组包含约45 500个基因（20 414个蛋白编码基因和25 086个功能RNA基因）。人类线粒体基因组是一个由16 569bp组成的双链闭环DNA分子，仅包含37个基因，编码13种蛋白质、22种tRNA和2种核糖体RNA（rRNA）。如不进行特别说明，本章中所提到的人类基因组均为核基因组，线粒体基因组相关内容详见第六章第一节。

　　基因组分析以一个生命体的所有基因或者所有序列作为研究对象，是全基因组规模上的遗传学研究。从基因组测序起步，现代基因组分析涵盖了基因组层面的变异分析、功能分析和表观修饰分析等，广泛用于医学、药学、生态学等学科的基础研究和实践工作。基因组分析在致病基因寻找、药物有效靶点筛选、遗传病诊断、个体化治疗等领域发挥重要作用，推动着现代医学的快速发展。

第一节　人类基因组分析概述

在人类基因组计划（human genome project，HGP）实施之前，人类对自身基因组的认识非常有限，基因组序列分析工作主要为疾病相关基因的定位、克隆和致病机制研究。HGP是第一次全基因组规模上的基因组分析实践，标志着基因组学（genomics）时代的真正开启。"genomics"一词由美国遗传学家Roderick在1986年首次提出，用于描述涉及基因组作图、测序和全基因组功能分析的一门新兴学科。基因组学在方法学上与基因组分析是一致的，基因组学是基因组分析的学科体现。

HGP是第一个由多个国家协作完成的全球性生物科学研究计划，它的主要成果是完成了人类基因组的序列测定和功能基因识别。以HGP测定的人类基因组序列为基础，科学家们又开展了一系列基因组分析的国际合作计划，涉及基因组序列的多样性分析、功能研究和表观修饰分析等。这些计划的开展和完成，是对人类基因组逐步认识和深入分析的过程，对生命本质及人类疾病的研究具有重要意义。

一、人类基因组序列测定

（一）人类基因组计划

HGP的酝酿和启动始于美国。1984—1986年，美国能源部（Department of Energy，DOE）和美国国立卫生研究院（National Institutes of Health，NIH）先后提出实施测定人类基因组全序列的计划。1990年，美国国会批准HGP正式启动，由DNA双螺旋的发现者Watson任主任。随后，英国、日本、法国、德国及中国先后加入HGP。这6个国家的16个测序中心共同组成国际HGP协作组，开启了人类基因组的测序工作。

HGP的目标包括：完成人类基因组DNA测序，构建遗传图、物理图、序列图等图谱；发展和改进DNA测序技术；开展模式生物基因组学和比较基因组学研究等。2000年6月，人类基因组草图完成，该草图包含了人类基因组约90%的碱基序列信息。2003年4月，HGP宣布完成人类基因组序列图，并在2004年10月公布了第一张人类基因组高精度序列图。该序列图显示人类基因组总长约为31.6亿bp，其中包含2万~2.5万个蛋白编码基因。

（二）人类参考基因组序列

1. 人类参考基因组　参考基因组（reference genome）是由不同个体基因组测序过程中最常被观察到的序列所组成的基因组，是进行基因组序列分析和比较时用作参考的基因组序列信息。参考基因组既是人类基因组的数字化核苷酸排列顺序，也是识别基因组变异的基准序列。HGP最初所测定的基因组序列主要来自一位欧洲裔美国人。随着更多基因组序列被测定，人们发现每个新测定的基因组序列都会带来近9 000个新的序列变化。为了更好地比较和解读不同人类基因组间的异同，研究者从已测定的不同个体基因组序列中，针对每个位点筛选出占比最高的碱基序列，组成参考基因组。

2. 人类参考基因组的补充和完善　随着更多个体基因组序列的公布，参考基因组序列也不断被修订和更新，该工作由参考基因组联盟（Genome Reference Consortium，GRC）这一国际组织负责完成。自HGP完成以来，人类参考基因组序列一直被人们不断地填补和修正，但直到2022年2月公布的GRCh38.p14版本（Genome Reference Consortium Human Build 38 patch release 14），仍有约8%的基因组序列未测定。2022年4月，端粒到端粒（telomere to telomere，T2T）协作组公布了一个几乎完整的人类葡萄胎基因组序列，命名为T2T-CHM13。T2T-CHM13提供了22条常染色体及X染色体上总计30.55亿bp的无间隙基因组序列，其中有2亿bp是全新的序列。这些新序列主要来自着丝粒区（又称主缢痕）、着丝粒附近的重复区、5个近端着丝粒染色体的短臂等区域。预测这些新序列中含有1 956个基因，其中99个是蛋白编码基因。现阶段的"完整"参考基因组还会随着技术的进步和更多个体基因组测序的完成，而被继续补充和完善。

2022年10月，人类泛基因组参考联盟（Human Pangenome Reference Consortium，HPRC）公布了一个高质量的人类二倍体参考基因组，命名为HG002。该基因组序列来源于一个德国裔犹太人。虽然该二倍体参考基因组的着丝粒和端粒内还存在少量未测定的重复序列，但其首次系统展示了体细胞中同源染色体间的序列差异。与单倍体参考基因组相比，二倍体参考基因组能更完整地展示体细胞基因组的序列组成，为个体化诊疗提供更精准的参考数据。

二、人类基因组序列多样性分析

（一）国际人类基因组单体型图计划

人类不同个体之间基因组序列的差异约为0.1%，正是这0.1%的序列差异决定了个体表型和疾病易感性的不同。2002年开始的国际人类基因组单体型图计划（International HapMap Project）（简称HapMap计划）是第一个研究人类基因组多样性的大型国际计划。单倍型或单体型（haplotype）是指某一条染色体的一个区段内DNA序列上差异位点的组合，最常见的是不同单核苷酸多态性（single nucleotide polymorphism，SNP）位点的组合。HapMap计划收集了来自非洲、欧洲和亚洲的11个人群的1 184份DNA样本，从中鉴定出约1 000万个SNP位点。染色体上位置相近的一些SNP位点，减数分裂时被交叉互换（crossing over）所分割的概率很小，常常以一种固定的组合形式在世代间传递，这样的一个组合也被称为一个单体型块（haplotype block），所谓单体型图（简称HapMap）就是全基因组上单体型块的分布图。在一个单体型块中，人们选择的一个或几个代表性的SNP位点，定义为标签SNP（tag SNP）。50万~100万个标签SNP，基本可以反映出整个基因组上所有已知SNP位点的情况。借助HapMap，可以进一步研究基因组的结构特点及SNP位点在人群间的分布情况，为群体遗传学研究提供数据。HapMap计划提供的高密度SNP位点，是进行遗传病致病基因定位和多基因病易感基因研究的有力工具。

（二）千人基因组计划

千人基因组计划（1 000 Genomes Project）是另外一项研究人类基因组多样性的国际合作计划。千人基因组计划于2008年1月启动，至2015年完成了全部的样本采集和测序数据分析。该计划共收集了来自非洲、欧洲、南亚、东亚和美洲的2 504个人类DNA样本，涵盖了世界范围内的26个族群。千人基因组计划与第二代测序技术（详见本章第二节）的出现和发展相辅相成，以较低的测序成本获得了全基因组序列数据、全外显子组序列数据及SNP基因分型数据，鉴定了约8 470万个SNP位点，约360万个短片段的插入缺失突变（insertion–deletion mutation，indel mutation）和近7万个基因组结构变异（structure variation）。千人基因组计划的研究结果表明，基因组结构变异在人群中并不罕见，且可能与蛋白编码基因的表达密切相关，基因组结构变异与疾病的关系由此被广泛关注。另外，千人基因组计划翔实记录了所有样本的族群信息，研究者可依据全基因组数据对来自世界不同地区的人群开展演化遗传学分析。

千人基因组计划之后，包括中国在内的多个国家又相继启动万人、十万人，以至百万人基因组计划，以期在更大规模的人群中通过基因组测序鉴定出更多的常见变异和罕见变异。这些计划的进行和完成，为疾病遗传机制的研究和疾病个体化治疗提供了大量参考序列信息。

三、人类基因组功能分析

（一）人类基因组功能元件分析

2003年9月，DNA元件百科全书（Encyclopedia of DNA Elements，ENCODE）计划在美国启动，来自美国、英国、日本等多个国家32个实验室先后加入这一研究计划。ENCODE计划的目标是通过实验和生物信息学的方法，鉴定和分析人类基因组中的全部功能元件（functional elements），包括蛋白编码基因、非编码RNA基因、蛋白结合位点、保守序列、染色质组装和修饰的相关位点等。ENCODE协作组在2007年和2012年公布了该计划前两个阶段的研究成果，解析了人类不同组织来源的147种细胞的转录组数据，还在基因组甲基化、组蛋白修饰、染色质结构、转录因子调控等方面取得了大量阶段性研究成果。2020年7月，ENCODE计划发布了第三阶段成果，在500多种人类及小鼠细胞的基因组中，鉴定了大量顺式作用元件，包括转录区域、可变剪接（又称选择性剪接）转录本、转录因子的结合区域、组蛋白修饰区域、开放染色质区域，以及染色质三维相互作用区域等。在人类基因组内共识别出了20 225个蛋白编码基因、37 595个非编码RNA基因、1 224 154个可与转录因子和染色质相关蛋白结合的基因组区域、750 392个可发生组蛋白修饰的区域等一系列DNA功能元件。目前，ENCODE计划已进入第四阶段，囊括了更多的生物种类及组织细胞类型，其研究成果会进一步丰富我们对人类基因组功能元件的认知。

（二）基因组与表型组分析

在基因组序列已知的基础上，将生物体的性状和调控这些性状的基因对应起来，在基因型和表型之间建立联系，是基因组功能分析的主要工作之一，也是研究遗传病发病机制的重要手段。2006年英国政府发起了英国生物样本库（UK Biobank）计划，拟在英国全境40~69岁人群中收集50万份（约为英国总人口数量的1%）DNA样本，同时调查他们的生活方式、饮食习惯和既往病史，采集他们的个人健康数据，并长期跟踪记录参与者的健康状况，包括罹患疾病情况。截至2022年7月，UK Biobank计划已经获得了48.8万人的SNP基因分型数据、47万人的全外显子组序列数据和15万人的全基因组序列数据；从15万人的全基因组序列数据中鉴定出了超过5.8亿个SNP位点、超过5 800万个短片段插入缺失变异及近90万个结构变异。该计划所获得的翔实数据揭示了诸多基因型和表型之间的关联信息，让人们更系统地认识到遗传因素、环境因素对疾病及健康状况的长期影响。

2012年，美国国家生物技术信息中心启动建设公共数据库ClinVar，主要用于研究人类遗传变异与表型的关系。此外，德国、澳大利亚、日本等国也相继开展了基于大型人群队列的表型组研究项目。2018年，中国人类表型组研究协作组（Human Phenome Consortium of China，HPCC）在上海宣布成立。在HPCC的倡议下，中国科学家联合国际上志同道合的顶尖学者，共同发起成立了国际人类表型组研究协作组（International Human Phenome Consortium，IHPC）。2021年，IHPC公布了全球首张人类表型组导航图，为实施人类表型组研究计划指明了方向。

（三）肿瘤基因组分析

肿瘤是当今世界上对人类健康危害最大的疾病之一，肿瘤的发生机制与基因组变异密切相关。2006年，美国启动了肿瘤基因组图谱（The Cancer Genome Atlas，TCGA）计划，对来源于33类肿瘤的11 000余个组织标本开展了系统的基因组分析。TCGA计划采用高通量测序技术分析肿瘤基因组DNA序列变异和RNA表达变化，并利用芯片技术分析肿瘤基因组的拷贝数变异、甲基化状态及蛋白表达情况。该计划于2018年完成，总计获得超过2.5PB的数据，并针对这些数据开发了多种生物信息学分析工具供全世界研究人员使用。2008年，国际肿瘤基因组联盟（International Cancer Genome Consortium，ICGC）成立，共有18个国家加入该联盟。ICGC数据库中包含了涉及50种肿瘤共计25 000个肿瘤组织样本的基因组、转录组及表观基因组分析数据，并将TCGA计划的数据囊括其中。肿瘤基因组分析计划所提供的数据从基因组水平体现了不同类型肿瘤的分子特征，揭示了胚系突变和体细胞突变如何协同作用促进肿瘤的发生发展，为肿瘤靶向治疗提供了更加翔实的参考信息。

四、人类表观基因组分析

基因序列决定了蛋白和功能RNA的结构和功能，但基因组中大量基因的表达水平受表观遗传修饰（epigenetic modification）的调控，如DNA分子特定碱基的修饰和组蛋白的修饰等。表观遗传修饰所决定的基因表达模式，可以通过有丝分裂在子细胞中延续，也可能通过减数分裂传递给下一代的个体。从全基因组水平研究表观遗传修饰模式的学科被称为表观基因组学（epigenomics）。

2000年，英国、法国和德国等国家成立了最早的人类表观基因组联盟（Human Epigenome Consortium），用3年时间完成了7种人类组织基因组DNA中主要组织相容性复合体（major histocompatibility complex，MHC）区域的甲基化分析，鉴定出约10万个甲基化位点，发现不同组织中MHC区域的甲基化状态存在明显差异。2011年，欧洲国家再次合作启动了BLUEPRINT表观基因组研究计划，该计划的建设目标是通过对来自健康和疾病（血液病和自身免疫病）个体的样本进行基因组分析，发现和验证用于疾病诊断的表观遗传标记，并提供至少100个参考表观基因组数据。上文提到的ENCODE计划，同样获得了大量的表观基因组学数据，但数据主要来自小鼠和体外培养的人源细胞。2008年，美国启动了NIH表观基因组学路线图计划（The NIH Roadmap Epigenomics Program）。该计划收集了来自成人和胎儿各器官的组织样本，来自不同脑区的组织样本，以及不同组织来源的干细胞样本；针对这些样本，通过表观基因组分析获得了全基因组甲基化数据、组蛋白修饰数据和RNA表达谱数据。

2010年，国际人类表观基因组联盟（The International Human Epigenome Consortium，IHEC）宣布成立，多个国家和地区的研究机构都参与其中。ENCODE计划、BLUEPRINT表观基因组研究计划、NIH表观基因组学路线图计划等研究计划的数据均被整合到IHEC项目中。项目组在2020年10月公布了7 514个数据集（data set），系统绘制了人类多种组织的参考表观基因组图谱（reference epigenomic maps），包括高分辨率的组蛋白修饰图谱和DNA甲基化图谱、蛋白编码基因的转录起始位点图谱、非编码RNA表达模式图谱等。对这些数据的分析推动了疾病表观遗传学机制的研究，为实现表观遗传治疗（epigenetic therapy）提供了大量潜在靶点。

第二节　人类基因组分析技术

基因组学的兴起和发展离不开各种基因组分析技术的出现和不断改进。目前常用于基因组分析的技术主要包括DNA测序技术、基因芯片技术、基因组编辑技术及各种生物信息分析技术等。在现代基因组学的带动下，各种基因组分析技术也已经成为生命科学中发展最快的技术领域。

完成基因组测序是进行基因组分析的第一步，随后的工作主要包括对基因组中所有遗传信息的解读和基因组功能分析。从已知的基因组序列中搜寻并确定基因序列，是解读遗传信息的基础；基因组功能分析的过程主要包括研究基因组序列改变、基因表达水平变化和表观遗传修饰等对个体表型的影响，是对基因组整体功能的全面解读。

一、人类基因组测序

（一）DNA测序技术

明确基因组中的DNA序列是进行基因组分析的第一步，所以DNA测序是进行基因组分析的基石。DNA测序技术出现于20世纪70年代，第一代测序技术包括双脱氧链终止法和化学降解法。现代科技的进步推动了DNA测序所需软件和硬件设备的快速发展，DNA测序技术在经历了第二代和第三代的革新之后，目前正在向第四代迈进。

1. 第一代测序技术　1975—1977年，双脱氧链终止法和化学降解法几乎同时被发明，以这两种方法为基础的DNA测序技术被称为第一代测序技术。

（1）第一代测序技术原理：双脱氧链终止法是英国生物化学家Sanger发明的，因此也被称为桑格（Sanger）测序（又称桑格-库森法）。Sanger测序是依赖于DNA聚合酶合成反应的测序方法：以待测DNA为模板，使用特异性引物在DNA聚合酶作用下进行延伸反应合成新链，并利用双脱氧核苷三磷酸（ddNTP）的掺入终止DNA延伸反应。Sanger测序同时设置四个单独的反应系统，每个反应系统中除含有进行DNA合成必需的模板、引物、酶和脱氧核苷三磷酸（dNTP）等成分，还分别加入四种不同的ddNTP。由于ddNTP缺乏DNA继续延伸所需的3′-OH基团，可使寡聚核苷酸链的合成选择性地分别在G、A、T或C处终止；在DNA链延伸过程中每个碱基都有相同的被终止概率，因此每个系统中最终的扩增产物是终止在同一种碱基的长度不同的DNA片段，而全部四个系统的扩增产物则包含了长度仅相差一个碱基的多种DNA片段；对ddNTP用同位素或不同颜色的荧光标记，通过电泳后的放射自显影或者荧光检测即可依次读取被合成的碱基，从而获知待测的DNA序列（图2-1）。

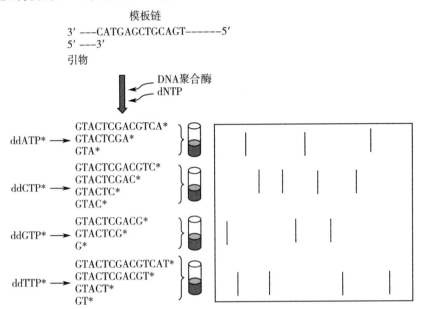

dNTP.脱氧核苷三磷酸；ddATP.双脱氧腺苷三磷酸；ddGTP.双脱氧鸟苷三磷酸；
ddCTP.双脱氧胞苷三磷酸；ddTTP.双脱氧胸苷三磷酸。

▲ 图2-1　Sanger测序原理示意图

化学降解法又称马克萨姆-吉尔伯特（Maxam-Gilbert）法，是Maxam和Gilbert共同发明的一种DNA测序方法。其基本原理是采用特定的化学试剂处理带有放射性同位素标记末端的待测DNA片段，通过化学试剂对不同碱基的特异性修饰和随后的处理，造成针对不同碱基的特异性切割，从而产生一组不同长度的DNA链降解产物，经电泳分离和放射自显影后，根据显影条带的分布读取待测DNA片段的核苷酸序列。

（2）第一代测序技术的发展和应用：在第一代测序技术刚出现时，Sanger测序和化学降解法都比较流行。随着各领域对基因测序，尤其是大规模测序需求的迅速增长，Sanger测序因其易于操作和便于程序化控制而逐渐成为第一代测序的主流方法。Sanger测序测读序列长，准确性高，测序结果直观可视，至今仍常用于验证第二代测序发现的新变异。Sanger测序既可用于从头测序、重测序，也可用于SNP和多种突变的检测，在遗传病（特别是单基因病）诊断中被广泛采用。

第一代DNA自动测序仪以Sanger测序为基础，能够自动灌胶、自动进样和自动数据收集分析。第一代DNA自动测序仪用不同颜色的荧光分别标记四种ddNTP，DNA聚合链合成终止于带有不同荧光的碱基，经过毛细管电泳分离后的单链DNA条带通过检测仪时，计算机可以通过识别不同的荧光读出待测的碱基。这种方法将人工测序的四个反应体系简化为同一泳道中同时读取

4种碱基，提高了测序效率，促成了大规模基因组测序的顺利实施。

第一代测序技术的出现使全基因组测序（whole genome sequencing，WGS）成为可能，大量的基因组序列通过克隆测序的方法获得，推动了基因组学的迅速发展。HGP就是科学家们利用第一代测序技术完成的伟大成果。

2. 第二代测序技术　HGP完成以后，以Sanger测序为基础的第一代测序技术已经无法满足生命科学研究发展对高通量基因组序列检测的需求。为适应高效率大规模测序的需求，以焦磷酸测序为代表的第二代测序技术逐渐兴起。第二代测序技术又称下一代测序技术（next-generation sequencing technique）或高通量测序（high-throughput sequencing）。

（1）第二代测序技术原理：第一代测序中DNA聚合反应与序列读取过程是分开进行的，而第二代测序中两者是同时完成的，即边合成边测序。第二代测序的主要方法包括焦磷酸测序和Solexa测序等。

焦磷酸测序是由DNA合成酶、三磷酸腺苷硫酸化酶、荧光素酶和双磷酸酶催化同一反应体系的酶促级联化学发光反应。反应体系中除包含待测DNA单链和引物外，还加入了反应底物5′-磷酸化硫酸腺苷和荧光素。焦磷酸测序的每次反应只加入一种核苷酸，如果加入的核苷酸与模板配对，就会在聚合酶作用下发生聚合反应，加入的核苷酸与前一个核苷酸相连，释放一个焦磷酸；释放的焦磷酸在三磷酸腺苷硫酸化酶的作用下与5′-磷酸化硫酸腺苷反应生成等摩尔的腺苷三磷酸（ATP），ATP在荧光素酶作用下与荧光素反应发光；荧光信号强度与聚合反应次数成正比，当发生连续相同的核苷酸聚合反应时，荧光信号强度等比例增强；根据加入的dNTP类型和荧光强度，就可以实时读取模板DNA的核苷酸序列。

Solexa测序利用单分子阵列实现在小型芯片上进行PCR，在反应体系中加入带有阻滞剂和荧光标记的单核苷酸，在反应循环的过程中，在阻滞剂上阻断基团的作用下，每次反应只能结合一个核苷酸，碱基的信息可以逐个被测读，避免了焦磷酸测序通过荧光强度推测连续相同碱基个数时可能造成的读取错误。

第二代测序技术的一个共同点是测序高度平行化，即先将待测DNA打断成几百碱基对的小片段，对小片段进行大量扩增后再进行测序。因为被打断的每个待测片段很短，反应体系较小，能够在一个平台同时进行多个测序反应，所以可在短时间内获得大量的核苷酸序列信息，实现了高通量DNA测序。

（2）第二代测序技术的应用：与第一代测序技术相比，第二代测序技术极大地提高了测序速度，降低了测序成本，给生物学基础研究和临床诊断领域带来了革命性变化。在医学领域，第二代测序技术被广泛应用于单基因病诊断、隐性遗传病致病基因携带者的筛查、胚胎植入前遗传学筛查、癌症的早期筛查和分子分型等，促进了遗传病预防诊断和肿瘤个体化诊疗的迅速发展。

3. 第三代测序技术　2004年美国国家人类基因组研究所启动了旨在大幅度降低DNA测序费用的研究计划，其目标是将单个人类基因组的测序费用降低到1 000美元，使人类基因组测序可以进入常规的个性化医疗服务行列。这一计划促进了DNA测序技术的进一步创新，催生了第三代测序技术。

（1）第三代测序技术原理：第三代测序的主要特征是单分子测序。与第二代测序依赖于DNA模板与固相材料表面相结合后进行DNA扩增不同，第三代测序不再需要进行PCR。

第三代测序的代表方法是单分子实时DNA合成测序，即在DNA新链合成的同时检测并记录单个核苷酸的掺入而完成测序。为了避免与模板互补的单核苷酸掺入时周围背景中其他单核苷酸产生的强大荧光干扰，研发者采用零波导孔进行区分。零波导孔是直径仅为几十纳米的小孔，具有独特的光学特性，只有在靠近零波导孔底部30nm的区域内，激发光才能进入并激发dNTP上的荧光基团发出荧光信号，从而减少了测序的背景噪声，提高了测序准确性。单分子DNA测序的测读序列长（平均读长10kb），灵敏度强，但是错误率也比较高（可达15%）。

另一种主流第三代测序技术是纳米单分子测序法。这是一种基于电信号而不是光信号的全新测序技术。该技术采用一种特殊的纳米孔，不同碱基通过纳米孔时产生的电流变化幅度不同，电子设备通过检测这一电流变化来读取待测碱基。纳米孔测序读长可达几十kb甚至更长，错误率相对低（1%~4%），因此测序通量很高。纳米孔测序的另一个突出优点是可以直接读取甲基化的胞嘧啶，而不必像传统的胞嘧啶甲基化检测方法那样需要提前对基因组DNA进行亚硝酸盐处理，因此在表观基因组学研究中具有显著优势。

（2）第三代测序技术的主要应用：第三代测序的优势在于避免了PCR扩增的序列偏好性，对高度重复序列和GC含量过高或过低的DNA序列的读取更为准确，对动植物、微生物等的全基因组实现了更为完整准确和高效的测序。与第二代测序相比，第三代测序的测读长度更长，可以进行全长转录本测序，适用于新基因及其不同转录本的序列测读。第三代测序是直接测序，并首次实现了对碱基修饰的直接检测，可以高效快速地检测多种表观遗传学修饰，现已用于肿瘤等与表观遗传调控密切相关的疾病基因序列检测。

（二）基因组序列组装

基因组序列组装即将测得的各个短DNA序列拼接成连续完整的基因组序列，是进行全基因组测序的关键步骤。人类基因组序列组装策略主要有两种，即逐个克隆法（clone-by-clone）和全基因组鸟枪法（whole-genome shotgun sequencing）。

逐个克隆法通常先利用已知的基因序列和DNA多态位点等分子标记作为路标，建立序列标签位点（sequence tagged site，STS）图谱；然后将全基因组序列打断成为200kb左右的大片段DNA，建立基因组文库〔通常为细菌人工染色体（BAC）文库〕并对文库中每段插入DNA进行测序；根据不同DNA片段和STS的连锁情况将彼此相连的大分子克隆进行拼接成为不同的连续叠连群（contig），最后以分子标记为向导将不同的叠连群连接起来。逐个克隆法的序列拼接质量高，但是过程比较烦琐，测序速度慢，前期构建图谱的过程也受限于基因组已知序列的数量和位置。第二代测序出现之前，基因组测序主要采用逐个克隆法进行。

全基因组鸟枪法是将整个基因组DNA打断成小片段后将其分别克隆到质粒载体，然后随机挑取克隆对插入片段进行测序，再将测序获知的序列构建叠连群（又称重叠群）；最后对叠连群进行拼接，以分子标记为向导将序列整合并锚定到基因组整合图上。全基因组鸟枪法测序思路简单，但是对于序列拼接算法的要求很高，拼接质量不如逐个克隆法高；其主要优势是测序速度快，更适用于基因组结构相对简单的物种。全基因组鸟枪法是当前主流的全基因组测序和序列组装策略。

二、基因组序列注释

基因组分析的核心任务是解读基因组序列中所包含的全部遗传信息，进而明确基因组作为一个整体是如何行使功能的。发现和明确基因组中的基因序列并确定其生物学功能，是对基因组序列进行解读的首要内容，即基因注释（gene annotation）。基因注释包括从基因组序列中查找基因序列，对基因功能进行研究，通常包括一系列生物信息学的分析和实验验证。

（一）基因搜寻

基因搜寻是指从基因组序列中寻找和确定功能基因序列。为了明确新获知的基因组序列中是否含有基因序列，通常首先将该序列与各数据库中的已知序列进行比较，从中寻找与之匹配的碱基序列或蛋白序列并结合其匹配比例进行基因识别，即同源搜索（homology search）。地球上现存的不同生物物种间具有起源一致、结构和功能相似的同源基因，这些同源基因之间在序列上具有一定的保守性；而且同一物种内因为基因重复产生的基因家族不同成员之间也有保守的序列特征，所以同源基因查询既可以帮助判断序列是否为功能基因，也可以为基因功能研究提供参考。

美国国家生物技术信息中心（NCBI）提供了局部序列比对检索基本工具（BLAST）用于序列比对工作。BLAST可以将未知功能的基因组序列与GeneBank等大数据库中的已知基因序列进行比对，发现与已知基因相同或者高度相似的序列，帮助研究者寻找功能基因。在全基因组测序完成后，海量基因组DNA序列的比对需求仅用BLAST是不能满足的，还需借助更为复杂的生物信息学分析和算法进行基因序列的搜寻和确定。目前还没有一个普适的"基因序列"判定标准，只能根据已知功能基因序列的结构特征，利用生物信息分析手段推测哪些DNA序列可能是基因。这些特征包括：开放阅读框（又称可读框）起止点（起始密码子和终止密码子）的位置；内含子与外显子边界序列的保守性；内含子与外显子序列特征的不同，如内含子含有更多的序列变异；基因调控序列的位置和保守性等。

（二）基因注释

在确认了基因组中的基因序列后，下一步就是确定基因功能。HGP的完成使人类未知基因数目迅速增长，根据基因结构、功能与进化的内在联系，采用生物信息学方法进行基因功能注释，是目前最主要的基因功能前期研究手段。

生物信息学对基因功能进行注释主要通过软件分析，根据已知基因功能推测具有相似结构的新基因功能。软件分析预测基因功能的主要依据也是同源性比对。当一段新的基因序列被确认后，可以通过同源性比对从数据库中查找其同源基因，依据进化的相关性从已知的同源基因功能推测新基因的功能。

蛋白质结构域分析软件也在基因注释过程中发挥了重要作用。不同物种中维持基本生命活动和物质代谢的蛋白质成员功能相同，结构相似，起源上也是一脉相承的。具有相同结构域的蛋白质可以划分在同一蛋白质家族，当其他物种中相关蛋白质家族成员的功能已知时，可以根据同源性推知未知基因决定的同类蛋白功能，从而对未知基因进行功能注释。

（三）基因功能检测

通过生物信息学等手段进行的基因注释不能完全代表基因的实际生物学功能，还需要依靠实验对基因的功能进行研究和验证。目前用于研究基因功能的实验手段主要包括基因过量表达、基因失活和基因编辑等。最常用的实验手段是利用基因工程等技术过量表达基因或使基因失活，通过观察基因表达量改变后个体的表型变化推知基因的生物学功能，这种研究路线又称反向遗传学（reverse genetics）。基因编辑是指采用成簇规律间隔短回文重复（CRISPR）/Cas核酸酶系统等对特定的基因序列进行有目的的编辑，包括去除、纠正和替换等。CRISPR/Cas技术可以在多种生物细胞中对目标基因序列进行定点打靶，是目前进行基因功能分析的常用手段，已经在反向遗传学研究中被广泛采用。

三、基因组序列变异分析

基因组序列的变异是造成不同个体表型差异的根源，也是导致遗传病的关键机制。基因组序列变异可分为单个碱基对的变异［单核苷酸多态性（SNP）］、小的插入缺失突变（通常<50bp）及结构变异（>50bp）等。经典的基因组变异分析主要通过分子杂交和以PCR为基础的检测手段完成，现阶段对于大量基因组序列变异的检测则更多地借助基因芯片和DNA测序技术。

（一）基因芯片技术

基因芯片（gene chip）又称DNA芯片（DNA chip），是20世纪80年代后发展起来的一项技术。基因芯片的核心原理是DNA杂交，待测DNA样品中如果存在与探针序列互补的核苷酸片段，则能够与探针形成紧密的非共价结合。芯片是大量固定在特殊固相基质表面的微量DNA探针的集合，带有荧光标记的待测样品经过与探针杂交和清洗步骤后，能与探针紧密结合的DNA片段被留在芯片中；通过读取、分析芯片中的荧光信号，分析待测样品的序列组成或者富集度。基因芯片可以用于检测DNA序列变化，也可以用于检测基因表达水平的改变。

基因分型芯片是基因芯片的一种常见类型，主要用于检测SNP或者点突变，该类芯片采用的探针通常为等位基因特异性的寡核苷酸。用于突变检测的探针分为野生型和突变型两种，根据靶分子与两种探针的结合情况（荧光信号强度），判断待检序列的基因型；SNP检测探针也是根据该区域常见的（或可能的）SNP变异分别设计探针，不同探针之间只有单个碱基的差异，根据不同探针与待测序列的结合情况确定是否存在序列变异。

（二）基因组序列变异分析方法的选择

进行基因组序列变异分析时采用何种技术手段，要根据其目的是检测已知序列变异还是发现未知变异来进行选择。

如果已经了解序列可能的变异类型和核苷酸变化，大片段序列的重排可以根据所有可能变异序列设计探针，通过Southern印迹等杂交实验明确序列是否存在变异，也可采用以PCR为基础的检测方法；InDel可以采用PCR扩增结合DNA测序进行检测；较少样本检测单个碱基的变异时可采用多聚寡核苷酸探针杂交实验，大量样本则以基因分型芯片检测最为常用。

对于未知的可能存在的基因组DNA序列变异，最常用的检测方法是DNA测序。随着第二代测序技术的迅速发展和广泛应用，大量的人类基因组序列变异被发现，促进了基因功能的解析和遗传病发病机制的研究。

四、基因表达变化分析

基因组分析的最终目标是探明整个基因组的运行方式，即基因组是如何作为一个整体完成各种生物学功能的。探明基因组里面各个基因的表达方式和表达调控机制，即基因的表达变化分析，是全面解读基因组功能的基础。虽然机体所有细胞都具有相同的基因，但是基因的表达水平因细胞或组织类型而异。确定基因组在何时何地以何种水平表达哪些基因对于全面了解基因组的功能至关重要。

转录组分析是对基因表达的全局性分析，一方面要确定基因组中哪些基因是真正表达的功能基因，另一方面还要对基因的表达水平进行测定。转录组分析通过对细胞、组织或机体所有RNA进行分类和量化，研究在发育过程中不同细胞或组织中基因的表达模式，进而揭示基因控制细胞各种生物学行为的内在联系，探明与基因表达异常相关的遗传病发生机制。目前用于全基因组表达分析的主要方法包括基因表达谱芯片和RNA测序。

（一）基因表达谱芯片

基因表达谱芯片是基因芯片的一种，主要用于检测特定组织或细胞全基因组基因的表达情况。与基因分型芯片不同，基因表达谱芯片所采用的探针是从细胞或组织中提取总信使RNA（mRNA）后反转录合成互补DNA（cDNA）并进行荧光标记，将标记的cDNA变性后与芯片进行杂交（芯片上固定有不同基因的DNA单链），根据杂交后荧光的分布和强度分析基因表达情况（图2-2）。

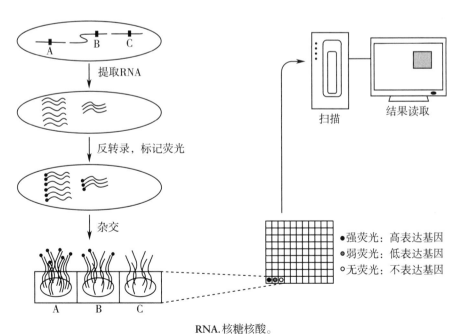

RNA.核糖核酸。

▲ 图2-2　基因表达谱芯片检测原理示意图

基因表达谱芯片的最大优势是可以同时检测样品中多个基因，甚至基因组所有基因的表达情况，获取大量的基因表达信息。目前在GEO数据库（Gene Expression Omnibus data base）等公共数据库中已经有超过一百万条来自芯片的基因表达数据，为世界各国从事基因功能研究的科学家们提供了极大便利。

（二）RNA测序

RNA测序（RNA sequencing）也称全转录组鸟枪测序、转录物组测序，是近年来兴起的一项新的转录组分析技术。与基因表达谱芯片相比，RNA测序技术的优势在于可以对样品中所有的RNA表达水平进行量化分析，同时可直接提供序列信息。

RNA测序的基本步骤包括RNA原位的反转录，cDNA测序，将序列定位到参考基因组上以确定RNA序列的基因来源，基因表达量的确定。RNA测序结合荧光标记，可以直接观察特定RNA在细胞或组织原位的转录位置。现有的技术条件已经可以实现对单细胞样品同时进行DNA测序和RNA测序，也就是同时分析基因组和转录组的变化，从而对基因表达改变与某种特定生物学现象或疾病表型之间的相关性作出精确解析。

五、表观遗传修饰分析

表观遗传（epigenetic inheritance）是指在DNA序列不发生改变的情况下，基因的表达水平与功能发生可以遗传的改变。表观遗传主要通过DNA甲基化修饰、组蛋白修饰、染色质重塑及非编码RNA调控基因表达（详见第十一章）。表观基因组（epigenome）是指特定细胞在特定时期基因组水平上的表观遗传修饰模式。虽然机体所有细胞都具有相同的基因组，但是不同细胞在不同时间和不同生理、病理状态所呈现出的基因表观修饰状态是不同的，也就是说一个基因组对应着多个表观基因组。

全基因组范围内DNA甲基化位点分析常采用亚硫酸氢盐处理法或甲基化免疫共沉淀法。亚硫酸氢盐处理法是对样本DNA进行亚硫酸氢盐处理，使非甲基化胞嘧啶转变为尿嘧啶，而甲基化的胞嘧啶保持不变，然后通过测序加以区分，从而确定甲基化位点。甲基化免疫共沉淀法则是利用甲基化胞嘧啶抗体富集甲基化DNA片段，经过处理的DNA片段可以通过芯片或者测序来进行检测：芯片检测主要针对已知的甲基化位点设计探针；第二代测序则可以直接得到全基因组DNA甲基化图谱。组蛋白修饰常用染色质免疫沉淀（chromatin immunoprecipitation assay，ChIP）结合芯片和测序平台进行检测。近年来兴起的染色体构象捕获（chromosome conformation capture）技术结合第二代测序可以高通量检测基因组不同区域间的相互作用和染色质的高级结构及构象改变。对于特定的抑制性非编码RNA，可以采用芯片技术进行检测；对于测序得到的RNA序列，可以与已知的非编码RNA序列进行匹配分析，也可以通过数据库比对等进行从头识别。

第三节 人类基因组分析技术在遗传病诊疗中的应用

包括 HGP 在内的一系列大型基因组分析计划的完成，为人类遗传病的研究提供了海量的基因组数据信息，遗传病的研究模式也从以往针对个别基因的功能转变为关注基因组的整体功能和作用方式。HGP 提供几乎完整的基因组序列，是研究基因结构功能、诊断基因变异所致遗传病的序列基础；HGP 和 HapMap 计划为遗传病基因定位工作提供了大量遗传标记和单体型数据；ENCODE 计划发现的基因组功能元件信息促进了遗传病发生机制的研究。全基因组测序、全外显子组测序（whole exome sequencing，WES）、基因芯片等方法和技术的普遍应用使致病基因检测效率不断提高，服务于遗传病的诊断、预防和治疗，推动着现代医学进入基因组医学的新时代。

一、遗传病致病基因的鉴定

发现和鉴定遗传病致病基因是探明遗传病发生机制的关键，而对致病基因进行基因定位（gene mapping），即确定与某种特定疾病表型相关的基因在染色体上的位置，通常是鉴定疾病基因的第一步。单基因病致病基因的定位主要采用连锁分析的方法，而多基因病易感基因的定位通常采用关联分析法。随着高通量 DNA 测序技术的兴起和发展，全基因组测序和全外显子组测序被广泛应用于致病基因的检测，尤其适用于不能使用连锁分析进行基因定位的罕见病致病基因的鉴定。

（一）单基因病致病基因的鉴定

传统的单基因病致病基因鉴定方法包括功能克隆和定位克隆。随着基因组中大量遗传标记的发现，连锁分析成为最常用的单基因病致病基因的定位方法。连锁分析借助基因组中已知遗传标记（基因座或多态位点）的位置和序列信息，检测遗传病家系中患者和正常个体已知遗传标记的基因型，通过数学计算来判定疾病基因与若干遗传标记的连锁情况和相对距离，逐步缩小定位区域，最终将致病基因定位到染色体特定位置。

HGP 的完成提供了千万数量级的遗传标记用于基因组分析，极大地推动了单基因病致病基因的精细定位。使用连锁分析进行基因定位时需要一定数量的患者及表型正常的患者亲属，因此不适用于发病率极低、家系信息少的罕见病致病基因定位。随着 DNA 测序技术的快速发展，全基因组测序的费用大幅度降低，推动了全基因组测序和全外显子组测序的普遍应用。现阶段对于缺少家系信息的罕见病，可以对患者和表型正常的家庭成员进行全基因组测序或全外显子组测序，通过比较患者和正常个体的序列差异最终确定致病基因和致病突变。

就全基因组测序的结果而言，患者和正常个体之间的序列变异数量可能是数百万计的，确定致病基因和致病突变的过程其实是不断筛除疾病无关变异的过程。为了尽快在海量的变异中筛选出疾病相关变异或突变，通常优先关注那些存在于蛋白编码基因内部或附近的变异，尤其是外显子序列或其邻近序列；随后会对这些变异在正常人群基因组中的出现频率进行检测，通常会去掉出现频率高于 1% 的常见变异，保留罕见变异；再对罕见变异进行进一步筛选，保留可导致无义突变、错义突变、移码突变或者预测会显著影响蛋白功能的变异。罕见变异在疾病家系中的传递还要符合该病的遗传方式。如果该罕见病是常染色体显性遗传病，则患者都应为杂合子，如果是常染色体隐性遗传病，则患者应为变异的纯合子而其双亲都为杂合子，如果是新生突变，则患者父母都不应携带该变异。经过逐级筛选，百万数量级的变异可以被减少到数百甚至更少，然后结合基因功能、基因表达模式、变异相关表型等做进一步的分析，最终确定致病基因和致病突变。

与全基因组测序相比，全外显子组测序被更多地用于罕见病致病基因的发现和鉴定。全外显子组测序是利用探针杂交等序列捕获技术将全基因组的外显子区域DNA富集后进行高通量测序的一种基因组分析方法。人类基因组的外显子约为180 000个，其DNA序列在基因组所占比例不超过2%，但包含了约85%已知与人类疾病相关的变异。对于识别和研究与疾病相关的变异，全外显子组测序是比全基因组测序更为经济和高效的方法。全外显子组测序的局限在于不能发现存在于基因调控序列的突变，这些突变可能通过影响产物蛋白的表达水平致病。

（二）多基因病易感基因的发现

多基因病又称复杂疾病，是多个基因与环境因素共同作用导致的遗传病。发现多基因病易感基因的主要方法是关联研究，即通过观察和比较患者群体和对照群体中特定遗传变异出现的频率，在变异涉及的遗传位点与多基因病之间建立关联，然后在该遗传位点附近寻找易感基因。关联分析时多采用病例–对照研究或队列研究，分别统计不同基因型个体（包括患者和正常个体）数量，通过计算比值比（odds ratio，OR，适用于病例–对照研究）或相对危险度（relative risk，RR，适用于队列研究），评估某个遗传变异与疾病之间的关联性。在HGP完成之前，可用于关联研究的遗传变异受限于少量已知的基因组序列，多基因病易感基因的研究进展非常缓慢。HGP、HapMap计划和千人基因组计划等大型计划的实施和完成，为研究者们提供了覆盖全球不同人群基因组的近千万个DNA变异的数据库，使研究者有可能在其感兴趣的任何一个遗传病与全基因组所有遗传变异之间进行关联研究，即进行全基因组关联分析（genome–wide association study，GWAS）。

GWAS是在全基因组规模进行的关联研究，是目前进行多基因病易感基因定位的最常用方法。在实际工作中，采用GWAS定位一个多基因病的易感基因通常需要用到30万~100万个散布于全基因组的遗传变异（主要是SNP）。利用GWAS发现多基因病易感基因的主要步骤包括：在全基因组范围内选择遗传变异进行基因分型，比较疾病组和对照组之间每个遗传变异及其频率的差异，统计分析每个变异与疾病表型之间的关联性大小，筛选出最相关的遗传变异；扩大样本量对关联位点进行验证，完成对候选基因的精细定位；通过功能分析和实验验证候选基因，确定疾病易感基因。HapMap计划的完成为遗传病致病基因的定位提供了高密度的SNP位点，并开发了一系列经济、快速的基因型鉴定方法。借助HapMap计划提供的全基因组遗传多态位点图谱和方法，研究者们可以更加高效和准确地通过GWAS对多基因病易感基因进行定位和鉴定。

二、遗传病的诊断和治疗

HGP的完成和基因组学的发展，加深了人们对于基因组序列变异和疾病表型之间关系的理解，促进了遗传病发病机制的研究。基因组分析技术的发展推动了各种预测和诊断标志物的研制和开发；致病性变异检测和各种预测、诊断标志物的检测可以帮助临床医师诊断罕见疾病，预测疾病的发展轨迹，并针对患者量身定制最有效的治疗方案。

DNA测序和芯片等基因检测技术已经在单基因病筛查和诊断过程中得到普遍使用，是进行基因诊断（gene diagnosis）的主要手段。作为实施基因诊断最有力的参考，GTR数据库（Genetic Testing Registry data base）收集了世界范围内各种疾病相关基因检测的详细信息，包括检测目的、目标人群、检测方法、临床有效性等。目前保存在GTR数据库中的基因检测项目已经超过7万条，覆盖的人类基因超过18 000个。关于基因检测在人类遗传病诊断中的具体应用，详见第十三章第四节。

基因治疗（gene therapy）通过将治疗性基因输送到患者细胞中，纠正基因缺陷引起的疾病表型，是治愈遗传病的根本措施。进行基因治疗的首要前提是致病基因明确，而且该基因序列可以被克隆或在实验室合成。随着HGP的完成，越来越多的疾病基因被确定，大大增加了可用于基因治疗试验的候选基因数量，CRISPR/Cas9等基因编辑技术也开始在试验性基因治疗中使用并获得了突破性进展。基因组分析及相关技术在遗传病基因治疗领域的具体应用详见第十四章第四节。

案例2-1　　全基因组测序诊断一例多诺霍（Donohue）综合征患儿

男性早产儿，母亲妊娠25周时诊断为宫内发育迟缓，31周时经剖宫产术分娩。新生儿常规检查发现有贫血、肾癌和肥厚型心肌病，出生后2周出现严重的代谢紊乱，表现为血糖水平不稳定、低钠血症和低钾血症。因为症状严重，病因不明，无法进行有效治疗，专家建议进行全基因组测序以尽快明确诊断。询问既往史及家族史得知患儿父母为姨表兄妹，患儿母亲曾经生育过一个死胎。遗传专家会诊建议对患儿及其父母进行全基因组测序。分析测序结果发现患儿及其父母的胰岛素受体基因（*INSR*）均有一罕见变异，患儿为该突变的纯合子，其父母均为杂合子携带者；由此患儿被诊断为常染色体隐性遗传病——多诺霍（Donohue）综合征，实验室检查发现患儿有高胰岛素血症和胰岛素样生长因子偏低，进一步证实了这一诊断。诊断明确后，患儿接受了一系列针对性治疗，症状缓解后出院。

思考：

1. 全基因组测序在临床实践中有哪些主要应用？

2. 与全外显子组测序相比，全基因组测序在罕见病诊断中的优势是什么？

　　基因组分析是从基因组水平上进行的遗传学研究，是现代遗传学中发展最迅速的领域之一。HGP是第一个国际性的人类基因组分析计划，HGP和HapMap计划、ENCODE计划等其他大型国际计划的完成，促进了我们对人类基因组大小、序列组成和功能的了解。用于基因组分析的基本技术包括DNA测序、基因芯片、RNA测序等。借助这些技术，研究者可以对人类基因组进行全面分析，包括基因组测序、基因组序列注释、基因组序列变异分析、基因表达变化分析和表观遗传修饰分析。各种基因组分析计划所获取的人类基因组序列信息为遗传病致病基因的鉴定提供了海量的参考数据，各种基因组分析技术也正在被广泛地应用于人类遗传病的诊断和治疗。基因组分析已经成为推动现代医学发展的重要动力。

（王墨林）

复习参考题

一、选择题

1. 人类基因组包含的蛋白编码基因数量约为
   A. 100万个
   B. 10万个
   C. 8万个
   D. 5万个
   E. 2万个

2. 针对人类基因组功能元件开展的研究计划是
   A. HGP
   B. HapMap计划
   C. TCGA计划
   D. ENCODE计划
   E. UK Biobank计划

3. 目前用于全基因组表达分析的主要方法包括
   A. PCR和FISH
   B. FISH和GWAS
   C. RNA测序和基因表达谱芯片
   D. Southern印迹杂交和Northern印迹杂交
   E. 全基因组测序和RNA测序

4. 14岁男孩，因身材矮小前往医院就诊，经查空腹血糖为7.1mmol/L，糖化血红蛋白7.40%，提示糖尿病。男孩父母、祖父母及外祖父母的各项临床检测指标均正常，否认有遗传病史。医师初步诊断患儿有糖尿病，怀疑为单基因突变所致罕见病，拟对该患儿及其父母进行基因检测，以进一步明确病因。为了尽快针对这一病例制订合适的基因检测方案，医师可以查询的数据库为
   A. OMIM数据库
   B. GEO数据库
   C. ENCODE
   D. GTR数据库
   E. GeneBank

5. 男性新生儿，胎龄35周早产，出生后6小时因全身水肿、窒息入新生儿重症监护病房进行急救。患儿同时有低血糖、呼吸衰竭、心功能不全、新生儿持续性肺动脉高压和隐睾等症状，病因不明。遗传专家

会诊怀疑该患儿可能为单基因突变所致罕见病患者。住院期间患儿临床症状呈进行性加重，为了尽快明确病因和确定有效治疗方案，应对患儿及其父母进行的检测是

A. 染色体核型分析

B. 全基因组测序

C. 全外显子组测序

D. RNA测序

E. 基因表达谱芯片检测

答案：1. E；2. D；3. C；4. D；5. B

二、简答题

1. 人类基因组计划对于人类基因组分析的重要意义是什么？

2. 第一、二、三代测序技术的特点和主要应用领域有哪些不同？

3. 基因组分析的主要内容有哪些？

4. 如何从全基因组测序得到的海量变异结果中确定致病性变异？

第三章　人类遗传的多样性
——突变与多态性

学习目标	
掌握	遗传变异、突变、遗传多态性的概念。
熟悉	各种突变类型的起源和频率，人类基因组中主要的遗传多态性类型。
了解	突变与遗传多态性在医学遗传学研究和临床实践中的作用。

　　人类任意两个个体间的核 DNA 序列只有约 0.1% 的不同。这些极少量的 DNA 差异是人类个体间表型差异的遗传基础，决定了个体的外貌特征、性格、天赋等，也决定了个体间在器官发育、生理、疾病的易感性、治疗效应和药物反应等医学相关性状的差异。本章将介绍人类个体差异的遗传基础。

第一节　遗传变异的本质

一、遗传变异概述

　　遗传变异（genetic variation）是指同一物种的不同个体之间在遗传物质即 DNA 水平上的差异，是对个体间遗传差异的定性或定量描述。遗传变异是生物界普遍存在的现象，是导致很多疾病的遗传因素，也是生物进化的基础。在一个基因库（gene pool）中，存在 DNA 序列差异的等位基因（allele）也被称为变异体（variant）或变异体等位基因（variant allele）。随着人类基因组计划的完成和随后的国际人类基因组单体型图计划、千人基因组计划的实施，研究者发现任意两个人类个体间的核 DNA 序列约 99.9% 是相同的，而这约 0.1% DNA 序列上的差别是人类表型差异和各种疾病的遗传基础。

二、遗传变异源于突变

　　虽然遗传变异在生物界中普遍存在且有多种类型（见本章第四节），但究其根本都源于突变（mutation）。突变是指 DNA 碱基对（base pair，bp）组成或排列顺序发生稳定、可遗传的改变，是变异体和新基因产生的方式。基因发生突变后在原有基因座（gene locus）上出现的新基因也被称为突变基因（mutant gene）。核内基因组 DNA 和线粒体 DNA 都可以发生突变，并可能引起相应性状的改变或遗传病的发生。突变普遍存在于自然界中，任何生物的基因都会以一定的频率发生突变。

基因突变既可以发生在生殖细胞中，也可以发生在体细胞中。发生在生殖细胞中的突变可以通过有性生殖传给后代，并存在于子代的每一个细胞中，从而使后代的遗传性状发生相应的改变。发生在体细胞中的突变被称为体细胞突变（somatic mutation）。在有性生殖的个体中，体细胞突变不会传递给后代，但可以传递给由突变细胞分裂所产生的所有子细胞，这样的细胞群就构成了一个突变细胞克隆。这是组织病变或肿瘤发生的遗传基础。

三、遗传变异的频率

由突变所产生的变异体或新基因自其诞生起便会承受自然选择的压力。有些变异体对个体的性状没有作用或作用甚微，属于中性突变。有些变异体则与疾病相关甚至直接导致疾病的发生，因此承受了不同程度的选择压力。经过若干世代后，中性或承受较小选择压力的变异体在群体中的出现频率可能会上升至较高水平，而承受较高选择压力的突变体在群体中的出现频率则会维持在较低的水平。如果某种变异体相对常见，在群体中出现的频率高于1%，则被称为常见变异体（common variant）或遗传多态性（genetic polymorphism）。相应地，频率低于1%的变异体往往在进化中出现得较晚，或承受了较高的选择压力，被称为罕见变异体（rare variant）或突变体（mutant）。单基因病往往是由致病基因的罕见变异体所致，而一些基因的遗传多态性也可能是多基因病的易感因素。因此，鉴别疾病相关的变异体是医学遗传学研究和临床实践的重要环节。

第二节　人类突变的分类、起源和频率

一、人类突变的分类和起源

根据所改变的 DNA 序列的大小及其影响，人类基因组中发生的突变可分为三大类。

染色体突变（chromosome mutation）：细胞内各条染色体的结构完整，但染色体的数量发生了改变，造成染色体数目异常。正常的人类体细胞含有两套染色体组共46条染色体，染色体突变导致体细胞中染色体数目多于或少于46条。

亚染色体突变（subchromosome mutation）：染色体的部分片段发生突变，造成染色体结构畸变，包括单个染色体内部分片段的拷贝数异常，以及单个染色体内或多个染色体之间部分片段的结构重排。

基因突变（gene mutation）一般为1bp~100kb的 DNA 序列改变，也被称为 DNA 突变。

这三种突变都以一定的频率存在于生殖细胞和各种体细胞中。在某一基因座上三种突变都有可能发生，由此产生了等位基因的多样性，是遗传变异的分子基础。下面分别介绍这三种突变的

起源和频率。

（一）染色体突变

染色体突变导致细胞中的染色体数目异常，主要是由细胞在减数分裂或有丝分裂过程中发生的染色体错误分离（chromosome missegregation）所致，如唐氏综合征主要是由于生殖细胞在减数分裂中发生了21号染色体不分离，使最终的受精卵有3条21号染色体（详见第四章第三节）。染色体数目异常是人类最常见的突变类型，每25~50次减数分裂中就有一次染色体错误分离。这一频率很有可能被低估了，因为很多染色体突变会严重干扰胚胎发育的进程，导致过早流产而没有被检测到。

（二）亚染色体突变

亚染色体突变的频率比染色体突变低很多，约1 700次细胞分裂发生一次染色体重排。亚染色体突变是由染色体断裂和异常重接导致，会造成相关区域多个基因的拷贝数发生改变，也可以导致严重疾病的发生。如猫叫综合征（cri du chat syndrome，CDCS）就是由5号染色体短臂的部分缺失所致（详见第四章第三节）。由于染色体突变和亚染色体突变会影响大量基因的拷贝数及其表达水平，带有这两种突变的细胞和胚胎往往很难存活或正常发育，很少能够传递给后代。研究者观察到的这两种突变大多是新生突变（de novo mutation），即在父母基因组中不存在，而出现在子代基因组中的新突变。相比之下，在肿瘤细胞中，染色体突变和亚染色体突变更为常见（详见第十章第一节）。

（三）基因突变

基因突变包括碱基置换、插入和缺失等（详见本章第三节）。基因突变主要有两个来源，第一个是DNA复制错误，第二个是DNA损伤后没有正确修复。基因突变可以自发形成，也可由物理因素（射线等）或化学因素（诱变剂）引起。诱变剂可以大幅提高基因突变的频率。

DNA复制是一个极其精密的过程，一旦发生错误，一系列修复酶就会识别DNA双链中新合成的链，将错误碱基置换成正确的互补碱基。该过程被称为校正。一般来说，DNA聚合酶根据碱基配对原则忠实地复制DNA双链，但大约每10^7个核苷酸会出现一次复制错误，即新合成的链与模板链之间形成错误配对。DNA校正机制可以修复约99.9%的因DNA复制产生的错配。有些逃脱了校正机制的错配将由错配修复系统来进行检测和修复，进一步提高了DNA复制的精确性，因此最终碱基产生突变的概率约为1×10^{-10}/细胞周期。

在每个人类细胞中，每天因自发的化学反应、环境中的诱变剂、宇宙辐射等因素损伤的核苷酸多达10 000~1 000 000个，其中部分能够通过DNA损伤修复得以恢复。DNA损伤修复机制大致分为三类：直接修复、切除修复和重组修复。如果DNA损伤修复机制没有启动，或启动后没有正确修复，就会在基因组中造成永久性突变。DNA损伤修复出错所导致的基因突变远多于DNA复制错误所导致的基因突变。

二、人类生殖细胞突变率的估算

细胞分裂要经过DNA的复制、修复、重组，以及有丝分裂或减数分裂过程中的染色体分离等步骤。在这些受到精密调控的复杂过程中，往往会产生不同类型的突变。基因突变率（mutation rate）即每一个细胞周期中单个基因座上发生的新生突变数，可用于估计这些过程中发生错误的概率，这对研究基因组生物学、生物进化和遗传病的发生具有重要意义。通过对核心家系（由父母和子女组成）基因序列的比较，可检测出父母基因组中不存在，而出现在子女基因组中的新生突变。不同人种、不同个体及不同基因座均可对基因突变率产生影响。但总的来说，基因突变率为（0.1~100）× 10^{-6}/（基因座·代）。

在医学遗传学研究中，推算与疾病相关的单个基因的突变率非常困难。很多突变在胚胎发育早期致死，使得无法在胎儿或新生儿中检测到这些突变。另一些突变在成年后的某个阶段才会表现出症状，也有可能永远不产生疾病表型，从而导致漏检。推算某疾病相关基因突变在每一代的发生概率最直接的方法是计算该遗传病的新发生率。计算方法详见案例3-1。

案例3-1 　推算软骨发育不全的新生突变率

软骨发育不全是一种常染色体显性遗传病，其特征为身材矮小和骨骼异常发育。这是一种由 *FGFR3* 基因突变引起的全身性发育障碍。有研究发现在242 257个新生儿中，有7例患有软骨发育不全，而患儿的父母均为正常身高。

思考：

请推算该疾病的新生突变率。

此方法的应用需要满足：① 该疾病为单个基因突变导致的显性遗传病；② 完全显性且表型显著，可用于区别携带该突变的新生儿；③ 父母不携带该突变。表3-1列出了几种满足这些条件的遗传病相关基因的突变率。影响突变率的因素有基因大小、突变体对表型的贡献、突变源自父亲还是母亲、父母的年龄、突变的机制、基因内是否存在突变热点等。

▼ 表3-1　一些疾病相关基因突变率的估值

疾病	遗传方式	基因	突变率/（×10^{-6}·基因座$^{-1}$·代$^{-1}$）
软骨发育不全	常染色体显性遗传	*FGFR3*	17~56
无虹膜	常染色体显性遗传	*PAX6*	2.9~5
进行性假肥大性肌营养不良	X连锁隐性遗传	*DMD*	44~67
血友病A	X连锁隐性遗传	*F8*	32~57
血友病B	X连锁隐性遗传	*F9*	2~3
多发性神经纤维瘤 I 型	常染色体显性遗传	*NF1*	40~100
多囊肾病 I 型	常染色体显性遗传	*PKD1*	65~120
视网膜母细胞瘤	常染色体显性遗传	*RB1*	6~10

三、不同性别生殖细胞突变率的差异

全基因组测序的研究发现，亲本配子的突变率约为0.012×10^{-6}/代，因此每个人从父母继承了约75个新生突变。在两性产生成熟配子的过程中，有丝分裂和减数分裂在数量和时间上都存在显著的差异（图3-1）。因此，人类精子和卵子的突变率和主要突变类型也不尽相同。

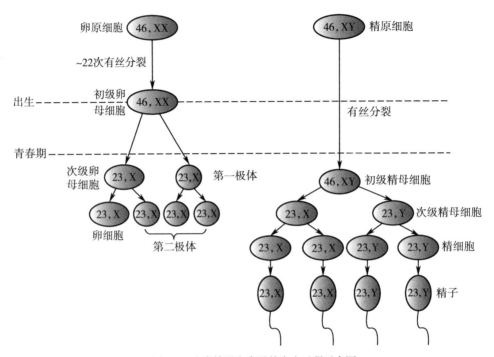

▲ 图3-1　人类精子和卵子的发生过程示意图

在卵子发生的过程中，每个卵原细胞在胚胎期经历约22次有丝分裂形成初级卵母细胞。在女婴出生前，卵巢中的初级卵母细胞进入减数分裂Ⅰ期并停滞下来，直到女性青春期性成熟后排卵时才完成减数分裂Ⅰ期，受精后才完成整个减数分裂过程。因此一个卵细胞的减数分裂期可长达几十年，而中间不进行DNA复制。目前认为，卵母细胞在减数分裂Ⅰ期停留的时间越长，细胞最终完成减数分裂时出现染色体错误分离的可能性越大，发生染色体突变的概率越高。这就可以解释13三体综合征、18三体综合征、21三体综合征（又称唐氏综合征）等由染色体突变所致染色体病的发生，80%~100%都是母系来源，且发病率随着母亲受孕年龄的上升而显著提高，而与父亲的年龄关系不大（详见第四章第三节）。

与卵子发生不同，精原细胞的有丝分裂在男性一生中持续进行，因此精子经历的DNA复制循环远多于卵子，精子所携带的基因突变数量也多于卵子。据估计，1/10~1/3的精子携带有害基因突变，而且男性年龄越大，精子发生基因突变的频率越高。如软骨发育不全、阿佩尔（Apert）综合征、多发性内分泌肿瘤综合征Ⅱ型等显性遗传的单基因病，通常是由精子携带的基因突变造成的。在进行性假肥大性肌营养不良的患者中，约90%的新生基因突变源自父本。

第三节　基因突变的类型及其后果

基因发生突变的方式是多样的，在人类基因组中最常见的基因突变是碱基置换和插入缺失突变（图3-2）。

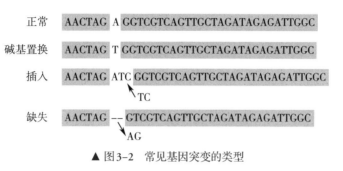

▲ 图3-2　常见基因突变的类型

一、碱基置换

碱基置换（base substitution）是一种碱基被另一种碱基所置换的突变方式，是DNA分子中单个碱基的改变，又被称为点突变（point mutation）。碱基置换方式有两种：① 转换（transition），指一种嘌呤被另一种嘌呤所取代，或一种嘧啶被另一种嘧啶所取代；② 颠换（transversion），指嘌呤取代嘧啶，或嘧啶取代嘌呤。在人类基因组中，碱基转换比颠换更为常见。

根据所产生的效应不同，碱基置换可分为以下几种。

（一）同义突变

同义突变（same-sense mutation）是指碱基置换使基因编码区的某一密码子发生改变，但由于生物的遗传密码子存在简并性，改变前后的密码子都编码同一氨基酸，多肽氨基酸序列没有改变，不会影响到其编码蛋白的结构和功能。例如，密码子UAC和UAU都编码酪氨酸，如果某一基因编码区的DNA发生点突变，使其转录的mRNA上UAC转变为UAU，则翻译出的氨基酸不发生改变。

（二）错义突变

错义突变（missense mutation）是指碱基置换导致改变后的密码子编码另一种氨基酸，结果使多肽中的氨基酸种类和序列发生改变，产生异常的蛋白质分子。错义突变可能影响蛋白功能的正常发挥，或导致蛋白质稳定性下降并被快速降解，或影响蛋白质的亚细胞定位。如镰状细胞贫血（sickle cell anemia）患者HBB基因编码区的第6位密码子由正常的GAG变成了GTG，使其编码的β珠蛋白肽链N端第6位氨基酸由正常的谷氨酸变成了缬氨酸，形成一种结构异常的血红蛋白S（HbS）而致病。

（三）无义突变

无义突变（nonsense mutation）是指碱基置换使原来编码某种氨基酸的密码子变成终止密码子，从而使肽链合成提前终止。携带无义突变的mRNA通常会被快速降解。即使mRNA足够稳定，其编码的截短蛋白通常也会因稳定性下降而被降解。例如，当*HBB*基因编码区的第17个密码子AAG突变为终止密码子TAG时，所合成的多肽链片段只有16个氨基酸残基，结构不稳定，导致β珠蛋白肽链的生成受阻，进而被迅速降解。

（四）终止密码突变

终止密码突变（termination codon mutation）是指碱基置换使某一终止密码子突变为编码氨基酸的密码子，从而使多肽链的合成至此仍能继续下去，直至下一个终止密码子出现，形成超长的异常多肽链。此突变可以使蛋白结构和功能发生改变，也可能导致原有mRNA的3'端非编码区下游区域丧失正常的调节功能。如人血红蛋白的α链可因终止密码子发生突变，而形成比正常α链多31个氨基酸的异常肽链。

（五）影响RNA转录、加工和翻译的突变

以DNA为模板转录出的初始RNA需要经过一系列加工才能成为成熟的mRNA。转录因子结合、mRNA加工及选择性剪接等均与基因非编码区的特异序列相关。以选择性剪接为例，这一过程需要分别位于外显子–内含子连接区域（5'）及内含子–外显子连接区域（3'）的特殊序列提供剪接信号。如果突变发生在这些特殊序列中，破坏了选择性剪接的信号，便会影响mRNA的选择性剪接。还有些突变并不破坏已有的特殊序列，而是产生新的特殊序列来与原有的序列竞争性结合剪接复合物，从而影响正常的选择性剪接。mRNA的5'端和3'端非编码区的点突变也可能影响mRNA的稳定性或翻译效率，从而使蛋白表达量下降。

二、插入缺失突变

基因突变也可由DNA片段的插入、倒位、融合或缺失所致。在人类基因组中插入缺失突变（insertion–delete mutation）比较常见，在一些癌细胞中倒位和融合也是基因突变的常见方式。某些插入缺失突变只涉及几个碱基对，用DNA测序很容易发现这些突变；而另一些突变则是基因大片段甚至整个基因的插入、缺失或易位。这种突变往往需要运用Southern印迹或生物芯片等方法进行检测。

（一）小片段插入和缺失

当在基因编码区中插入缺失突变的碱基数量不是3的整倍数时，插入缺失突变位点以后的阅读框会发生移位，导致编码产生若干个异常的氨基酸，直至终止密码子的出现。因此，这种小片段的插入缺失突变也被称为移码突变（frameshift mutation），将会严重影响其编码蛋白的结构和功能。相反，如果在基因编码区中插入缺失突变的碱基数量是3的整倍数，则不会造成阅读框的移位，仅在编码的蛋白序列有若干个相应氨基酸的插入缺失突变。这种突变对编码蛋白的结构和功能的影响往往比移码突变小。

（二）大片段插入和缺失

DNA大片段缺失的长度可从100bp至1kb以上，可以影响基因的多个外显子甚至整个基因，并导致编码序列的严重缺陷。这种突变虽然不常见，但却与很多遗传病相关。例如，约60%的进行性假肥大性肌营养不良是由位于X染色体上的*DMD*基因的大片段缺失所致。很多α地中海贫

血是由位于16号染色体上的两个α珠蛋白基因之一的缺失所致。DNA大片段缺失一般是由异常的同源重组所致。

DNA大片段的插入突变较缺失突变更为罕见。但值得一提的是，有一些插入突变为可移动元件，例如长散在核元件（LINE）家族成员。LINE长度为5~7kb，在人类核基因组中的重复拷贝数达10^2~10^4个。LINE可通过逆转录转座的方式在基因组内进行移动。这不仅增加了物种的遗传多样性，也增加了由插入突变导致的疾病发生概率。在一些血友病A患者中，长达几kb的LINE序列插入Ⅷ因子的一个外显子中，破坏了Ⅷ因子的编码序列并沉默了该基因的表达。另外，在结肠癌中，基因组中的LINE序列插入也很常见。

（三）动态突变

某些疾病的突变是简单核苷酸重复序列（特别是三核苷酸重复序列）的扩增。这些简单重复序列可位于基因的外显子、内含子或启动子区。随着世代传递，重复序列的拷贝数会逐渐增加，因此这样的突变被称为动态突变（dynamic mutation）。位于编码区的动态突变会造成异常蛋白产物，如亨廷顿病是由*HTT*基因外显子中（CAG）重复序列的拷贝数增加所致。在正常人群中，（CAG）拷贝数为9~34个，而患者的拷贝数多达36~120个，使其编码的亨廷顿蛋白（huntingtin）内部出现了超长的多聚谷氨酰胺（polyQ）序列，严重影响了该蛋白的正常功能。有一些位于非编码区或内含子区内的动态突变则可以干扰DNA转录或mRNA加工和翻译。如脆性X染色体综合征（fragile X syndrome）是由位于X染色体长臂末端的*FMR1*基因内的（CGG）$_n$动态突变所致。该CGG重复序列位于*FMR1*基因的5′非编码区。在正常人群中，CGG的拷贝数为6~50个，而患者的拷贝数高达230个以上。目前已发现近20种遗传病和脆性位点与动态突变有关。动态突变的发生机制目前仍不清楚，可能是姐妹染色单体的不等交换或重复序列的断裂错位所致。

第四节　个体基因组间的遗传多态性

从DNA序列的角度来说，人类不同个体间是高度相似的（99.9%相同），DNA突变不断地将新的遗传变异引入基因库，增加了人类遗传的多样性。对全人类来说，存在数以百万计的各种遗传变异。从进化角度来看，一些新生突变因具有危害性而被淘汰，而很多突变在自然选择中是中性的，还有少量的突变甚至是有益的。因此通过世代更替，不同突变形成的遗传变异体在基因库中的频率会有不同。其中频率较高的常见变异体（>1%）又被称为遗传多态性，是人类遗传多样性的主要构成部分。大部分的遗传多态性位于基因之间或者基因的非编码区中，影响基因转录或RNA的稳定性和加工翻译。遗传多态性也可位于基因的编码区，从而产生不同的蛋白变异体。遗传多态性是研究人类和医学遗传学的重要部分，是实践精准医疗（precision medicine）的基础。人类基因组中最常见的遗传多态性是单核苷酸多态性、插入缺失多态性和拷贝数多态性。另外，在正常人群中还存在染色体多态性。

一、单核苷酸多态性

单核苷酸多态性（single nucleotide polymorphism，SNP）是指在基因组水平上由单个核苷酸变异引起的DNA序列多态性（图3-3）。在一个基因库中，基因组的某一特定位置上一般只存在两种不同的碱基，因此SNP通常具有二等位性（bi-allelic）。SNP是人类遗传多态性中最常见的一种，占所有已知多态性的90%以上。大部分SNP位于基因组的非编码区、内含子区、基因的周边或者两个基因的中间区域，也有部分SNP位于基因编码区。

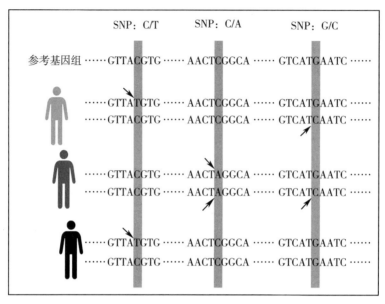

▲ 图3-3 单核苷酸多态性（SNP）

尽管SNP的存在非常普遍，但并不意味着其对人类的健康或寿命有显著影响。绝大多数SNP的功能仍未可知，这也是遗传学研究的目标之一。目前认为，SNP可能更多地参与了疾病易感性的精细调节，而不是直接致病。

二、插入缺失多态性

第二大类遗传多态性是由DNA片段插入缺失突变引起的，其范围一般从1bp至1kb不等，大于1kb的插入缺失多态性亦有报道。每个个体的基因组内几乎都分布着成百上千的插入缺失多态性，估计其总数超过100万个。人类基因组中常见的插入缺失多态性有以下几种。

（一）微卫星多态性

微卫星（microsatellite）又称为短串联重复序列（short tandem repeat，STR）或简单重复序列（simple repeated sequence，SRS），是以1~6个核苷酸为单位进行串联重复排列所构成的，如TGTGTG、CAACAACAA和AAATAAATAAAT等，是真核生物基因组重复序列中的主要组成部分。每个微卫星的核心序列结构相同，重复10~60次。与SNP的二等位性不同，任意不同个体间某一微卫星的串联重复次数都可能不同，因此存在很多等位基因，呈高度多态性。动态突变在概念上与微卫星类似，但其在传代中重复次数的扩增速率远高于微卫星。而微卫星在基因组中相对稳定，因此作为遗传标记的应用非常广泛，常用于法医的个体识别、亲子鉴定，以及遗传学连锁分析（linkage analysis）和关联研究（association study）。

（二）小卫星多态性

与微卫星类似，还有一类插入缺失多态性源自长7~64bp的DNA序列的重复排列，重复次数通常为几百至几千个，称为小卫星（minisatellite）或可变数目串联重复序列（variable number tandem repeat，VNTR）。

（三）可移动元件插入多态性

几乎一半的人类基因组区域中都含有分散重复序列，依其序列长短又可分为短散在核元件和长散在核元件。绝大部分的分散核元件是静止的，一小部分则可通过逆转录转座来移动，从而增加基因组的多样性。最常见的两个移动元件家族为 *Alu* 和 *Kpn I* 家族。到目前为止，已经在人类基因组中发现了近10 000个可移动元件插入的多态性现象。

三、拷贝数多态性

人类是二倍体生物，除线粒体基因组和男性的性染色体外，其他DNA序列的拷贝数都应是2个。但近年的研究发现在人类基因组中，有些大片段基因组序列的拷贝数出现异常，即拷贝数少于或多于2个，因此称其为拷贝数变异（copy number variation，CNV）。这一变异的范围可从1kb至数百kb，是介于小片段DNA变异和染色体水平变异之间的一大类变异，又称为结构变异（structure variation）。CNV区域可包含部分、整个或多个基因，也可位于基因间区域。CNV最早是在健康人群的基因组中发现的，目前认为人类基因组50%的区域可有CNV的存在。人群里频率>1%的CNV又被称为拷贝数多态性（copy number polymorphism，CNP），而频率<1%的CNV则被称为罕见CNV。近年研究表明CNV也是一些重要疾病（特别是多基因病）的遗传学基础。

四、遗传标记及其应用

遗传标记（genetic marker）是指可以用来追踪某一特定DNA序列（包括染色体、染色体某一区域、某个基因等）在家系或细胞系中传递轨迹的一种遗传特征。遗传标记需具有可遗传性和可识别性，并且应具有足够的变异类型。生物的可遗传的表型特征和遗传变异体均可作为遗传标记。经典的遗传标记主要是基于个体的性状、蛋白质类型和染色体的结构变异等，曾在物种起源进化、遗传学理论研究、医学诊断等领域发挥过重要的作用。但是，经典遗传标记仅是遗传物质的间接反映，易受环境、检测技术等多种因素的影响，具有很大的局限性。随着分子遗传学和生物技术的迅速发展，基于DNA的分子标记应运而生。与经典遗传标记相比，DNA分子标记具有许多独特的优点，可以弥补和克服在形态学、同工酶活性、蛋白电泳鉴定中的许多缺陷和难题，因而具有广阔的应用前景。

根据技术发展的阶段，DNA分子标记有三代。第一代分子标记是限制性片段长度多态性（restriction fragment length polymorphism，RFLP）标记。早期曾用于血红蛋白病等疾病的诊断。

因其分析程序复杂、技术难度大、成本高，RFLP标记技术的应用受到一定的限制。目前应用最广泛的是基于常见遗传多态性的第二代和第三代分子标记。

（一）第二代分子标记——微卫星

第二代分子标记是以微卫星为代表的串联重复序列。微卫星具有如下特点。

1. 种类多、分布广，并按孟德尔共显性方式在人群中世代相传。微卫星广泛分布于真核生物基因组，每隔10~50kb就存在一个微卫星，不仅存在于内含子或非编码区，也存在于编码区及染色体上的其他任一区域。这一特点为在整个基因组中定位更多的基因提供了极大的方便。

2. 在人群中呈高度多态性，表现为正常人群不同个体的某一位点重复序列的重复次数不一样，同一个体的两个同源染色体上重复次数也可以不一样。微卫星串联序列的拷贝数在人群中有很宽泛的变化范围。

3. 具有遗传连锁不平衡现象。因为上述这些特点，微卫星标记得到广泛应用，如构建遗传图谱、遗传多样性评估、运用连锁分析进行致病基因的定位、疾病诊断、个体识别及亲子鉴定等。如法医只需对人DNA样本中的13个微卫星位点进行多态性的分型分析和比较，就能达到个体识别和亲子鉴定的目的，因为任何两个个体（除同卵双生外）这13个位点完全相同的概率低于10^{-14}，可以说是极为高效和精确的。微卫星标记的诸多优点使其在生命科学和医学等领域中发挥着愈来愈重要的作用。

（二）第三代分子标记——SNP

第三代分子标记SNP是目前应用最为广泛的分子标记之一。SNP具有以下的特点。

1. SNP在遗传上非常稳定，突变率仅为10^{-8}，在家系中的传递符合孟德尔遗传定律和连锁定律。

2. 数量多，分布广且均匀。在人类基因组的30亿个碱基中，平均每1kb中就有一个SNP。研究者可根据SNP制作出高密度的基因图谱，对于单个基因或微小染色体区域的研究和分析具有极大的帮助。

3. 适用于快速、高通量筛查。在基因组筛查的过程中，由于SNP的二等位性，只需做"有或无"的分析，用一张基因芯片就可以实现对DNA样品中几百万个SNP的同时检测。

4. 易于估计等位基因频率，进行疾病与基因的关联研究。

因此，SNP广泛应用于遗传学相关的研究。如对*GDF5*基因和大骨节病的关联研究表明，该基因5′端非编码区的一个SNP位点（rs143383）与骨关节炎的发生存在强相关性，该SNP位点存在T/C的多态性。含有C的等位基因的转录能力减弱。在肝纤维化的遗传学研究中发现，*TLR4*基因编码区的两个SNP位点（分别造成p. Asp299Gly和p. Thr399Ile的氨基酸残基改变）与抵抗肝细胞纤维化有关，为肝纤维化的分子机制研究提供了遗传学证据。

由于SNP检测具有快速、高通量和低成本的特点，近年来被广泛应用于全基因组关联分析（GWAS）。GWAS是指在人类全基因组范围内，以SNP作为主要分子标记，筛选出与疾病相关的基因和遗传变异的方法。这是一种发现多基因病相关基因的有效策略，为研究复杂疾病的遗传基础打开了一扇大门。2005年，《科学》（*Science*）杂志报道了第一项GWAS研究，研究对象是老年性黄斑变性患者。随后，世界各地的研究人员针对越来越多的复杂疾病进行了GWAS研究，包括冠心病、糖尿病、精神分裂症、乳腺癌等，找到了许多与这些复杂疾病相关的新的基因和染色体区域，为发病机制的研究提供了更多的线索。

在精准医疗方面，SNP位点也极具指导意义。如研究人员发现*ADD2*基因与高血压相关。携带*ADD2*基因中某个SNP的高血压患者在服用β受体阻滞剂后，收缩压会显著低于平均水平。因此，了解基因变异与疾病和药效的关系，有助于医师针对不同患者采取最有效的治疗方案。

迄今为止，SNP的筛查技术和方法越来越简便、精确和高通量，发现的SNP数量也急剧增多。越来越多的研究使用SNP分子标记引领着遗传分析、疾病诊断、基因定位克隆及精准医疗等多个领域的快速发展。

第五节　突变、遗传多态性与遗传病

一、基因突变与遗传病

（一）生殖细胞突变与遗传病

生殖细胞在生成的过程中经历了有丝分裂和减数分裂，可以产生各种类型的突变，其中以染色体突变造成的染色体数目异常的频率最高。绝大多数的染色体数目异常会导致胚胎发育终止并流产，据估计，1/3~1/2的自然流产是由此造成的。亚染色体突变的频率较低，但大多也会引发流产。少数携带染色体畸变的胎儿可以出生，如唐氏综合征、Turner综合征、猫叫综合征患者等，但往往活不到成年或生育力低下。对于一些没有明显表型的染色体畸变携带者，其后代也容易流产或患病。因此，生殖细胞中发生的染色体或亚染色体突变一般不会形成家系世代传递（详见第四章第三节）。

生殖细胞在生成的过程也会发生基因突变。据估计每个个体携带有约75个新生基因突变。大多数基因突变并不会导致疾病发生，但少数发生在关键基因中的突变则可能导致遗传病的发生。如19世纪末20世纪初在欧洲王室发生的血友病B（一种X连锁隐性遗传病，详见第五章第三节），最早出现在英国女王维多利亚的儿子身上。虽然她的女儿都不患病，但作为携带者将这种疾病带入其他的欧洲王室。考察发现维多利亚女王的父辈和英国王室旁支都没有人患此病，因此推测是维多利亚女王父母或女王自己的生殖细胞发生了一个致病的基因突变，导致血友病在这个家族中出现并扩散开来。

（二）体细胞突变与遗传病

体细胞在有丝分裂过程中也可以产生各种突变，而物理、化学因素导致的DNA损伤也可引起基因突变。如果体细胞在胚胎发育早期发生突变并发育成重要器官，也可以导致疾病的发生。例如，约2.5%的唐氏综合征（嵌合体型）是由正常受精卵在胚胎发育早期的有丝分裂中21号染色体不分离所致（详见第四章第三节）。

最为常见的体细胞突变引起的疾病是肿瘤。由于肿瘤细胞的基因组具有高度的不稳定性，各种类型的突变都很常见，并且随着肿瘤细胞的增殖，其子代细胞携带的突变还会逐渐增加（详见第九章第二节）。体细胞突变不会传递给下一代。

（三）基因突变的后果与遗传病

基因突变可能会导致其蛋白质产物的功能或表达水平发生改变，根据其影响可以分为四种。

1. 功能失去突变　发生在蛋白编码基因的 DNA 序列，或基因组中调控基因表达的关键序列的突变可能会导致其蛋白产物的功能丧失、表达下降或完全不表达。这种突变被称为功能失去突变（loss-of-function mutation），占致病突变的大多数。这种突变往往需要体细胞中的两个等位基因都发生突变才会致病，因此常见于隐性遗传病，如苯丙酮尿症（phenylketonuria，PKU）患者 *PAH* 基因的两个等位基因都发生了功能失去突变，导致体内缺乏苯丙氨酸羟化酶而致病（详见第八章第二节）。当一个等位基因的突变不仅使其编码的蛋白失去功能，还能抑制另一个正常等位基因发挥功能时，这一现象称为显性负效应（dominant negative effect），是某些显性遗传病的发生机制。如果一个等位基因发生功能失去突变，另一个等位基因虽然能正常表达，但其表达量不足以维持正常的生理功能，即发生了单倍剂量不足（haploinsufficiency），这也可以导致显性遗传病的发生。

2. 功能获得突变　功能获得突变（gain-of-function mutation）是一类导致蛋白质正常功能增强或产量升高的突变，常见于显性遗传病。虽然这种类型的突变相较功能失去突变更为少见，但仍可能对正常生理活动有害，进而导致疾病的发生。如血红蛋白病 Hb Kempsey 是由 β 珠蛋白肽链第 99 位发生的错义突变（天冬氨酸变为天冬酰胺）导致的，该突变会使血红蛋白与氧的亲和力增加，反而减少了其向组织释放的氧量，最终导致了红细胞增多症（erythrocytosis）的发生。染色体部分或整条的拷贝数增加也可以造成蛋白质合成量升高，进而导致疾病的发生。如唐氏综合征患者 21 号染色体上的所有基因都多了 1 个拷贝，造成该染色体上很多与发育相关的基因表达量上升，这是该病发生的遗传机制。

3. 获得新特性的突变　在一些遗传病中，基因突变没有改变其蛋白产物的正常功能，却使其拥有了新的特性或致病能力，这类突变被称为获得新特性的突变。例如，镰状细胞贫血患者的 *HBB* 基因发生点突变，导致其编码的 β 珠蛋白肽链第 6 位氨基酸的谷氨酸被缬氨酸取代。这个突变不会影响血红蛋白的氧输送能力，但会使其在脱氧时发生异常聚集，形成多聚纤维，导致红细胞畸形。

4. 异时或异位表达的突变　导致异时表达（heterochronic expression）或异位表达（ectopic expression）的突变是一类不会改变蛋白质活性和功能的突变。然而，这类突变会导致基因在错误的时间（异时）或位置（异位）上进行表达，从而引起疾病的发生。许多原癌基因编码调节细胞生长的蛋白质，如果在异时或异位高表达，可能会导致细胞异常增殖并形成肿瘤。例如，约75% 的伯基特（Burkitt）淋巴瘤是由染色体重排引发原癌基因 *MYC* 的异常激活所致。

二、遗传多态性与遗传病

人类基因库中存在着数量巨大的遗传变异，这些变异是在人类长期的演化过程中，基因组通过突变、重组、选择和遗传漂变等方式产生和保留下来的。这些遗传变异与人类的各种性状和疾病有关，可以根据它们在群体中的频率和遗传效应量（effect size）进行分类（图3-4）。遗传效应量是遗传变异对表型影响的强度，通常使用比值比（OR）来度量。遗传变异的比值比大于3被认为是具有高效应量。物种演化趋向于淘汰具有高效应量的有害变异，因此这些变异体在基因库中的频率非常低，单基因病多是由这些罕见变异造成的。如α₁-抗胰蛋白酶缺乏症（常染色体隐性遗传）在东亚人群中的发病率约为1/60 000。该病是由SERPINA1基因的两个罕见变异体（p.Glu264Val和p.Glu342Lys）所引起的。这两个变异体最初在北欧的高加索人种中出现，随后在欧洲和其他地区逐步扩散开来。目前这两个变异在东亚人群中的频率约为1/250，属于罕见变异体。

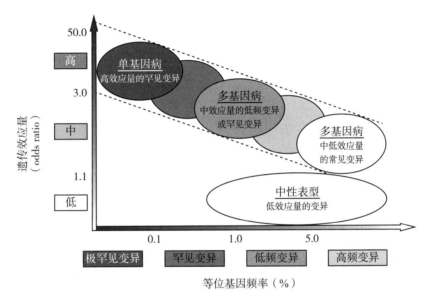

▲ 图3-4　人类遗传多态性与疾病的关系

虽然任意两个人类个体的核基因组间的差异只有0.1%，但性状却千差万别。很多与疾病无关的中性性状，如颏裂、美人髻、双眼皮等，在演化中不承受选择压力，主要是由低效应量的变异决定的，另外还有表观遗传和环境因素的贡献。例如欧洲人的身高差异约有45%由常见变异所致，目前已鉴定出约12 000个常见SNP与身高相关。

常见变异往往只具有中等或低等的遗传效应量，因此单个常见变异位点往往不会直接导致某种疾病的发生。但是如果多个常见变异在某个个体中同时发生，而且其作用叠加超过一定的阈值，也可能导致多基因病的发生。根据这一观点，遗传学家Collins于1997年提出了"常见疾病的易感性是由某些常见变异所引起"假说（Common Disease Common Variant，CDCV）。根据这一假说，寻找多基因病相关的遗传多态性位点成为研究这类疾病的热点。遗传学家们进行了大量的全基因组关联分析（GWAS）研究，试图找到与各种多基因病相关联的常见变异。例如，目前通过GWAS已经发现超过100个常见变异位点与2型糖尿病相关，其中约有20个具有中效应量的常见变异（频率约1%）可以解释大部分家族聚集性2型糖尿病的遗传因素。

早期GWAS使用的芯片往往只包含有高频SNP（频率>5%），而且入组人数（样本量）较少。随着第二代测序技术的运用和入组样本数量的增加，近年来GWAS发现大量中效应量的低频变异（<5%）甚至罕见变异（<1%）也参与了多基因病（如慢性胰腺炎、阿尔茨海默病、精神分裂症等）的发生，因此相应提出了"常见疾病的易感性是由某些罕见变异所引起"假说（Common Disease Rare Variant，CDRV）。例如，针对孤独症谱系障碍（autism spectrum disorder，ASD）和精神分裂症等的GWAS发现了超过100个风险位点，在患者的这些位点中富集了大量罕见变异甚至新生突变。

寻找疾病相关的遗传多态性位点，鉴别患者携带的相关遗传变异，是进行遗传病筛查、预测、诊断和治疗的基础，还可以为药物和治疗手段的开发提供依据，是目前医学遗传学发展的前沿和热点。

学习小结

人类个体间DNA水平的差异，即遗传变异，决定了个体间的表型差异，也是各种疾病的遗传基础。遗传变异有很多种类型，但其根本都源于突变，包括染色体突变、亚染色体突变和基因突变。在群体中相对常见的变异体（频率高于1%）称为常见变异体或遗传多态性，频率低于1%的变异体称为罕见变异体或突变体。人类基因组中常见的遗传多态性有SNP、插入缺失多态性和CNV等。SNP和微卫星等作为分子标记在医学遗传学研究和临床实践中发挥着重要作用。生殖细胞和体细胞的突变都可能导致疾病的发生。单基因病的致病基因往往是罕见变异体。人类表型的多样性主要是由遗传多态性所决定的，而某些遗传多态性也可以增加多基因病的易感性。

（叶海虹）

复习参考题

一、选择题

1. 不导致氨基酸序列改变的是
   A. 错义突变
   B. 动态突变
   C. 同义突变
   D. 无义突变
   E. 终止密码突变

2. 以下关于单核苷酸多态性（SNP）的描述中，正确的是

   A. SNP是一种核酸的病毒
   B. SNP是导致某些种类肿瘤的主要基因突变
   C. SNP在遗传上非常不稳定
   D. SNP常被用来研究不同个体之间的遗传差异
   E. SNP的发生率与核糖体RNA含量有关

3. 下列描述中，最准确地表明是错义突变的为

 A. DNA中的单个核苷酸被删除，导致核苷酸序列改变

 B. DNA中的单个核苷酸被置换为另一个核苷酸，这导致编码的多肽中氨基酸种类和序列改变

 C. DNA中的单个核苷酸被添加，这会导致蛋白质长度的改变

 D. DNA的一个基因有一个大的片段被删除，丢失重要蛋白质的有效组分

 E. DNA重复序列的重复次数改变

4. 以下人类遗传标记中最适合用于确定两个人是否存在亲缘关系的是

 A. 单核苷酸多态性（SNP）

 B. 短串联重复序列（STR）

 C. lncRNA

 D. mRNA

 E. tRNA

5. 下列遗传病中，由动态突变引起的是

 A. 短指/趾症

 B. 脆性X染色体综合征

 C. 唐氏综合征

 D. 地中海贫血

 E. 苯丙酮尿症

　　答案：1. C；2. D；3. B；4. B；5. B

二、简答题

1. 突变的主要类型有哪些？起源是什么？

2. 什么是罕见变异体和遗传多态性？

3. 人类基因组中遗传多态性的主要类型是什么？

第四章　

人类染色体和染色体病

　　染色体（chromosome）一词是德国解剖学家Waldeyer于1888年提出的。20世纪80年代中期荧光原位杂交、显微切割技术及染色体涂染等新技术可直接检测染色体及间期核DNA片段的改变，使细胞水平的研究与分子水平的探索衔接起来，并结合形成新的领域——分子细胞遗传学。染色体是遗传物质的载体，每条染色体平均携带有1 000个基因。如果染色体发生数目或结构异常，即使是微小的畸变，也将会导致大量基因的增加或丢失，造成许多基因表达和代谢的紊乱而引发疾病。已被正式命名的染色体异常综合征有100多种，发现各种染色体异常10 000多种。

第一节　人类染色体

一、人类染色体的特征和类型

（一）人类染色体的形态结构特征

　　染色体的形态结构特征在细胞分裂中期最为典型。每一个中期染色体均由两条姐妹染色单体（sister chromatid）组成，每一条染色单体均含有一条DNA分子。染色体的主要结构区域包括着丝粒、端粒、副缢痕和随体等（图4-1）。

　　1. 着丝粒　着丝粒（centromere）将两条染色单体连在一起，并将染色单体纵轴区分为短臂（p）和

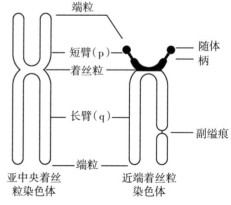

▲ 图4-1　染色体的形态结构

长臂（q）两个部分。此处相对解旋、浅染并内缢，称主缢痕（primary constriction），也称初缢痕（primary constriction）。

2. 端粒　染色体两臂末端各有一特化部分称端粒（telomere），为高度重复的DNA序列，端粒是染色体稳定的必要条件。每一条染色体均需有一个着丝粒和两个端粒才能稳定存在。若端粒缺失，则染色体末端将失去其稳定性，发生染色体间的非正常连接，形成畸变染色体；若着丝粒缺失，则在细胞分裂时染色体不能和纺锤丝相连而导致染色体丢失。

3. 副缢痕　在某些染色体臂上也可见到浅染内缢的区段称副缢痕（secondary constriction），也称次缢痕（secondary constriction）。这是某些染色体特有的形态特征，可作为染色体特异性标记。随体柄部位缩窄的次缢痕，含有多拷贝核糖体RNA（rRNA）的基因，与核仁的形成有关，称为核仁形成区或核仁组织者区（nucleolus organizer region，NOR）。

4. 随体　随体（satellite）是指人类近端着丝粒染色体短臂末端的球状结构，通过随体柄（属副缢痕）与染色体主体部分相连，主要由异染色质组成。随体的形态大小在染色体上是恒定的，因此是识别染色体的又一重要形态特征。

（二）人类染色体的形态类型

染色体上着丝粒的位置是恒定的。将染色体纵分为八等份，根据着丝粒的位置，人类染色体可分为三类：① 中着丝粒染色体，着丝粒位于或靠近染色体中央（即着丝粒位于染色体纵轴的1/2~5/8）；② 亚中着丝粒染色体，着丝粒略偏向一端（5/8~7/8），将染色体分为长短明显不同的两个臂；③ 近端着丝粒染色体，着丝粒靠近一端（7/8至末端）（图4-2）。

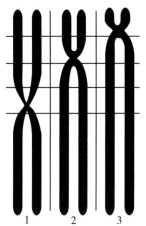

1. 中着丝粒染色体；2. 亚中着丝粒染色体；3. 近端着丝粒染色体。
▲ 图4-2　人类染色体的类型

二、人类的正常核型

（一）Denver体制

为了便于对病例中畸变染色体进行描述和利于国际交流，1960年，在美国丹佛（Denver）市召开了第一届国际细胞遗传学会议，讨论并确定了细胞内染色体组成的描述体制——Denver体制（Denver system），作为识别和分析人类染色体的依据。

根据Denver体制，将人类体细胞的46条染色体分为23对，其中1~22对为男女所共有，称常染色体；另外一对与性别有关，称性染色体。性染色体男女组成不同，女性为XX，男性为XY。

（二）非显带染色体核型的识别

根据染色体大小递减的顺序和着丝粒的相对位置，Denver体制将人类体细胞中的46条染色体分为7个染色体组，依次用字母A至G标记。常染色体依照长度递减的顺序用数字1~22编号（唯一的例外是21号染色体比22号染色体短），性染色体用X和Y表示（表4-1）。

组别	染色体编号	大小	着丝粒位置	副缢痕	随体
A	1~3	最大	中	1号可见	无
B	4~5	次大	亚中	无	无
C	6~12,X	中等	亚中	9号可见	无
D	13~15	中等	近端	可见	有
E	16~18	较小	中（16号）亚中（17、18号）	16号可见	无
F	19~20	次小	中	无	无
G	21~22,Y	最小	近端	21、22号可见	21、22号有Y无

　　一个体细胞的全部染色体所构成的图像称核型（karyotype）。将待测细胞的全部染色体按照Denver体制配对、排列，进行识别和判定的分析过程称核型分析（karyotype analysis）。根据国际体制的规定，正常核型的描述包括染色体的总数及性染色体的组成，其书写方式为：

　　正常男性核型：46,XY

　　正常女性核型：46,XX

（三）染色体显带技术与显带染色体的命名

　　1. 染色体显带技术　在用吉姆萨（Giemsa）染液染色的常规制片染色体标本上，只能根据染色体大小和着丝粒的位置粗略估计识别，多数染色体不能准确辨认，尤其是染色体微小改变所致结构畸变的研究受到很大限制。1968年瑞典细胞化学家Caspersson用荧光染料喹吖因（quinacrine mustard，QM）处理标本后，在荧光显微镜下发现每条染色体沿其长轴都显示出宽窄和明暗不同的横纹——带（band）。人类的24种染色体所显示的带纹都各具特点（带型），这样每条染色体都可被准确识别和鉴定，甚至微小的染色体结构畸变也可被检出，因此，创立了染色体Q显带技术，此技术显示的带纹即称Q带。染色体显带技术是细胞遗传学领域又一个重大的突破。1970年发表了第一张显带的人类染色体核型。自Q带技术建立不久，科学家又建立了其他显带方法，如G带、R带、C带和T带等技术。

　　（1）Q带：染色体标本经喹吖因（QM）等荧光染料处理后所显示的带。在染色体臂上显示各具特征的明暗相间的带纹，需在荧光显微镜下观察。Q带的带纹特征明显，显带效果稳定，但荧光持续时间短，标本不能长期保存。

　　（2）G带：将染色体标本经胰蛋白酶、NaOH、柠檬酸盐或尿素等试剂处理，再用吉姆萨染液染色，显示出的深、浅交替的带纹，称G带。G显带技术的操作简单，G带的带纹清晰，标本可长期保存，重复性好，用普通显微镜就能观察。图4-3显示了正常人类体细胞G显带核型。

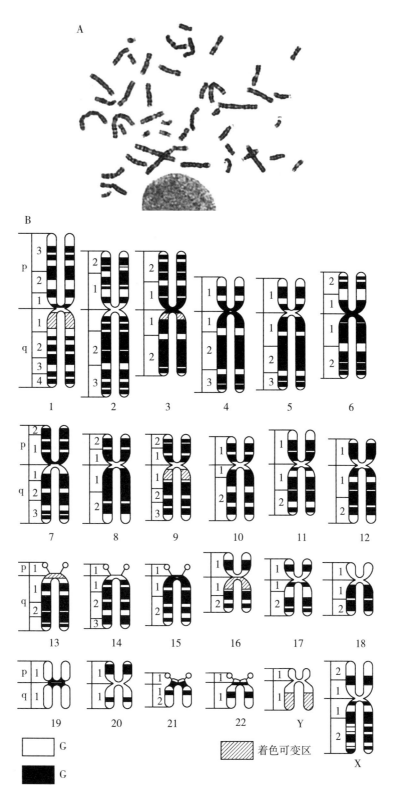

▲ 图4-3　正常人体细胞G显带核型

A.核型照片；B.核型模式图。

（3）R带：是将染色体标本经热磷酸缓冲液处理，再用吉姆萨染色，显示出与G带着色相反的带型，故又称反带（reverse band）。通常染色体末端G带或Q带为浅带，而R带则为深带，如发生末端缺失等结构异常，G带或Q带难以鉴别，R带则易于识别。因此，R显带技术主要用于研究染色体末端缺失和结构重排。

（4）C带：染色体标本经NaOH或Ba(OH)$_2$等碱性溶液处理后，再将染色体标本放入柠檬酸钠和氯化钠溶液处理，然后用吉姆萨染液染色，着丝粒周围区域和异染色质区被染成深色，而染色体两臂的常染色质部分浅染，故称着丝粒异染色质带，也称C带（C-band）。人类1、9、16号染色体近着丝粒处的副缢痕、Y染色体长臂远端2/3区段均为异染色质区，C带呈现明显深染。因此，C带技术用于研究着丝粒区（又称主缢痕）、Y染色体及副缢痕的结构变化。

（5）N带：用AgNO$_3$处理染色体标本，可使人类细胞中5对近端着丝粒染色体（13、14、15、21、22号染色体）的副缢痕即核仁组织区（NOR）出现深染，称N带（N-band）。严格地讲，AgNO$_3$只能将具有转录活性的NOR染成黑色，这种银染色阳性的NOR称银染核仁组织区（Ag-NOR）。无活性的NOR不被着色。因此N带技术可用于研究rRNA活性及其动态变化，也可观察随体是否发生联合。

（6）T带：将染色体标本加热处理后再用吉姆萨染液染色，可以使一些染色体末端区段特异性深染，也称端粒带（terminal band），它可专一显示染色体端粒，该技术可识别染色体末端微小畸变。

2. 染色体显带核型的命名　染色体显带技术的应用进一步要求对显带染色体有一个统一识别、描述的标准。国际人类细胞遗传学命名委员会于1978年第一次出版了《人类细胞遗传学命名的国际体制》（*International System for Human Cytogenetic Nomenclature*，ISCN），使显带染色体的命名有了统一的标准与依据。应用染色体显带技术可以识别出多种染色体微细结构异常，如染色体的断裂、易位、倒位等，为了使描述这些变化时有一个统一格式，ISCN（1981）又提出了显带染色体命名符号和缩写术语体系（表4-2）。随着细胞遗传学技术的发展，该命名体制后来经过多次（1981、1985、1991、1995、2005、2009、2013、2016、2020和2024年）修订。根据ISCN，每条显带染色体均以所规定的界标、区、带划分。

界标（landmark）：是染色体上具有显著形态学特征并且稳定存在的结构区域，是识别显带染色体的重要指标。它包括染色体两臂的末端、着丝粒及其在不同显带条件下均恒定存在的某些带。

区（region）：位于两个相邻界标之间的区域。

带（band）：每一条染色体都应看作是由一系列的带组成，即没有非带区。每一条带均可借较亮（深）或较暗（浅）的着色强度差异与相邻带相区别。

每一条染色体以着丝粒为界标区分为短臂和长臂。短臂和长臂上的区、带均由着丝粒开始，沿着丝粒由近向远的方向进行编号命名。距着丝粒最近的两个区分别记为长臂或短臂的1区，由近向远侧依次为2区、3区等。每个区中带的编号也依此原则，即在该区中距着丝粒最近的带编号为该区的1带，依次为2带、3带。有两种情况需要说明，作为界标的带算作是此界标以远区的1带；被着丝粒一分为二的带分属长、短臂的两个带，分别记作q10和p10。

▼ 表4-2 核型分析中常用符号和术语

符号、术语	说明	符号、术语	说明
+/−	获得/丢失	g	裂隙
→	从……到……	h	副缢痕
:	断裂	i	等臂染色体
::	断裂后重接	ins	插入
/	用于分开嵌合体各克隆细胞系	inv	倒位
( )	括号内为结构重排染色体和断裂点	mar	标记染色体
ace	无着丝粒片段	mal	男性
cen	着丝粒	mat	母系来源
chi	异源嵌合体	mos	嵌合体
chr	染色体	p	染色体短臂
ct	染色单体	pat	父系来源
del	缺失	Ph	费城染色体
der	衍生染色体	q	染色体长臂
dic	双着丝粒染色体	rob	罗伯逊易位
dir	正位	s	随体
dmin	双微体	stk	随体柄
fem	女性	t	易位
fra	脆性位点	ter	末端（染色体末端）或端粒

描述一个特定的带时，需写明4个内容：① 染色体序号；② 臂的符号；③ 区的序号；④ 带的序号。这些内容按顺序书写，不用间隔或加任何标点。例如，图4-4箭头所示为1号染色体短臂3区1带，书写为1p31。

3. 染色体高分辨显带及命名　一般中期单倍染色体应用普通G显带分析仅显示320条带，带纹水平上难以发现染色体细微的结构异常，不能满足人类细胞遗传学研究和临床应用的要求。1975年以来，Yunis等建立起高分辨显带（high resolution chromosome banding）技术，即用甲氨蝶呤使细胞同步化，再用秋水仙胺短时间处理，获得许多早中期、前中期和晚前期染色体。此阶段染色体较长，通过显带处理，单倍染色体可显现出550~850条带（ISCN 1981），更早时期的染

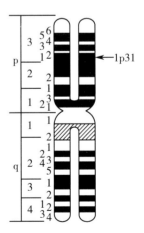

▲ 图4-4　1号染色体界标、区、带示意图

色体可显现3 000~10 000条带，中期染色体的一条带通常在高分辨染色体中可被分出若干带——亚带。这种染色体被称作高分辨染色体，极大程度提高了染色体研究水平。

关于亚带的命名和表示法，ISCN（1981）规定在ISCN（1978）中已命名的任何一条带所分出的亚带保持原有的区和界标的带号，每一条带再细分，要在原带号之后加一个小圆点，并写出每一亚带的编号，其编号原则仍按从着丝粒向臂端序贯编号。例如，原来的1p31带被分为3个亚带，应书写为1p31.1、1p31.2和1p31.3。其中，1p31.1距着丝粒近，1p31.3距着丝粒远。如亚带再分为次亚带，则可在原亚带编号后再加数字，但不必再加标点。如亚带1p31.3再分时，则书写为1p31.31、1p31.32和1p31.33（图4-5）。

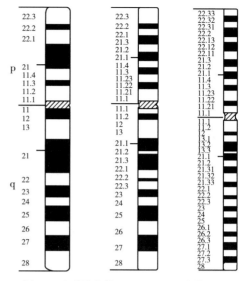

▲ 图4-5　人类染色体400、550、800条带模式图

第二节　染色体畸变

染色体畸变（chromosome aberration）是指染色体发生数目和结构上的异常改变。造成染色体畸变的原因是多方面的，通常可由电离辐射、诱变剂等理化因素和病毒等生物因子诱发产生。染色体畸变往往可导致基因群的增减或位置的变化，扰乱了遗传物质和基因间相互作用的平衡，使细胞的遗传功能受到影响而造成机体不同程度的损害，因此它是染色体病形成的基础。

一、染色体数目异常

人类正常精子或卵子各含有23条染色体，称为一个染色体组（chromosome set），而正常体细胞是由精、卵结合成受精卵经卵裂发育而成的，故含有46条染色体。通常把含有一个完整染色体组的精子或卵子称为单倍体（haploid），以n表示，人的体细胞因含有两套染色体组而称作二倍体（diploid），以2n表示。以二倍体为标准，其体细胞中的染色体数目超出或少于46条，即称为染色体数目异常（chromosome numerical abnormality），包括整倍体异常和非整倍体异常两大类。

（一）整倍体异常及其产生机制

体细胞以整个染色体组为单位的增多或减少称为整倍体（euploid）异常。从理论上讲，可形成单倍体（n）、三倍体（3n）、四倍体（4n）及以上的多倍体。到目前为止，还未发现单倍体胎儿和新生儿。

1. 三倍体　三倍体（triploid）是指体细胞中有三个染色体组。人类全身性三倍体是致死的，能活到出生的三倍体患儿罕见，存活者都是三倍体/二倍体嵌合体。但在流产胎儿中三倍体胎儿较常见。一般认为三倍体胎儿易于流产的原因是胎儿在胚胎发育过程进行的有丝分裂中，往往形成三极纺锤体（tripolar spindle）。

三极纺锤体使染色体在分裂中、后期的分布和分配发生紊乱，最终导致子细胞中染色体数目异常，因而严重干扰了胚胎的正常发育导致自发流产。除引起流产外，三倍体也是部分性葡萄胎产生的重要原因。迄今只有10余例三倍体胎儿活到临产前和出生时的报道，核型有69,XXX、69,XXY、69,XYY和三倍体/二倍体嵌合体。其主要症状有智力低下，身体发育障碍、畸形，男性常会合并有尿道下裂、分叉阴囊等性别模糊的外生殖器。

三倍体产生机制：① 双雄受精（diandry），两个精子同时进入一个卵子；② 双雌受精（digyny），即卵子发生的减数分裂Ⅱ时次级卵母细胞未能形成极体，应分给极体的一个染色体组仍留在卵内，形成了含有两个染色体组的二倍体卵子，此卵子与精子受精后便形成了三倍体。

2. 四倍体　四倍体（tetraploid）是体细胞具有四个染色体组。在自然流产胚胎统计中占5%，死产的四倍体胎儿可见诸如内脏外翻等严重的多发畸形；全身性的四倍体比三倍体更为罕见，多为四倍体和二倍体的嵌合体（4n/2n），有严重的智力低下和多发畸形等。四倍体形成的原因是核内复制（endoreduplication）和核内有丝分裂（endomitosis）。

核内复制是指在一次细胞分裂时，染色体不止复制一次而是复制两次，其结果是每条染色体包含有四条染色单体。在分裂中期，这种细胞中可见到染色体两两并行排列（图4-6A），其后经正常的分裂，形成了两个含四倍体的子细胞。

核内有丝分裂是在细胞分裂时，染色体正常复制一次，但至分裂中期时，核膜仍未消失，无纺锤丝形成，也未发生其后的胞质分裂，即细胞完成了染色体复制但没有分裂，结果细胞内的染色体成为四倍体。其四倍体细胞染色体在分裂中期自然排列（图4-6B）。

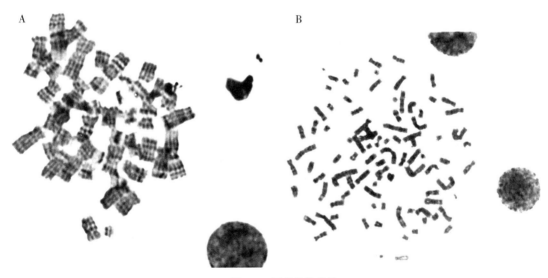

A　　　　　　　　　　　　　　B

▲ 图4-6　四倍体染色体
A.核内复制；B.核内有丝分裂。

（二）非整倍体异常及其产生机制

如果体细胞在二倍体基础上增加（减少）一条或几条染色体而不是成倍增减，使体细胞数不是整倍数，即称为非整倍体（aneuploid）异常。

1. 非整倍体异常的形式　非整倍体包括单体型、三体型和多体型几种情况。非整倍体异常是临床上最常见的染色体数目异常。

（1）单体型：缺失某对染色体中的一条染色体，称为那对染色体的单体。由于单体型染色体总数少于二倍体，又称为亚二倍体（hypodiploid）。缺失整条染色体的单体型，由于严重破坏了基因的平衡，通常是致死的，但X单体例外，虽然核型为45,X的病例绝大多数（约99%）在胚胎期流产，但仍有少数可以存活。除罕见的21单体或22单体个体外，其他常染色体全身性单体型个体尚未见报道。

（2）三体型（trisomy）：细胞中某同源染色体不是两条，而是三条，故称为三体型，属于超二倍体（hyperdiploid）。几乎所有常染色体均有三体型病例，但较大常染色体的增加造成基因组的严重失衡，只见于早期流产的胚胎和胎儿，只有较小染色体三体型病例能活到出生，有的甚至可以活到成年。三体是临床上常见的染色体数目异常，其中最常见的是21三体和性染色体三体，其次是18三体和13三体。性染色体三体在临床表现的危害程度明显轻于常染色体三体，这可以用X染色体的剂量补偿效应来解释。

（3）多体型（polysomy）：细胞中某号染色体具有4条或4条以上，故称多体型。临床上只见到性染色体多体型个体，如48,XXXX。

2. 非整倍体异常的产生机制　非整倍体产生的原因多数是细胞分裂中染色体不分离或染色体丢失而引起的。

（1）染色体不分离：细胞进入分裂中、后期，如果一对同源染色体或两姐妹染色单体未分向两极，而是同时进入一个子细胞，即称为染色体不分离（nondisjunction）。其结果是分裂形成的两个子细胞中，一个增加了一条染色体，另一个则少了一条染色体。染色体不分离在细胞的减数分裂和有丝分裂中均可发生。

1）减数分裂不分离：减数分裂后期Ⅰ和减数分裂后期Ⅱ均可发生染色体不分离。以精子发生为例，如果某号染色体不分离发生在减数分裂后期Ⅰ，则初级精母细胞便形成两个分别含有24条（n+1）和22条（n-1）染色体的次级精母细胞，其结果是最终形成的4个精子全部是异常的，其中两个为24条染色体，两个为22条染色体。它们分别与正常卵子结合受精后，将形成三体型（2n+1）或单体型（2n-1）的个体（图4-7）；如果减数分裂后期Ⅰ正常而减数分裂后期Ⅱ时发生染色体不分离，某一染色体的两条姐妹染色单体没有正常分开，而是同时进入一个子细胞。其结果是成熟的配子中将有1/2为23条染色体（n），1/4为24条染色体（n+1），1/4为22条染色体（n-1）（图4-8）。实际上减数分裂时的染色体不分离多发生在减数分裂Ⅰ过程中。

正常二倍体双亲在形成配子时发生的不分离称初级不分离（primary nondisjunction），而成活的三体型患者在产生配子时，其中一条进入一个子细胞，另两条往往不分离将同时进入另一子细胞，这种三体型的父亲或母亲在形成配子的减数分裂中所发生的不分离称为次级不分离

（secondary nondisjunction）。例如，21三体的女性患者可形成具有一条21号染色体的正常卵子（n）和含有两条21号染色体的异常卵子（n+1），从理论上讲，三体患者的后代将有1/2的可能性仍生育三体型后代。

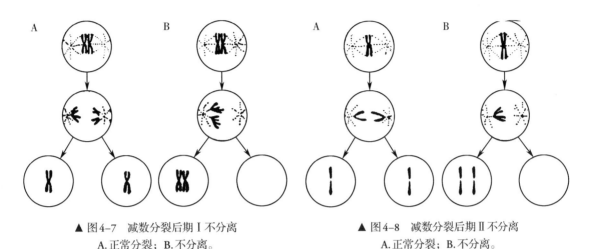

▲ 图4-7　减数分裂后期Ⅰ不分离
A.正常分裂；B.不分离。

▲ 图4-8　减数分裂后期Ⅱ不分离
A.正常分裂；B.不分离。

2）有丝分裂不分离：有丝分裂过程中，姐妹染色单体未分离而一起进入一个子细胞的现象。结果一个子细胞多一条染色体，而另一个子细胞少一条染色体。正常的受精卵在胚胎发育的卵裂初期出现有丝分裂不分离，会产生由两种或两种以上细胞系组成的个体——嵌合体（mosaic）。嵌合体各细胞系的类型及所占的比例大小，取决于在卵裂过程中发生染色体不分离时间的早晚。如染色体不分离发生在受精卵的第一次卵裂时期，将形成具有两个细胞系的嵌合体（47/45），一般单体细胞系因活力差而死亡，最后形成三体的个体。如果不分离发生在第二次卵裂以后，将形成三个细胞系的嵌合体（47/45/46），同样单体细胞系因活力差而随后被淘汰，最后形成47/46的嵌合体。不分离发生得越晚，正常细胞系所占比例越大，临床症状也相对较轻。如不分离发生在第五次卵裂以后，异常细胞系的比例则少于3%，也就不具有临床意义了。

亚二倍体细胞（45）缺失一条染色体，特别是常染色体缺失时，其细胞活力低下，往往被淘汰、消失，不能形成细胞系，几乎是致死的，除偶见47,XN,+21/46,XN嵌合体外，很难形成47/45/46的嵌合体。若性染色体不分离发生在第一次卵裂，可形成47,XXX/45,X等的嵌合体。若性染色体不分离发生在第二次卵裂，可形成47,XXX/45,X/46,XX或47,XYY/45,X/46,XY等。

（2）染色体丢失：在细胞分裂过程中由于纺锤体或着丝粒功能障碍或染色体行动迟缓，某一染色体在分裂后期和末期不能随其他染色体一起进入子细胞核而滞留在细胞质中直至分解消失，造成其中的一个子细胞缺少一条染色体的现象。染色体丢失也是嵌合体形成的一种方式。临床上所见的45,X/46,XY和45,X/46,XX而无三体细胞系的嵌合体病例，一般可用染色体丢失来解释。

二、染色体结构畸变

（一）染色体结构畸变的产生基础

在电离辐射、化学诱变剂及生物等因素的作用下，染色体可发生断裂（breakage）。染色体断裂后形成的断面具有"黏性"，若断片原位重接，则染色体恢复正常；若断片丢失或变位重接，就会形成各种不同类型的结构畸变（structural aberration），这个过程称为染色体的重排（rearrangement）。所以断裂和变位重接是产生染色体结构畸变的重要基础。

染色体结构畸变可分两类：① 如畸变的染色体能够稳定地通过有丝分裂而传给子代细胞，这种结构畸变称为稳定型的染色体结构畸变。仅涉及一条染色体的结构畸变或形成的畸变仅具一个有活性着丝粒的都属于稳定型结构畸变，包括缺失、重复、倒位、易位和等臂染色体等。② 不能稳定地通过有丝分裂传给子代细胞的畸变称为非稳定型结构畸变。如无着丝粒片段和具有两个以上有活性着丝粒的染色体，前者在有丝分裂后期常不能定向运动而丢失，后者则常形成染色体桥（chromosome bridge）[又称双着丝粒桥（dicentric bridge）]而产生新的结构畸变或引起细胞死亡。环状染色体也属非稳定的结构畸变。

（二）染色体结构畸变的表示方法

ISCN规定的染色体结构畸变表示方法有两种：简式和详式。

1. 简式　用简式描述染色体结构畸变时，只描述其断裂点。需依次写明如下内容：① 染色体总数；② 性染色体组成；③ 畸变类型的符号（一个字母或三联字母）；④ 在括号内写明受累的染色体序号（当涉及两条染色体结构畸变时，先写小序号，再写大序号，中间用分号隔开）；⑤ 在接着的另一括号内以符号注明受累的染色体断裂点所在区号、带号。

2. 详式　用详式表示时，前4项内容与简式一致，不同的是最后的第5项内容，括号内不是描述断裂点，而是详细描述重排染色体带的组成。

（三）常见的染色体结构畸变

1. 缺失　缺失（deletion，del）指染色体某处发生断裂后，其无着丝粒片段丢失所形成的一种结构畸变。可分为末端缺失和中间缺失两种类型。

（1）末端缺失：染色体长臂或短臂的末端发生一次断裂且片段丢失称末端缺失。如图4-9A所示，1q21处发生断裂，其远侧片段(q21→qter)丢失，这种结构畸变的表示方法为：

简式：46,XX,del(1)(q21)

详式：46,XX,del(1)(pter→q21:)

（2）中间缺失：染色体长臂或短臂内发生两次断裂，两个断裂点之间的片段丢失，而近侧端和远侧端重接称中间缺失。如图4-9B所示，1号染色体的q21和q31发生断裂和重接，这两断裂点之间的片段丢失，这种结构畸变的表示方法为：

简式：46,XX,del(1)(q21q31)

详式：46,XX,del(1)(pter→q21::q31→qter)

2. 倒位　一条染色体发生两次断裂，两断裂点间片段旋转180°后重接称倒位（inversion，inv）。可分为臂内倒位和臂间倒位。

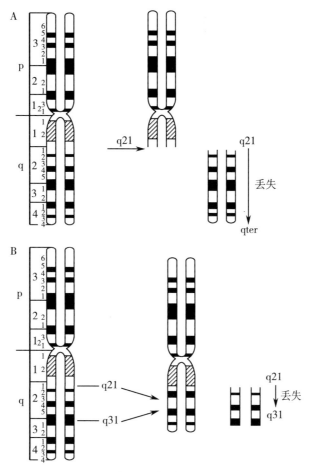

▲ 图4-9　染色体缺失
A.末端缺失；B.中间缺失。

（1）臂内倒位：一条染色体长臂或短臂内发生二次断裂后，中间片段旋转180°后重接所形成的倒位。如图4-10A所示，断裂和重接发生在1p22和1p34。此两断裂点之间的节段仍存在，但重接后带序发生了颠倒，这种结构畸变的表示方法为：

简式：46,XX,inv(1)(p22p34)

详式：46,XX,inv(1)(pter→p22::p34→p22::p34→qter)

（2）臂间倒位：一条染色体的长臂和短臂各发生一次断裂后中间片段旋转180°后重接而形成的倒位。如图4-10B所示，断裂和重接发生在2p15和2q21，重接后这一片段的带序发生了颠倒，这种结构畸变的表示方法为：

简式：46,XX,inv(2)(p15q21)

详式：46,XX,inv(2)(pter→p15::q21→p15::q21→qter)

倒位没有引起遗传物质的增减，但改变了基因在染色体上的排列顺序。如果倒位没有破坏某个重要的基因或影响基因的表达，通常表型正常，称为倒位携带者（inversion carrier），属于平衡重排。

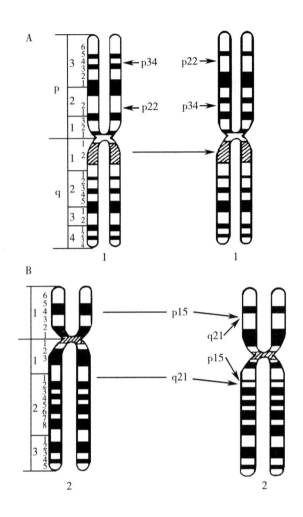

▲ 图4-10　染色体倒位
A.臂内倒位；B.臂间倒位。

　　倒位染色体在减数分裂过程中根据同源染色体节段相互配对的规律，将形成特有的倒位环（inversion loop）。经过在倒位环内非姐妹染色单体之间的交换，理论上臂间倒位可形成四种不同的配子：一种含有正常染色体；一种含有倒位染色体；另两种由于倒位片段和另一正常染色体的相应片段发生了交换，可形成均带有部分重复及部分缺失的重排染色体的配子。

　　对于臂间倒位（图4-11A），这两种异常的染色体各有一个着丝粒，属稳定型畸变而可往后代传递，其遗传效应取决于重复和缺失片段的长短及其所含基因的致死效应。一般来说，倒位片段越短，则其重复和缺失的部分越长，配子和合子正常发育的可能性越小，临床上表现为婚后不育、早期流产和死胎的比例越高，娩出子女的可能性越低；而倒位片段越长，则其重复和缺失的部分越短，其配子和合子发育的可能性越大，娩出畸形胎儿的危险性也越高。

　　对于臂内倒位（图4-11B），除形成正常染色体和倒位染色体外，还可能形成双着丝粒染色体和无着丝粒染色体片段，它们不能稳定遗传。因此须加强平衡倒位携带者的检出及携带者妊娠时的产前诊断，以防止染色体病患儿的出生。

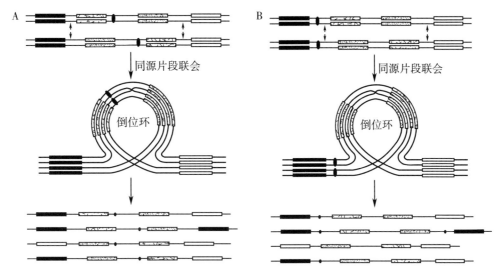

▲ 图4-11　倒位在减数分裂时导致重组染色体出现
A.臂间倒位；B.臂内倒位。

染色体倒位的报道较常见，在人群中9号染色体的臂间倒位最多，发生率可达1%，一般认为可能是一种正常的多态现象。但马赛和刘权章对习惯性流产人群的染色体研究发现，习惯性流产夫妇中，第9号染色体臂间倒位的发生率明显高于一般人群。提示这一倒位与习惯性流产可能有一定关系。

3. 易位　一条染色体片段移接到另一条非同源染色体的臂上，这种结构畸变称为易位（translocation，t）。可以分为相互易位和罗伯逊易位。

（1）相互易位：两条染色体分别发生一次断裂，相互交换片段后重接称为相互易位（reciprocal translocation）。其结果是形成两条衍生染色体。如图4-12所示，断裂和重接发生在2q21和5q31，且这两个断裂点以远节段相互交换、重接，这种由相互易位形成的衍生染色体的表示方法为：

简式：46,XY,t(2;5)(q21;q31)

详式：46,XY,t(2;5)(2pter→2q21::5q31→5qter;5pter→5q31::2q21→2qter)

要注意的是，两条常染色体的相互易位要先描述号数较小的染色体。如果发生相互易位的是性染色体和常染色体，则先描述性染色体。

对于相互易位，如果仅有位置的改变而没有明显的

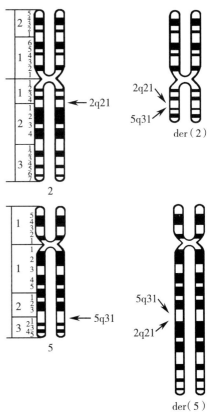

▲ 图4-12　染色体相互易位示意图

染色体片段的增减，那么通常不会引起明显的遗传效应，即对个体的发育一般无严重影响，这种易位称平衡易位（balanced translocation）。具有易位染色体但表型正常的个体称平衡易位携带者。在一般人群中，易位携带者的比例可达2‰，即250对夫妇中就有一个这样的个体。易位携带者虽然自身表型正常，但配子发生过程中由于同源染色体间的同源片段要进行配对，发生相互易位的两对同源染色体共同形成四射体（quadriradial chromosome）（图4-13）。该四射体在减数分裂后期Ⅰ时，发生多种情况的分离不平衡与正常配子受精后所形成的合子。其中，只有一种可发育成完全正常的个体，一种为平衡易位携带者，其余大部分都将形成单体或部分单体、三体或部分三体胚胎，导致流产、死胎或畸形儿（约占95%）。因此，相互易位携带者婚后应避孕，防止反复流产造成孕妇的身体伤害。

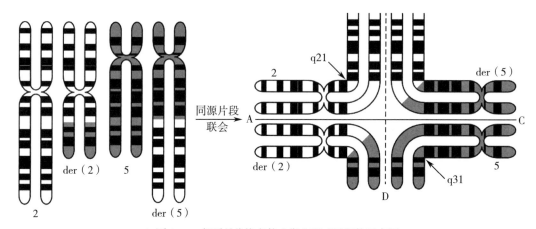

▲ 图4-13　相互易位染色体中期Ⅰ形成四射体示意图

案例4-1　　相互易位携带者与生育障碍

一对夫妻，男34岁，女33岁，表型均正常。女方先后妊娠7次，都在3个月左右出现流产。经检查，男女双方内外生殖器官均正常，没有接触有毒、有害的化学物质史，女方内分泌功能正常。检查夫妻双方染色体，男方核型为46,XY,t(4;9)(q21;p11)，女方核型为46,XX。

思考：

1. 试分析这对夫妇再次生育的结局。

2. 试分析该男性携带者生育障碍的原因。

（2）罗伯逊易位：罗伯逊易位（Robertsonian translocation）是发生在近端着丝粒染色体之间的一种易位形式。如14号染色体长臂的1区0带（14q10）和21号染色体长臂的1区0带（21q10）同时发生了断裂，两条染色体带有长臂的断片相互连接，即在着丝粒部位融合，形成一个大的亚中着丝粒染色体，而各个短臂包括部分着丝粒因遗传物质少，一般会丢失。这种由着丝粒部位融合形成的衍生染色体的表示方法为：

简式：45,XX,rob(14;21)(q10;q10)

详式：45,XX,rob(14;21)(14qter→14q10::21q10→21qter)

4. 插入 一条染色体的臂内发生两处断裂，两个断裂点间所形成的片段转移到同一条或另一染色体的断裂处重接，这种涉及一条或两条染色体三处断裂的结构畸变称插入（insertion，ins）。它可以看作是易位的一种特殊形式。它又可分为正位插入和倒位插入。如果插入节段区带的顺序在插入新位置后与原染色体上区带编号的方向一致（即插入后片段区带相对于着丝粒方向保持不变），则称为正位插入（direct insertion）；如果插入节段区带的顺序在插入后顺序颠倒（即插入后片段区带相对于着丝粒方向位置颠倒），即称为倒位插入（inverted insertion）。如果染色体长臂4q23和4q31之间的片段插入短臂4p14的位置，插入后片段相对于着丝粒的位置保持不变，即4q23比4q31离着丝粒更近。核型的描述推荐用详式。

简式：46,XY,ins(4)(p14q23q31)

详式：46,XY,ins(4)(pter→p14::q31→q23::p14→q23::q31→qter)

如果断裂点、区带及重排情况与上述核型相同，染色体长臂4q23和4q31之间的片段插入短臂4p14的位置，但是插入后该片段相对于着丝粒的方向发生了位置颠倒，即4q23比4q31离着丝粒更远些。

简式：46,XY,ins(4)(p14q31q23)

详式：46,XY,ins(4)(pter→p14::q23→q31::p14→q23::q31→qter)

5. 环状染色体 一条染色体的长、短臂同时各发生一次断裂后，含有着丝粒节段的长、短臂的断端相接，即形成环状染色体（ring chromosome）。如图4-14所示，断裂分别发生在2p21带和2q31带，这些带的远节段丢失，p21与q31断端间重接形成环状。这种环状染色体的表示方法为：

简式：46,XY,r(2)(p21q31)

详式：46,XY,r(2)(::p21→q31::)

6. 双着丝粒染色体 两条染色体分别发生一次断裂后，两个具有着丝粒的染色体的两臂断端相连接，即可形成一条双着丝粒染色体（dicentric chromosome，dic）。在细胞分裂中，如果这条染色体的两个着丝粒分别被纺锤丝向相反的两极拉动，则会形成染色体桥（chromosome bridge）〔又称双着丝粒桥（dicentric bridge）〕而容易发生断裂，或阻碍两个子细胞分开而形成四倍体细胞，故多数为不稳定的结构改变。如果双着丝粒间较为靠近，则可稳定存在和传递。如图4-15所示，断裂和连接发生于6q22和11p15，6q22和11p15带的远节段丢失，6q22和11p15断端间相互连接，形成一条具有双着丝粒的衍生染色体。这种双着丝粒染色体的表示方法为：

简式：45,XY,dic(6;11)(q22;p15)

详式：45,XY,dic(6;11)(6pter→6q22::11p15→11qter)

7. 等臂染色体 染色体的两臂在形态结构，基因的种类、数量和排列方面均对称，称为等臂染色体（isochromosome，i）。在正常的细胞分裂中期，连接两条姐妹染色单体的着丝粒进行纵裂，形成两条各具有长、短臂的染色体。如着丝粒横裂，将形成一条具有两个长臂和一条具有两个短臂的等臂染色体。如图4-16所示，X染色体的着丝粒横裂，具有两个X染色体长臂的等臂染色体的简式和详式表示方法为：

简式：46,X,i(X)(q10)

详式：46,X,i(X)(qter→q10∷q10→qter)

具有两个X染色体短臂的等臂染色体的简式和详式表示方法为：

简式：46,X,i(X)(p10)

详式：46,X,i(X)(pter→p10∷p10→pter)

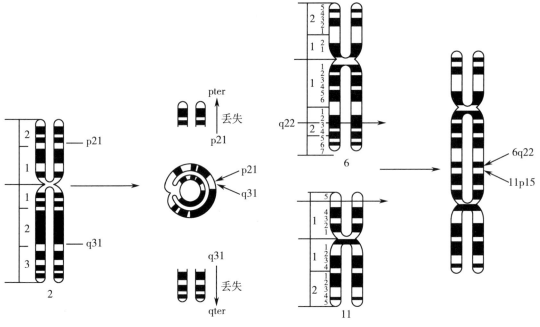

▲ 图4-14 环状染色体　　　　　　　　▲ 图4-15 双着丝粒染色体

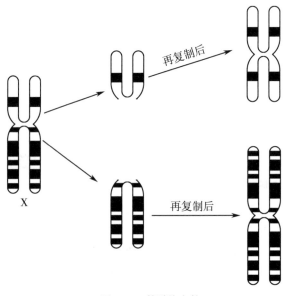

▲ 图4-16 等臂染色体

此类型的重排中，断裂点就在着丝粒或近于着丝粒处，但不能确定。这一表达方式表示此X染色体由两个完整的长臂或由两个完整的短臂组成，两个长臂或短臂臂间被着丝粒分开。

案例4-2　21号染色体长臂等臂染色体携带者的生育障碍

患儿，2岁，表现为眼距宽，外眼角上斜，鼻梁低，发育迟缓，智力低下。G显带染色体检查显示，该患儿的核型为46,XY,i(21q;21q)，是罕见的21号等臂染色体引起的唐氏综合征。患儿父亲自述，其与前妻孕育过2个后代，第1个后代为死胎，第2个孩子也表现为眼距宽、外眼角上斜，鼻根低平，发育迟缓，智力低下。患儿的双亲表型正常。检查患儿双亲染色体，父亲核型为45,XY,i(21q;21q)，母亲核型为46,XX。

思考：

1. 试分析这对夫妇再次生育的结局。

2. 该表现正常的男子能有正常的后代吗？

3. 试分析该男性携带者生育障碍的原因。

第三节　染色体病

人类染色体在数目或结构上发生畸变所导致的疾病称染色体病。由于每条染色体含有的基因数目在1 000个以上，如果染色体发生数目和结构畸变，必然累及多个基因的增加或减少或突变，从而使机体出现由这些基因改变所致的多种异常表型。因此染色体病常表现为多种症状，又称为染色体综合征（chromosome syndrome）。常染色体病患者常具有共同的临床特征，包括先天性多发畸形、智力低下、生长发育迟缓和皮肤纹理改变等。性染色体异常的患者一般伴有性发育不全，出现内、外生殖器异常或畸形，生育障碍，例如性腺发育不良、副性征不发育，有些还出现智力低下等临床特征。下面将介绍几种临床上较常见的染色体病。

一、染色体数目异常相关疾病

人类正常体细胞中的染色体数目是46条，多于或少于46条所引起的疾病称为染色体数目异常综合征。

（一）常染色体数目异常相关疾病

1. 唐氏综合征

【疾病概述】

1866年由医师Down首先描述，故称唐氏综合征（Down syndrome）［OMIM#190685］。1959年法国细胞遗传学家Lejeune首先发现本病病因是多了1条21号染色体，故又称21三体综合征。这是人类最早确认的一种最常见的染色体病。

唐氏综合征在新生儿中的发病率为1/800~1/600。由于受本病累及的胎儿和新生儿病死率较高，在人群中调查所得的患病率并不太高。流行病学调查表明，唐氏综合征发病率与母亲生育年龄有密切相关性，高龄孕妇特别是40岁以上者生育患儿的风险较高。

唐氏综合征的主要临床表现有严重智力低下、生长发育迟缓。患儿呈特殊面部畸形：头小，枕骨扁平，眼裂小，眼距宽，外眼角上斜；耳位低，鼻根低平，伸舌，有时流涎，故又称伸舌样痴呆；肌张力低下。50%患者伴有先天性心脏畸形；手短而宽，第5指只有一个指节且桡侧弯。60%患者有双手通贯掌，几乎100%的患儿三叉点高位，踇趾球区胫侧弓形纹，第1、2趾间距宽。男性患儿常有隐睾，无生育能力，女性患者虽能生育，但可将此病传给后代。患儿常有肺炎等呼吸道感染，成活者有患白血病倾向。

【细胞遗传学特征】

细胞遗传学分析表明，唐氏综合征患者可有单纯三体型、嵌合体型和易位型三种。

（1）单纯三体型：核型为47,XX(XY),+21。最常见，92%的唐氏综合征患者属于此类型。其产生的原因是在生殖细胞形成过程中，当生殖细胞进行减数分裂时，第21号染色体发生不分离形成了异常配子(24,X或24,Y)，这种异常配子与正常配子（23）结合形成了受精卵。此型的发生率与母亲高龄密切相关，生过此型患儿的父母再生同类患儿的风险明显增大，危险率可达1%~2%。

（2）嵌合体型：较少见，约占2.5%。核型为47,XX(XY),+21/46,XX(XY)。此型的发生原因是正常受精卵在胚胎发育早期的卵裂中第21号染色体发生不分离，其结果是产生47/45/46细胞系的嵌合体。但由于45,XX(XY),-21的细胞易被选择性淘汰，患者常表现为47/46细胞系的嵌合体。若47,XX(XY),+21细胞所占比例较大时，临床症状相对较重，比例小时，则临床症状较轻。总体观察，本类患者的临床症状多数不如单纯21三体型严重、典型。若47,XX(XY),+21细胞系比例低于9%，一般不表现出临床症状。

（3）易位型：约5%的唐氏综合征属此类型。此类型唐氏综合征的染色体改变为多余的第21号染色体并不是独立存在，而是经罗伯逊易位转移至D（G）组染色体上，使整个核型染色体的总数仍然是46条。其中最常见的是D/G易位，约占54%，且以14q/21q最为常见，核型为46,XX(XY),t(14q/21q)(q10;q10)；G/G易位约占41%，以21q/21q多见，核型为46,XX(XY),t(21q/21q)(q10;q10)。

易位型唐氏综合征在der(D;21)易位中有55%是新发畸变所致，45%是由带有平衡易位的双亲之一遗传而来。而der(G;21)易位中，突变而来的占绝大部分（96%），仅有4%为遗传而来。因此，出现易位型唐氏综合征的原因有两个。第一个是双亲之一在形成配子时发生了der(D/G;21)易位，产生der(D/G;21)易位的异常配子与正常配子结合后导致唐氏综合征的出现，这是最常见的原因。第二个是患者的双亲之一为平衡易位携带者，以14/21易位为例，核型为45,XX(XY),t(14q/21q)，从染色体总数上看少了一条，但从基因成分来看仍保持平衡，故称为平衡易位携带者。这种携带者个体产生生殖细胞时，经减数分裂可产生6种配子，与正常配子结合后，理论上能产生6种核型的后代（图4-17）。其中只有1/6为正常个体；1/6为平衡易位携带者；1/6为易位型唐氏综合征；其余3种核型的胚胎常因活力低下而出现自然流产或死胎。所以，所生子女中约

1/3正常，1/3为平衡易位携带者，1/3为易位型唐氏综合征。

如果双亲之一是13/21、15/21、21/22平衡易位携带者，其子女情况与14/21易位类型相似。如果双亲之一是21/21平衡易位携带者，即45,XX(XY),t(21q/21q)，因其所产生的配子一半为少一条21号染色体，另一半为多一条21号染色体，则后代100%受累，21单体者流产，活婴均为21/21易位型唐氏综合征，即46,XX(XY),t(21q/21q)。

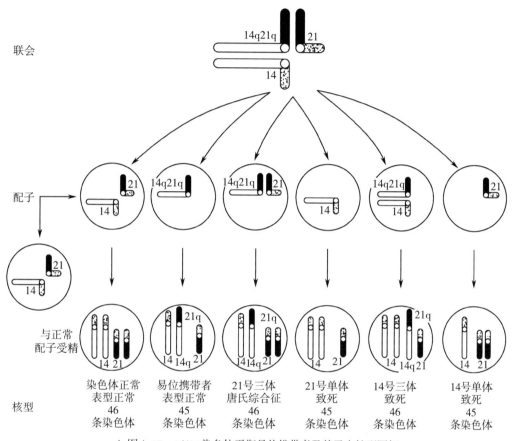

▲ 图4-17 14/21染色体平衡易位携带者及其子女核型图解

综上所述，单纯21三体型唐氏综合征发病率随母亲年龄增大而增高，而易位型唐氏综合征则一般常见于年龄较轻父母所生的子女。如果双亲之一为染色体平衡易位携带者则发病可有家族史，及时检出携带者，进行婚姻生育指导，将会有效地降低唐氏综合征的发病率。

案例4-3　　患儿，男，20月龄，因反复肺炎就诊。体格检查：具有唐氏综合征特殊面容，眼距宽、外眼角上斜、鼻根低平、张口、吐舌（图4-18A）。骨软、发育迟缓。G显带染色体检查，核型为46,XY,-14,+t(14q21q)（图4-18B），为易位型唐氏综合征。检查双亲染色体，父亲核型为46,XY；母亲核型为45,XX,-14,-21,+t(14q21q)，为14/21染色体平衡易位携带者（图4-18C）。

思考:

试分析这对夫妇再次生育结局。

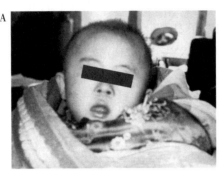

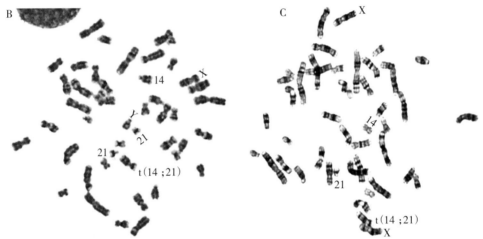

▲ 图4-18　14/21染色体平衡易位

A. der(14;21)易位型唐氏综合征患儿外观照; B. der(14;21)易位型唐氏综合征患儿染色体核型;

C. der(14;21)平衡易位携带者核型(患儿母亲)。

2. 18三体综合征

【疾病概述】

1960年，Edwards首先在未显带标本上发现此病病因是多了一条E组染色体，但未确定是哪一条染色体。同年，Smith证实多的一条染色体是18号染色体后，命名为18三体综合征，也称Edwards综合征[OMIM#601161]。

本病在新生儿中发病率为1/8 000~1/3 500，其主要临床表现为智力低下，生长发育迟缓，而多发畸形可多达115种以上。女婴多于男婴（3:1）；出生体重低（平均2 300g），平均寿命70天；智力低下，肌张力亢进；小眼，眼距宽，内眦赘皮；耳位低，畸形；小口、小颌、腭弓窄，唇裂伴或不伴腭裂；99%~100%有先天性心脏病，主要为室间隔缺损，动脉导管未闭；腹股沟疝或脐疝；隐睾；握拳时第3、4指贴掌心，第2、5指重叠其上；足内翻，摇椅足。三叉点t高位（t″），指纹中80%的弓形纹>7。

【细胞遗传学特征】

约80%的患儿为单纯三体型，核型为47,XX(XY),+18，其症状典型；20%为嵌合体和易位型。主要涉及18号与D组染色体易位。一般认为，配子形成时减数分裂过程中18号染色体不分离是引起该综合征的主要原因。

3. 13三体综合征

【疾病概述】

1960年，Patau在未显带标本上首先发现此综合征多了一个D组染色体，1966年后，Yunis等用染色体显带技术确认此综合征增多的是一个13号染色体，因而命名为13三体综合征，也称Patau综合征。

本综合征新生儿的发病率仅为1/7 000~1/5 000。患儿畸形和临床表现较严重，存活率极低，多在婴儿期夭折，平均寿命不到100天。严重智力低下，肌张力异常（亢进或极度低下）；前脑发育差，无嗅脑，虹膜缺损；小眼或无眼，内眦赘皮；唇裂或腭裂；多指/趾，足内翻；各种类型的心脏病；三叉点t高位（t″），皮肤纹理可见通贯掌，指纹中弓形纹多。

【细胞遗传学特征】

13三体综合征约80%的患儿为单纯三体型，核型为47,XX(XY),+13，约20%病例为嵌合体型和易位型。易位型中大多为13号、14号染色体间的罗伯逊易位。核型多为46,XX(XY),+13，der(13;14)(q10;q10)。易位型产生的原因可能由平衡易位携带者父亲或母亲遗传而来。

（二）性染色体数目异常相关疾病

1. Turner综合征

【疾病概述】

1938年由Turner首先描述，故称Turner综合征（Turner syndrome），又称先天性卵巢发育不全。该综合征的发病率在女性新生儿中仅为1/5 000~1/2 000，在自发流产胚胎中发生率可高达7.5%，在原发性闭经中占1/3。1959年Ford证实此患者的体内比正常女性少一条X染色体。

本病的主要临床症状有身材矮小，成年期身高一般在120~140cm；性腺呈条索状，无滤泡形成；子宫发育不良，外生殖器幼稚阴毛稀少，原发性闭经，不孕；乳头间距宽，青春期乳腺不发育；颈短且蹼颈（图4-19），后发际低；小颌，内眦赘皮，肘外翻。

【细胞遗传学特征】

患者的核型有三种类型，各种类型的表现相似。

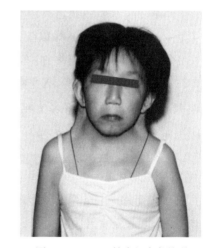

▲ 图4-19　Turner综合征患者外观照

（1）X单体型：核型为45,X，为本综合征的主要类型，约占60%。患者体细胞内只有一条X染色体，X染色质阴性，症状最典型。一般认为，X单体型Turner综合征的发病原因是患者双亲之一在减数分裂过程中发生了性染色体不分离。

（2）嵌合型：常见核型为45,X/46,XX。这一类型的患者临床症状轻重取决于正常细胞系和异常细胞系的比例，若45,X细胞系所占比例较大，则可表现出典型的临床症状；若比例小，则表型近似正常个体且能生育，但生育能力降低。

（3）结构异常：核型有46,X,i(X)(q10)、46,X,i(X)(p10)；X染色体短臂部分缺失（Xp⁻）或长臂部分缺失（Xq⁻）也会表现出Turner综合征的特征。这些具有不同核型的患者按X染色体改变部位的不同，临床表现也有一定差异，可能仅出现Turner综合征的部分症状。分析结果表明，身材矮小，主要由X染色体短臂单体型所决定，而卵巢发育不全等则往往与长臂的单体型有关。

2. Klinefelter综合征

【疾病概述】

1942年由Klinefelter首先从临床角度描述此综合征，故称Klinefelter综合征（Klinefelter syndrome）〔OMIM#400045〕，又称先天性睾丸发育不全。1959年Jacob和Strong确定此病患者体细胞内比正常男性多了一条X染色体，其核型为47,XXY，故又称XXY综合征。该病的群体发病率为1/1 000，在男性不育症中约占1/10。

患者为男性表型，儿童期无任何症状，青春期后开始出现病症。其主要临床表现为身材高大（常在180cm以上），四肢细长；阴茎短小，睾丸不发育，小睾丸或隐睾，无精子形成，故不育。阴毛呈女性分布，胡须、腋毛、阴毛稀少或缺如，无喉结（图4-20）。25%患者有女性型乳房，部分患者有智力低下，也有患者有精神异常。

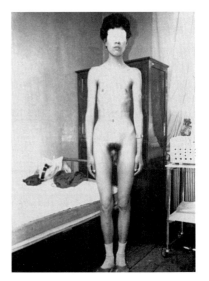

▲ 图4-20　Klinefelter综合征患者外观照

【细胞遗传学特征】

本病是由患者双亲之一在生殖细胞形成过程中发生性染色体不分离所致。80%以上患者的核型为47,XXY，约15%的患者为两个或更多细胞系的嵌合体，如47,XXY/46,XY；48,XXXY/46,XY等。X染色体越多，其症状越严重。而46,XY细胞系所占比例较大时，一侧睾丸可发育正常并有生殖能力。X染色质与Y染色质均阳性。

3. XYY综合征

【疾病概述】

1961年Sandburg等首次报道XYY综合征（XYY syndrome），男婴中发生率约为1/900。由于患者体细胞比正常男性多了一条Y染色体，又称超雄综合征。

患者表型为男性，身材高大，常在180cm以上。大多数XYY个体性征发育正常，有生育能力，智力正常或轻度低下。多数患者性格和行为异常，患者易兴奋，性情较为暴躁，自控力差，易发生攻击性行为。

【细胞遗传学特征】

XYY综合征的发病原因一般认为是患者父亲的精子形成时减数分裂Ⅱ过程中带有Y染色体

的次级精母细胞发生了Y染色体姐妹染色单体不分离，产生了含有两条Y染色体的精子，与卵子结合后，便形成了XYY。其核型为47,XYY，患者有两个Y染色体。

4. 超X综合征

【疾病概述】

超X综合征（super X syndrome）是一种较为常见的性染色体数目异常疾病。该病最早是在1959年由Jacobs报道，患者含3条及以上X染色体，因而该病又称超雌综合征。新生女婴中发病率为1/1 000。通常发育正常，身高略高于正常女性平均身高，智力低下，智商（IQ）一般较同龄人低10~15分。

【细胞遗传学特征】

该综合征是由减数分裂过程中性染色体不分离所致，其中90%是母源性的，仅10%是父源性的。78%母源性的性染色体不分离发生在减数分裂Ⅰ过程中，22%发生在减数分裂Ⅱ过程中。该综合征最常见的核型是47,XXX，其他少见的核型包括48,XXXX、49,XXXXX等，此类疾病又称为多X综合征。47,XXX患者携带的3条X染色体中有2条是失活的，这可能与患者无严重表型相关，X染色体上一些区域或基因的逃避失活则可能是其发病机理之一。

二、染色体结构畸变相关疾病

（一）5p部分单体综合征（猫叫综合征）

【疾病概述】

1963年由Lejeune等首先报道，因该病患儿哭声似猫叫，命名为猫叫综合征（cri du chat syndrome）。1964年证实本综合征为5号染色体短臂部分缺失所致，故又称为5p部分单体综合征[OMIM#123450]。5p部分单体综合征是最常见的常染色体缺失综合征。

本病新生儿发病率为1/50 000，其主要临床特征为出生时面圆如满月状，喉肌发育不良致哭声似猫叫，即哭声尖而弱。但随年龄的增长，上述表现逐渐消失。患儿出生时体重较轻，生长发育迟缓，智力低下；头小，眼距宽，内眦赘皮，外眼角下斜，鼻梁宽而扁平，小颅，耳低位；全身肌张力低，脊柱和足畸形，手足小，掌骨较短，并伴有掌纹异常；50%患儿伴有先天性心脏病。患儿一般2岁时才能坐稳，4岁时才能独立行走。大部分患儿可生存至儿童期，少数可活至成年，多有语言障碍。

【细胞遗传学特征】

细胞遗传学分析表明，患者5号染色体的短臂缺失，缺失的大小不一，但均包括5p14或5p15，说明5p14或5p15是该综合征发生的关键。

（二）脆性X染色体综合征

【疾病概述】

脆性X染色体综合征（fragile X syndrome）是一种主要表现为智力低下的染色体病，此疾病由Martin和Bell于1943年首先报道。患者（或女性携带者）的外周血淋巴细胞在低叶酸的培养条件下可出现脆性X染色体（fragile X chromosome，fraX）。此病主要发生在男性，女性常为携带者。男性中的发病率为1/1 000~1/500，仅次于唐氏综合征。在X连锁所致智力发育不全患者中占1/3~1/2。

脆性X染色体综合征的主要表现：中度到重度智力低下，常伴有大头、方额；大耳、单耳轮；大下颌且前突（图4-21B）；有语言障碍，性情孤僻；性成熟后睾丸比正常人大一倍以上。另外，多数患者青春期前有多动症，但随着年龄增长而逐渐减轻。

【细胞遗传学特征】

脆性X染色体是指在Xq27和Xq28带的交界处有细丝样部位，使其长臂末端呈现随体样结构的X染色体（图4-21A）。由于该部位易断裂，表现出脆性，称为脆性位点（fragile site）。

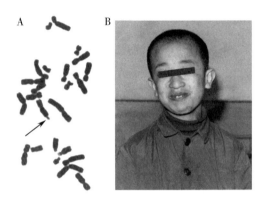

▲ 图4-21　脆性X染色体综合征

A.脆性X染色体，箭头示X染色体；B.脆性X染色体综合征患者外观。

1991年，Verkerk等在Xq27.3处克隆到脆性X染色体综合征基因，并命名为*FMR1*。分子遗传学研究表明，脆性X染色体综合征是该基因中的三核苷酸过度增加和异常甲基化的结果。*FMR1*基因5′端外显子上的非翻译区有一个遗传不稳定的$(CGG)_n$三核苷酸串联重复序列多态性结构区，正常人*FMR1*基因中n介于6~46之间，平均值为30；携带者的$(CGG)_n$重复拷贝数可达52~200个，称前突变（premutation）；而患者的$(CGG)_n$重复拷贝数则大于230个，称全突变（full mutation），且有相邻CpG岛的异常甲基化。因CpG岛的甲基化可抑制*FMR1*基因的正常表达，蛋白产物FMRP减少，引起相应的临床症状。本病的发生是一个多阶段过程，如果$(CGG)_n$重复拷贝数超过52个，此区域在减数分裂过程中就会呈不稳定状态，即重复序列可大幅度增加。携带者$(CGG)_n$重复序列不稳定，在向后代传递过程中还常会发生扩增，使$(CGG)_n$序列拷贝数继续增多，最终从前突变转变为全突变。可见脆性X染色体突变是动态的，与经典的突变不同。在一个家系的不同成员间传递结果不一样，男性携带者的基因传给女儿时，重复片段不变或减少；而前突变女性携带者将基因传递给下一代时其重复次数明显增加，而形成全突变，因此会生出脆性X染色体综合征男患者和女性携带者。一般认为，男性患者的脆性X染色体来自携带者（杂合子）母亲。从理论上讲，由于女性有两条X染色体，杂合的女性一般表现正常，但实际上约有30%的女性携带者表现为轻度智力低下。

（三）Wolf-Hirschhorn综合征

【疾病概述】

Hirschhorn和Wolf最早在1965年同时报道，故称Wolf-Hirschhorn综合征（Wolf-Hirschhorn syndrome，WHS）［OMIM#194190］，又称沃尔夫-赫希霍恩综合征、4p部分单体综合征、4p16.3缺失综合征、Pitt-Rogers-Danks综合征和Pitt综合征。

该综合征患者的主要特征是特殊面容、不同程度的生长发育迟缓、智力低下和癫痫等。活产婴儿中的发病率为1/50 000~1/20 000，男女比例为1∶2。

【细胞遗传学特征】

该综合征是由4p16.3缺失所引起的，缺失片段大小为1.9~30Mb。75%以上患者是新发生的染色体微缺失；12%表现为新发生的4号染色体结构畸变，如环状染色体等；约13%为遗传性的，先证者双亲之一为涉及4p16.3平衡易位携带者。

（四）22q11.2微缺失综合征

【疾病概述】

22q11.2微缺失综合征（22q11.2 deletion syndrome）的主要临床表现包括先天性心脏病、腭裂、胸腺发育不良、甲状旁腺功能不全与低钙血症、特殊面容等。新生儿中的发病率约为1/5 000。

【细胞遗传学特征】

22q11.2微缺失综合征是由染色体22q11.2区域杂合性缺失或关键基因突变而引起的。90%的缺失片段大小为3Mb，7%~8%的缺失片段为1.5Mb，还有一部分是非典型的小片段缺失和*TBX1*基因点突变。

根据其临床主要表现不同，可分为三种亚型：迪格奥尔格综合征（DiGeorge syndrome，DGS）［OMIM#188400］、腭心面综合征（velo-cardiofacial syndrome，VCFS）［OMIM#192430］和椎干异常面容综合征（conotruncal anomaly face syndrome，CAFS）［OMIM#217095］。DGS常见于新生儿，主要表现为先天性心脏病、免疫缺陷和低钙血症；VCFS主要表现为特殊面容、腭裂、先天性心脏病、手指细长、伴精神行为异常等；CAFS主要表现为特殊面容和心脏流出道畸形。

大多数22q11.2微缺失综合征患儿是新发生的，其父母再次生育风险较低。但少数存在生殖腺嵌合和低比例的体细胞嵌合情况的双亲，后代再发风险比正常人群高；约10%的患者是由于双亲之一也携带22q11.2缺失，其再发风险为50%。由于存在家族遗传的可能，应对生育过该综合征患儿的父母进行相应检测，同时无论父母检测结果是否正常，再次妊娠时均应行产前诊断。

（五）威廉姆斯综合征

【疾病概述】

1961年由Williams首次报道，故称Williams综合征（Williams syndrome，WS）［OMIM#194050］。主要临床表现为心血管系统畸形、特殊面容、内分泌异常、智力低下、认知困难等。活产新生儿中的发病率约1/7 500。

【细胞遗传学特征】

该综合征是由7q11.23的杂合缺失所致，缺失片段大小一般为1.5~1.8Mb，还有一些非典型的小片段缺失。其缺失片段是由低拷贝重复序列介导的非等位同源重组产生。

（六）Prader-Willi综合征和Angelman综合征

【疾病概述】

Prader-Willi综合征（Prader-Willi syndrome，PWS）[OMIM#176270]，是一种罕见的先天性疾病。主要临床特征持续不饱且有饥饿感导致过度进食，同时代谢缓慢导致肥胖。肌张力低，身材矮小，性功能发育不全，认知障碍。

Angelman综合征（Angelman syndrome，AS）又称快乐木偶综合征[OMIM#105830]，是一种罕见的先天性疾病。主要临床特征为脸上常有笑容，语言障碍、过动，且智力低下。

【细胞遗传学特征】

15号染色体长臂（15q11-q13）异常导致的终身性非孟德尔遗传的表观遗传病，是多系统化异常的复杂综合征。父源的15号染色体长臂（15q11-q13）异常导致Prader-Willi综合征，而母源的15号染色体长臂（15q11-q13）异常导致Angelman综合征。这种由一个个体的同源染色体（或相应的一对等位基因）分别来自其父方或母方，而表现出功能上的差异，当它们其中一个发生改变时，所形成表型不同的现象称为遗传印记（genetic imprinting）或基因组印记（genomic imprinting）、亲代印记（parental imprinting）（详见第五章）。

（七）Y染色体微缺失

【疾病概述】

Y染色体微缺失（Y chromosome microdeletion）中最常见的类型是Y染色体长臂Yq11区域的微缺失，又称Yq11微缺失。与睾丸生精功能障碍相关的无精子症因子（azoospermia factor，*AZF*）基因即定位于该区域。10%~15%的无精子症病例和5%~10%的严重少精子症病例都发现*AZF*区域的新生缺失突变，患者中多种不同的微缺失类型支持在该区域有三个与精子生成相关的基因片段，即*AZFa*、*AZFb*和*AZFc*，其中*AZFc*区域的缺失是男性生精功能障碍最常见的病因。

【细胞遗传学特征】

Y染色体微缺失是由患者Y染色体长臂Yq11区域的微缺失所致。该病不能通过常规的染色体分析来诊断，可以通过多重荧光定量PCR方法和/或比较基因组微阵列来鉴定。

三、两性畸形

性腺，内、外生殖器和副性征具有两性特征的个体称为两性畸形。根据患者体内性腺组成的不同，两性畸形可分为真两性畸形和假两性畸形两种类型。

（一）真两性畸形

患者体内同时具有两性的性腺，内、外生殖器也具有两性的畸形称真两性畸形（true hermaphroditism）。其外表为男性或女性，体内两性的性腺在不同患者中有较大差异。其中40%的患者一侧为睾丸，另一侧为卵巢；40%的患者一侧为卵巢或睾丸，另一侧为卵睾（ovotestis）——卵巢组织与睾丸组织的混合体；还有20%患者双侧均为卵睾。细胞遗传学研究表明，真两性畸形患者的核型有多种类型，核型不同，患者的表型或临床症状也有差异。

1. 46,XX/46,XY

【疾病概述】

患者核型为46,XX/46,XY，X染色质和Y染色质均阳性。患者的生殖腺组成有三种情况：① 一侧睾丸，另一侧卵巢；② 一侧为卵巢或睾丸，另一侧为卵睾；③ 两侧均为卵睾。一般输卵管、输精管均可发育。根据两种细胞系的比例，外阴可有不同的分化，如有阴道者，则有阴蒂肥大；如有阴茎者，则有尿道下裂。患者外观男性或女性，无须、无喉结，乳房发育，有月经或原发性闭经。

【细胞遗传学特征】

一般认为本病产生的原因是双受精形成的XX合子与XY合子融合形成了一个胚胎。这包括两种情况，一种是两个正常的X精子和Y精子同时分别与两个卵子受精后发生了融合；另一种是两个正常的X精子和Y精子同时分别与一个卵子及刚形成的极体受精后融合而成。两者均可形成两种细胞系的嵌合体。这种起源于两个合子的嵌合体称异源嵌合体（chimera）。

2. 47,XXY/46,XX嵌合型　核型为47,XXY/46,XX，X染色质和Y染色质均阳性。两性细胞中大多数病例以46,XX占优势。该患者一般是一侧有发育较好的卵巢，可有成熟的滤泡排放；另一侧有发育不良的小睾丸，无精子发生。可有输卵管、子宫、输精管。外阴多数为阴茎，但有尿道下裂、阴囊中空或有包块。阴毛少，呈女性分布。患者外观多为女性。无须、无喉结，乳房发育，有周期性血尿或鼻出血。

3. 45,X/46,XY嵌合型　核型为45,X/46,XY，X染色质阴性，Y染色质阳性。两种细胞系中以46,XY细胞占优势。该患者常一侧有发育良好的睾丸，另一侧为发育不良的卵巢。相应的输精管发育良好，而输卵管发育不良。外生殖器如为阴茎，则有尿道下裂，隐睾，阴毛呈女性分布；如有阴道，则阴道短浅、阴蒂肥大，阴唇皮下有睾丸状物。外观呈女性或男性，但副性征多呈男性，有须（或无须），有喉结，声音低沉，乳房发育不良，原发性闭经。

4. 46,XX型　发病原因是Y染色体上的*SRY*基因易位于X染色体或常染色体。一些46,XX型真两性畸形病例呈家族聚集性，以常染色体隐性遗传方式传递。该患者一侧有卵巢、输卵管和发育良好的子宫，另一侧有睾丸或卵睾，输精管发育不良。外阴是阴茎者有尿道下裂、无阴囊，或有阴囊但无睾丸。阴毛分布呈女性，外观为女性或男性，但有女性副性征，乳房发育。这是真两性畸形中较常见的类型。

5. 46,XY型　核型为46,XY，X染色质阴性，Y染色质阳性。组织相容性Y抗原（简称H-Y抗原）阳性患者为H-Y抗原受体缺乏，H-Y抗原阴性患者为H-Y抗原表达障碍，此两种患者的致病机制为不同基因缺陷所致。患者一侧性腺为睾丸，另一侧为卵睾，输卵管、输精管和子宫均发育不良。外生殖器为男性，但阴囊中无睾丸。阴茎有尿道下裂，阴毛呈女性分布。外观男性，身材偏高有时呈去势体形，副性征似女性。

（二）假两性畸形

患者的性腺为卵巢或睾丸，但外生殖器具有两性特征的个体称假两性畸形。根据患者体内性腺类型，可分为男性假两性畸形和女性假两性畸形两大类。

1. 睾丸女性化综合征　睾丸女性化综合征（testicular feminization syndrome）患者核型为46,XY。患者有睾丸，外生殖器呈女性特征，但阴道短浅且终止于盲端，阴蒂肥大，无子宫和卵巢；身体发育呈女性特征，青春期乳房发育、阴毛稀少。睾丸常位于腹腔、腹股沟管或大阴唇内，睾丸和曲细精管有一定程度的萎缩，无精子发生。该综合征的发病原因是与性器官发育有关的靶细胞缺乏雄激素受体。一方面，患者的睾丸可正常合成和分泌雄激素，而且血浆中的雄激素水平与正常男性基本相同。由于靶细胞缺乏雄激素受体，雄激素不能发挥作用，从而导致中肾管退化，外生殖器女性化。另一方面，患者睾丸的支持细胞可正常产生副中肾管（又称中肾旁管、米勒管）抑制因子，使副中肾管不能正常分化发育成完整的女性生殖器官，故患者无子宫和输卵管。该病患者体内的睾丸在青春期后往往有恶性变倾向，故应适时手术摘除以免发生恶性肿瘤。

2. 先天性肾上腺皮质增生症　先天性肾上腺皮质增生症（congenital adrenal hyperplasia，CAH）患者的核型为46,XX，性腺为卵巢。女性胚胎在过量雄激素的作用下，生殖管道、外生殖器及副性征出现男性化，如阴蒂肥大或发育成阴茎，体壮而多毛。发生该病的原因是，一方面，患者体内缺乏肾上腺皮质激素合成代谢中的某些酶，使皮质醇生物合成受阻，而皮质醇的前体物则大量转化成睾酮等雄激素。另一方面，由于机体皮质醇合成不足，反过来促使下丘脑垂体分泌促肾上腺皮质激素，引起肾上腺皮质增生，这样又促进了睾酮的产生，使得机体具有较高雄激素水平。

学习小结

　　物理、化学和生物因素作用于人体细胞均可导致染色体数目和结构畸变。由染色体畸变导致的疾病称为染色体病。由于每条染色体含有 1 000 个以上的基因，染色体畸变均可引起机体表现出多种异常病症，染色体病又称染色体综合征。临床上所见的染色体病通常是由染色体非整倍体改变和染色体结构改变所致的。染色体不分离、染色体丢失是出现染色体非整倍体改变的原因，其中减数分裂不分离形成染色体单体、三体；有丝分裂不分离形成嵌合体。染色体断裂是产生染色体结构畸变的基础，染色体断裂后非原位重接是形成各种类型染色体结构畸变的原因。染色结构畸变主要包括缺失、倒位、易位、插入、环状染色体、双着丝粒染色体、等臂染色体等类型。它们通常是由在减数分裂或有丝分裂期间染色体断裂后的染色体重排造成的。染色体病分为常染色体病和性染色体病，大部分染色体病共同的临床特征是具有不同程度的先天性多发畸形、智力低下、生长发育迟缓及皮肤纹理的改变；性染色体病还会出现内、外生殖器畸形。常见的染色体数目异常相关疾病有唐氏综合征、Turner综合征和Klinefelter综合征等。染色体结构畸变相关疾病主要有5p部分单体综合征、脆性X染色体综合征和多种染色体微缺失综合征等。核型分析是染色体病诊断的主要手段，通过染色体检查不但可以对遗传病作出明确诊断，还可检出染色体病携带者，有效地控制染色体病的传递。

（彭翠英　杨保胜）

复习参考题

一、选择题

1. 女孩2岁，智力低下，表情呆滞，眼距宽，眼裂小，鼻梁低，舌伸出口外，流涎，皮肤细嫩，肌张力低，通贯掌。最可能的诊断是
   A. 唐氏综合征（21三体综合征）
   B. 苯丙酮尿症
   C. 先天性甲状腺功能减退症
   D. 缺钙
   E. 软骨发育不良

2. 患者表型男性，乳房发育，阴茎小，有隐睾，睾酮生成低于正常，睾丸发育不良，患者喉结不明显、无胡须，有轻度智力低下。根据此临床特征，初步诊断为
   A. Turner综合征
   B. Klinefelter综合征
   C. 唐氏综合征
   D. 5p部分单体综合征
   E. 脆性X染色体综合征

3. 一对外表正常的夫妇，因习惯性流产来遗传咨询门诊就诊，染色体检查结果男方核型为46,XY，女方核型为46,XX,t(4;20)(4pter→4q25∷20q12→20qter;20pter→20q12∷4q25→4qter)。女方核型的染色体异常是
   A. 相互易位
   B. 臂间倒位

   C. 等臂染色体
   D. 双着丝粒染色体
   E. 环状染色体

4. 一对外表正常的夫妇，4次妊娠中有2次流产，存活的2个孩子中女儿表型正常，但体细胞只有45条染色体，儿子为唐氏综合征患儿。该家系中可能存在的染色体异常是
   A. 父母之一可能是单倍体
   B. 父母之一可能是单体
   C. 父母之一可能是单倍体和单体的嵌合体
   D. 父母之一可能是三倍体和单倍体的嵌合体
   E. 父母之一可能是平衡易位携带者

5. 患者临床表现为发育迟缓，后发际低，副性征发育不良，原发性闭经，身体矮小，肘外翻，蹼颈等，根据临床体征可以初步诊断为
   A. Klinefelter综合征
   B. Turner综合征
   C. 猫叫综合征（5p部分单体综合征）
   D. Edwards综合征（18三体综合征）
   E. Patau综合征（13三体综合征）

   答案：1. A；2. B；3. A；4. E；5. B

二、简答题

1. 染色体病是如何定义的？为什么称染色体病为染色体综合征？

2. 染色体畸变有哪些类型？简述各种类型产生的机制。

3. 一对表型正常的夫妻，生了一个不明原因的智力低下患儿，去医院进行遗传咨询。根据所学知识分析产生这种情况的原因有哪些？可以应用哪些检查手段明确诊断？这对夫妇如再生育孩子情况如何？

4. 脆性X染色体综合征发病原因是什么？主要临床特征有哪些？

单基因病

第一节 单基因病概述和系谱分析

单基因遗传（monogenic inheritance）是指某种性状或疾病的遗传受一对等位基因控制，例如人类耳垂的有无、血型的遗传、各种显性或隐性遗传病的遗传等。单基因遗传可以用经典遗传学的基本理论来解释和分析，符合孟德尔遗传定律，故又称为孟德尔遗传。

一、单基因病概述

由单基因突变所致的疾病称为单基因病。单基因病符合孟德尔遗传定律，根据决定某一疾病的基因位于常染色体上还是性染色体上、是显性还是隐性，可将人类单基因病分为常染色体显性遗传、常染色体隐性遗传、X连锁显性遗传、X连锁隐性遗传和Y连锁遗传5种主要遗传方式；根据基因表达的性别限制或基因表现与性别的关系，一部分人类单基因病分别属于限性遗传或从性遗传。

二、系谱分析

人类遗传性状或疾病不能像动植物那样通过杂交实验研究其遗传规律，因而必须采取合适的方法研究人类遗传方式。系谱分析就是其中最常用的方法。系谱（pedigree）是指某种遗传病患者与家庭各成员相互关系的图解。系谱中不仅包括患病个体，也包括全部健康的家庭成员。通过对性状或疾病在家系后代的分离或传递方式来推断基因的性质和该性状或疾病向某些家系成员传递的概率，这种方法称为系谱分析（pedigree analysis）。

进行系谱分析时，首先从先证者开始着手调查家族中各成员的情况，然后根据被调查者的亲缘关系和健康状况，用特定的系谱符号绘成系谱图，系谱中常用符号见图5-1。根据绘制的系谱进行分析，以确定所发现的某一特定性状或疾病的可能遗传方式，从而对家系中其他成员的发病情况作出预测。先证者（proband）是指家系中第一个被医师或研究者发现的患病个体或具有某种性状的成员。在进行系谱分析时应注意：① 对家族中各成员的发病情况，不能只根据患者或其亲属的口述，应进行相应的临床检查，以求准确无误；② 全部调查工作除要求信息准确外，还要注意患者的年龄、病情、死亡原因和近亲婚配等情况；③ 在调查过程中，调查的人数越多越好。判断一种性状或疾病的遗传方式往往需要分析具有同一遗传性状或疾病的许多家系，并进行统计学分析，才能得到可靠而准确的结论。

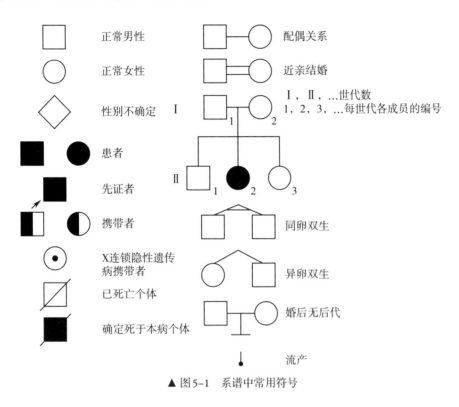

▲ 图5-1 系谱中常用符号

第二节 单基因病的基本遗传方式

一、常染色体显性遗传

控制一种性状或疾病的基因位于1~22号常染色体上，基因的性质为显性等位基因，其遗传方式称为常染色体显性遗传（autosomal dominant inheritance，AD）。

人类的致病基因最早是由正常基因突变而来的，其突变频率很低。因此，对常染色体显性遗传病来说，患者大多数是杂合基因型（Aa），很少看到纯合基因型（AA）的患者。

出于各种复杂的原因，杂合子有可能出现不同的表现形式，可将常染色体显性遗传分为完全显性、不完全显性、不规则显性、共显性和延迟显性等不同的形式。

常染色体显性遗传病举例见表5-1。

▼ 表5-1　常染色体显性遗传病举例

疾病中文名称	疾病英文名称	OMIM	染色体定位
Ⅰ型成骨不全	osteogenesis imperfecta，type Ⅰ	#166200	17q21.33
多囊肾病	polycystic kidney disease	#173900	16p13.3
神经纤维瘤Ⅰ型	neurofibromatosis，type Ⅰ	#162200	17q11.2
结节性硬化症	tuberous sclerosis	#191100	9q34.13
家族性腺瘤性息肉病1型	familial adenomatous polyposis 1	#175100	5q22.2
肌强直性肌营养不良1型	myotonic dystrophy 1	#160900	19q13.32
主动脉瓣上狭窄	supravalvular aortic stenosis	#185500	7q11.23
Fechtner综合征	Fechtner syndrome	#155100	22q12.3
遗传性出血性毛细血管扩张	hereditary hemorrhagic telangiectasia	#187300	9q34.11
椭圆形红细胞增多症	elliptocytosis 1	#611804	1p35.3
急性间歇性卟啉病	acute intermittent porphyria	#176000	11q23.3
α地中海贫血	α thalassemia	#604131	16p13.3

注：OMIM，人类孟德尔遗传在线版。

（一）完全显性

完全显性（complete dominance）是指杂合子（Aa）患者表现出与显性纯合子（AA）患者完全相同的表型。例如，短指/趾症就是一种常染色体完全显性的畸形，患者的指/趾骨短小或缺如，致使手指和/或足趾变短。假设决定短指/趾的基因为显性等位基因A，正常指/趾为隐性等位基因a，则短指/趾症患者基因型应为AA或Aa。完全显性则指Aa与AA的表型不能区分，实际上绝大多数短指/趾症患者的基因型是Aa，而不是AA。这是因为按照孟德尔分离定律，基因型AA中的2个A，必然1个来自父方，1个来自母方。也就是说，只有父母都是短指/趾症患者时才有可能生出AA型子女，而这种婚配的机会毕竟是极少的，故绝大多数短指/趾症患者为Aa。如果患者（Aa）与正常人（aa）婚配，其所生子女中，大约有1/2是患者（图5-2），也就是说，每生1个孩子，都有1/2的可能性是短指/趾症的患儿。

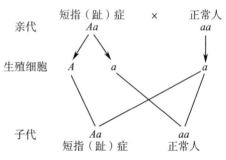

▲ 图5-2　短指/趾症患者与正常人婚配图解

图5-3是常染色体完全显性遗传病的典型系谱，从系谱分析中可总结出如下特点：① 致病基因位于常染色体上，男女发病机会均等；② 系谱中可看到本病的连续传递现象，即连续几代都有患者；③ 患者的双亲中必有一方为患者，但绝大多数为杂合体，患者的同胞中约有1/2患病；④ 患者子女中，约有1/2患病，也可以说患者婚后每生育1次，都有1/2的风险生出该病的患儿；⑤ 双亲都无病时，子女一般不患病。

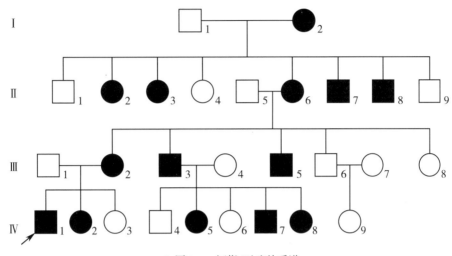

▲ 图5-3　短指/趾症的系谱

（二）不完全显性

不完全显性（incomplete dominance）是指杂合子的表型介于显性纯合子与隐性纯合子的表型之间。也就是说，在杂合子中，隐性等位基因的作用也有一定程度的表现，这种遗传方式叫作不完全显性遗传。

1. 苯硫脲的尝味能力　人类对苯硫脲（PTC）的尝味能力就是不完全显性遗传的性状。PTC是一种有苦涩味的白色结晶状物质，人类编码其受体的基因为 *TAS2R38*［OMIM*607751］，定位于7q34。有人能尝出其苦味，称为PTC尝味者；有些人不能尝出其苦味，称为PTC味盲。在我国汉族人群中，PTC味盲约占1/10。

由于基因表达的不同，不同人对PTC尝味能力不同。现用 *T* 代表显性等位基因，用 *t* 代表隐性等位基因。显性纯合体（*TT*）能尝出浓度为1/3 000 000~1/750 000g/ml PTC溶液的苦味。隐性纯合体即味盲（*tt*）则只能尝出浓度大于1/24 000g/ml PTC溶液的苦味，有的甚至对PTC结晶也不能尝出其苦味。杂合体（*Tt*）的尝味能力则介于显性纯合体（*TT*）与味盲（*tt*）之间，能尝出浓度为1/50 000g/ml左右的PTC溶液苦味。已知纯合体味盲（*tt*）易患结节性甲状腺肿，因此可以把PTC的尝味能力作为一种辅助性诊断指标。若纯合体（*TT*）尝味者与味盲（*tt*）婚配，他们的子女都将是杂合体（*Tt*）尝味者；若杂合体（*Tt*）尝味者与味盲（*tt*）婚配，他们的子女将有1/2的可能性是杂合体（*Tt*）尝味者，1/2的可能性是味盲（*tt*）；若两个杂合体（*Tt*）尝味者婚配，他们的子女将有1/4是纯合体（*TT*）尝味者，1/2为杂合体（*Tt*）尝味者，1/4为味盲（*tt*），完全遵循孟德尔的分离定律进行传递。

2. 软骨发育不全　软骨发育不全（achondroplasia）［OMIM#100800］又称胎儿型软骨营养障碍，是不完全显性遗传病，致病基因 *FGFR3*［OMIM*134934］定位于4p16.3。本病纯合子（*AA*）患者病情严重，多在胎儿期或新生儿期死亡；杂合子（*Aa*）患者在出生时即有体态异常，表现出躯体矮小，躯干长，四肢短粗，下肢向内弯曲，头大前额突出等症状，成年后表现为短肢型侏儒，智力及体力发育良好，发病率大约为1/25 000。大部分患者的 *FGFR3* 基因在第10外显子1 138位核苷酸发生G>A或G>C点突变，导致FGFR3第380位甘氨酸被精氨酸取代（p.Gly380Arg），FGFR3活性增强，阻碍长骨干骺端软骨细胞形成和骨化过程，影响了骨的生长发育。

一个软骨发育不全患者（*Aa*）与正常人婚配，每生1个孩子有1/2的可能性是软骨发育不全患者（*Aa*），1/2的可能性是正常人（*aa*）。如果两个软骨发育不全患者（*Aa*）婚配，后代中约1/4的可能性为正常人（*aa*），1/2的可能性为杂合体患者（*Aa*），1/4的可能性为纯合体患者（*AA*），后者可能死于胚胎或早期夭折（图5-4）。

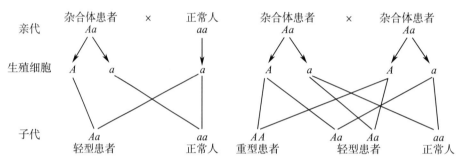

▲ 图5-4　软骨发育不全的不同婚配方式及传递规律

（三）不规则显性

在一些常染色体显性遗传病中，杂合子的显性等位基因出于某种原因不显示相应的症状，或即使发病，但病情严重程度有差异，表现出不规则的传递方式，称不规则显性（irregular dominance）。在不规则显性遗传中，带有显性等位基因的某些个体本身虽然不表现出显性性状，但他们却可以生出具有该性状的后代。

1. 多指/趾　多指/趾（polydactyly）［OMIM#603596］是比较常见的常染色体显性遗传病，是不规则显性遗传的典型实例，以拇指多指最为常见。图5-5是一个多指/趾的系谱，先证者（Ⅱ₂）患多指/趾，其后代3个子女中2个是多指/趾患者，Ⅱ₂的基因型一定是杂合体，Ⅱ₂的父母表型均正常，那么Ⅱ₂的致病基因到底是来自父亲还是来自母亲？从系谱特点可知，Ⅱ₂的致病基因来自父亲（Ⅰ₃），这可从Ⅱ₂的二伯父（Ⅰ₂）为多指/趾患者而得到旁证。Ⅰ₃带有的显性致病基因出于某种原因未能表现出性状，但有1/2的可能性向下一代传递这个致病基因，下一代在适宜的条件下，又可表现出多指/趾症状。

2. 外显率和表现度的定义及影响因素　显性等位基因在杂合状态下是否表达相应的性状，常用外显率（penetrance）来衡量。外显率是指在一个群体中，显性致病基因个体表现出相应病理表型的百分率。例如，在10名杂合体（*Aa*）中，有8名形成了与等位基因（*A*）相应的性状，就认为*A*的外显率为80%。那些未外显的杂合体（*Aa*）称为钝挫型（forme fruste）。由于钝挫型的存在，家系中出现隔代遗传。钝挫型的致病基因虽未表达，但仍可传给后代。另外，有些杂合体（*Aa*）中，显性等位基因*A*的作用虽然能表现出相应的性状，但在不同个体之间表现出的轻重程度有所不同，可有轻度、中度、重度的差异。以多指/趾为例，就有多指/趾数目不一，多出指/趾长短不等的现象。这种杂合体（*Aa*）个体间表现程度的差异，一般用表现度（expressivity）来表示。

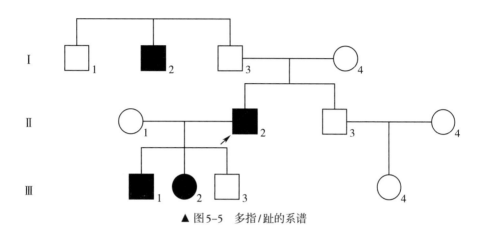

▲ 图5-5 多指/趾的系谱

外显率与表现度是两个不同的概念，前者是说明基因表达与否，是群体概念；后者说明在基因的作用下表达的程度差异，是个体概念。表现度不一致和不完全外显率产生的原因还不十分清楚，不同个体所具有的不同遗传背景和生物体内外环境对基因表达所产生的影响，可能是引起不规则显性的重要原因。

（四）共显性

一对等位基因之间，没有显性和隐性的区别，在杂合子个体中两种基因的作用都能表达，独立地产生基因产物，形成相应的表型，这种遗传方式称为共显性遗传（codominance inheritance）。

ABO血型的遗传可作为共显性遗传的实例。ABO血型决定于一组复等位基因（multiple allele）。复等位基因是指在一个群体中，一对基因座上的基因不是两种，而是3种或3种以上，但对个体来说最多只能具有其中的两种基因。*ABO*基因［OMIM*110300］定位于9q34.2位点，在这一基因座上，包括*A*、*B*和*O*三种复等位基因。等位基因*A*对等位基因*O*为显性，等位基因*B*对等位基因*O*也是显性，等位基因*A*和等位基因*B*为共显性。基因型*AA*和*AO*都决定红细胞膜上抗原A的产生，这种个体为A型血；基因型*BB*和*BO*都决定红细胞膜上抗原B的产生，这种个体为B型血；基因型*OO*则只有H物质的产生而不产生抗原A和抗原B，这种个体为O型血；基因型*AB*决定红细胞膜上抗原A和抗原B的产生，这种个体为AB型血。

根据孟德尔分离定律的原理，已知双亲血型就可以推测出子女中可能出现的血型和不可能出现的血型（表5-2），这在法医学的亲权认定中有一定作用。

双亲的血型	子女中可能出现的血型	子女中不可能出现的血型
A × A	A, O	B, AB
A × O	A, O	B, AB
A × B	A, B, AB, O	—
A × AB	A, B, AB	O
B × B	B, O	A, AB
B × O	B, O	A, AB
B × AB	A, B, AB	O
AB × O	A, B	AB, O
AB × AB	A, B, AB	O
O × O	O	A, B, AB

ABO血型系统是应用最广泛的血型系统，但临床应用过程中需要同时综合考虑Rh血型等稀有血型系统，以防止新生儿溶血病等疾病的发生。

（五）延迟显性

延迟显性（delayed dominance）是指某些带有显性致病基因的杂合子，在生命的早期不表现出相应症状，当达到一定年龄时，致病基因的作用才表现出来。

1. 亨廷顿病　亨廷顿病（Huntington disease，HD）[OMIM#143100] 又称亨廷顿舞蹈症，是一种延迟显性遗传的疾病，致病基因 *HTT*[OMIM*613004] 定位于4p16.3。患者大脑基底神经节变性，尾状核、壳核和额叶受损。患者具有进行性不自主的舞蹈样运动，舞蹈动作快，常累及躯干和四肢肌肉，以下肢的舞蹈动作最常见，并可合并肌强直。随着病情加重，可出现抑郁症等精神症状，并伴有智力衰退，最终发展为痴呆。图5-6中亨廷顿病的系谱分析表明，该病杂合体（*Aa*）青春期一般不发病，20岁前发病的很少，大多于30岁以后发病，具有较明显的延迟发病现象。

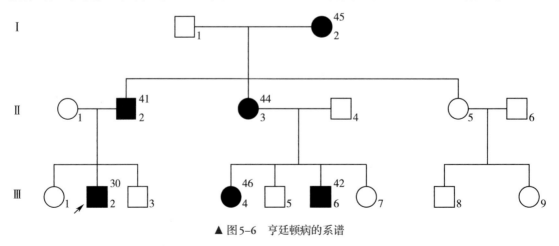

▲ 图5-6　亨廷顿病的系谱

2. 家族性腺瘤性息肉病1型 家族性腺瘤性息肉病1型（familial adenomatous polyposis 1，FAP1）[OMIM#175100]也是延迟显性遗传病。致病基因*APC*[OMIM*611731]位于5q22.2，是一种肿瘤抑制基因。其突变包括点突变和移码突变等，有300多种，遍及整个基因，会导致结直肠上皮细胞生长失控，演变成结直肠癌。该病患者的结肠壁上有许多大小不等的息肉，临床主要症状为便血并伴黏液。35岁左右时，结肠息肉可演变成结肠癌。图5-7是一个家族性腺瘤性息肉病1型的系谱。先证者（II₃）的结肠息肉已演变为结肠癌，术后复发。他的母亲（I₂）、姐姐（II₁）均死于结肠癌。II₃的3个子女暂无症状，这是由于他们年龄尚小，但他们仍有1/2的可能带有致病基因，易发生结肠息肉，应定期去医院检查。

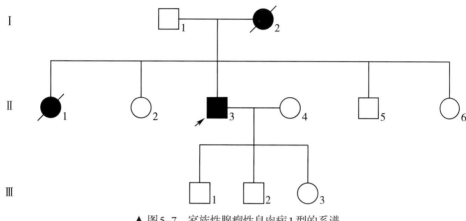

▲ 图5-7 家族性腺瘤性息肉病1型的系谱

二、常染色体隐性遗传

控制一种遗传性状或疾病的隐性等位基因位于1~22号常染色体上，这种遗传方式称为常染色体隐性遗传（autosomal recessive inheritance，AR）。上述致病基因纯合所引起的疾病称为常染色体隐性遗传病。

（一）常染色体隐性遗传病特点

在常染色体隐性遗传病中，当个体处于杂合（*Aa*）状态时，由于有显性等位基因（*A*）的存在，致病基因（*a*）的作用不能表现，杂合体不发病。这种表型正常但带有致病基因的杂合体称为携带者（carrier）。只有当隐性等位基因处于纯合状态（*aa*）时，隐性等位基因所控制的性状才能表现出来，因此临床上所见到的常染色体隐性遗传病患者往往是两个携带者婚配的子女。

常染色体隐性遗传病的系谱特点如下：① 致病基因位于常染色体上，因而致病基因的遗传与性别无关，男女发病机会均等。② 系谱中看不到连续遗传现象，常为散发，有时系谱中只有先证者一个患者。③ 患者的双亲往往表型正常，但他们都是致病基因的携带者；患者的同胞中约有1/4的可能将会患病，3/4为正常，表型正常的同胞中有2/3概率是携带者；在小家系中有时看不到准确的发病比例，如果将相同婚配类型的小家系合并起来分析，就会看到近似的发病比例。④ 由于近亲之间从共同祖先同时得到致病基因的可能性较大，近亲婚配后代发病率比非近亲婚配发病率高。

（二）常染色体隐性遗传病举例

常见的常染色体隐性遗传病有苯丙酮尿症、白化病、半乳糖血症和镰状细胞贫血等（表5-3）。

▼ 表5-3　常染色体隐性遗传病举例

疾病中文名称	疾病英文名称	OMIM	染色体定位
苯丙酮尿症	phenylketonuria	#261600	12q23.2
丙酮酸激酶缺乏症	pyruvate kinase deficiency	#266200	1q22
尿黑酸尿症	alkaptonuria	#203500	3q13.33
半乳糖血症Ⅰ型	galactosemia Ⅰ	#230400	9p13.3
肝豆状核变性	Wilson disease	#277900	13q14.3
黏多糖贮积症Ⅰ型	mucopolysaccharidosis type Ⅰ	#607014	4p16.3
囊性纤维化	cystic fibrosis	#219700	1q23.3，7q31.2，19q13.2
血色病1型	hemochromatosis type 1	#235200	6p22.2，20p12.3
β地中海贫血	β thalassemias	#613985	11p15.4
镰状细胞贫血	sickle cell anemia	#603903	11p15.4
Tay-Sachs病	Tay-Sachs disease	#272800	15q23
同型胱氨酸尿症	homocystinuria	#236200	21q22.3
先天性肾上腺皮质增生症	congenital adrenal hyperplasia	#201910	6p21.33
眼皮肤白化病Ⅱ型	oculocutaneous albinism type Ⅱ	#203200	15q12-q13.1，16q24.3

1. 白化病　根据临床表现，白化病可分为眼白化病、眼皮肤白化病和白化病相关综合征等不同类型。其中眼皮肤白化病Ⅱ型［OMIM#203200］是一种常见的常染色体隐性遗传病，主要是患者体内 *OCA2*［OMIM*611409］基因发生突变，导致黑色素的合成发生障碍。患者虹膜呈淡红色，皮肤呈白色或淡红色，毛发因缺乏色素呈银白或淡黄色。现以 *a* 表示该病的致病基因，与其对应的正常等位基因为 *A*。当一对夫妇均为携带者时，他们的后代将有1/4的可能是白化病患儿，3/4的可能为表型正常的个体，在表型正常的个体中，有2/3的可能为白化病基因携带者（图5-8）。

2. 苯丙酮尿症　苯丙酮尿症（phenylketonuria，PKU）［OMIM#261600］是一种遗传性代谢病，主要是致病基因 *PAH*［OMIM*612349］发生突变，患者苯丙氨酸羟化酶缺乏或活性降低，导致苯丙氨酸

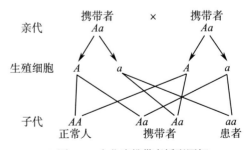

▲ 图5-8　白化病携带者婚配图解

代谢异常，出现智力低下、生长迟缓、毛发淡黄和皮肤白皙等症状。

图5-9是一例苯丙酮尿症的系谱，系谱中先证者Ⅳ₂的父母Ⅲ₁和Ⅲ₂的表型都正常，但都是肯定携带者，基因型为Aa，因为Ⅱ₅是患者，同样Ⅰ₁和Ⅰ₂也都是肯定携带者。Ⅳ₁的表型正常，但他的基因型可能是AA或Aa，而且是Aa的可能性为2/3。

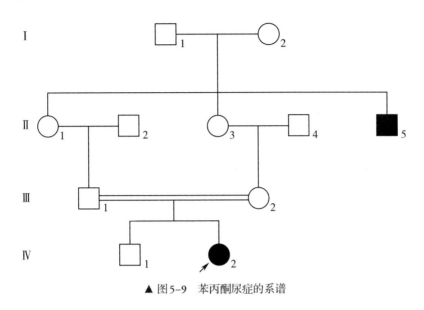

▲ 图5-9　苯丙酮尿症的系谱

三、X连锁显性遗传

控制一些遗传性状或疾病的基因位于X染色体上，由于Y染色体非常短小，缺少相对应的基因，这些基因在上下代之间随X染色体传递。这种遗传方式称为X连锁遗传（X-linked inheritance）。通常情况下，X连锁遗传中，父亲X染色体上的基因只能传给女儿，不能传给儿子，母亲X染色体上的基因既可传给女儿，也可传给儿子。因此，男性的X连锁基因只能从母亲传来，将来只能传给自己的女儿，不存在男性向男性的传递，这种传递方式称为交叉遗传（criss-cross inheritance）。

控制一种性状或疾病的基因是显性等位基因，且该基因位于X染色体上，其遗传方式称为X连锁显性遗传（X-linked dominant inheritance，XD）。由X染色体上显性致病基因引起的疾病称为X连锁显性遗传病。

（一）X连锁显性遗传病特点

女性有两条X染色体，其中任何一条带有致病基因都会患病，如果是纯合体患者则病情更为严重。男性只有一条X染色体，如果带有致病基因则也会患病，而且病情严重。总体来说，这类病的女性发病率约高于男性一倍。X连锁显性遗传病系谱的特点如下：① 系谱中女性患者多于男性患者，女性患者的病情相对较轻，这是因为女性患者大多是杂合子。② 患者的双亲中，有一方也是该病患者。③ 男性患者的后代中，女儿都会患病，儿子都正常；女性患者的后代中，子女各有1/2患病风险。④ 系谱中可看到连续几代都有患者，呈连续传递。

（二）X连锁显性遗传病举例

X连锁显性遗传病比较罕见，主要有抗维生素D佝偻病、鸟氨酸氨甲酰基转移酶缺乏症和色素失调症等。X连锁显性遗传病举例见表5-4。

▼ 表5-4　X连锁显性遗传病举例

疾病中文名称	疾病英文名称	OMIM	染色体定位
抗维生素D佝偻病	vitamin D resistant rickets	#307800	Xp22.11
口–面–指综合征Ⅰ型	oral–facial–digital syndrome Ⅰ	#311200	Xp22.2
鸟氨酸氨甲酰基转移酶缺乏症	ornithine transcarbamylase deficiency	#311250	Xp11.4
色素失调症	incontinentia pigmenti	#308300	Xq28
Alport综合征Ⅰ型	Alport syndrome Ⅰ	#301050	Xq22.3

抗维生素D佝偻病〔OMIM#307800〕是低磷酸盐血症性佝偻病中的常见类型，是一种X连锁显性遗传病，是致病基因 *PHEX*〔OMIM*300550〕突变引起的肾小管遗传缺陷性疾病，发病率约为1/20 000。患者肾小管对磷的重吸收有障碍，血磷水平降低，骨质不易钙化。患者可出现O形腿、骨骼发育畸形、多发性骨折、行走困难和生长缓慢等症状。女性杂合体患者病情较轻，有时只有血磷低的性状而无明显抗维生素D佝偻病的骨骼变化。

现用 X^A 表示抗维生素D佝偻病基因，X^a 表示相应的正常等位基因。男性患者与正常女性婚配后，子女中女儿都将患病，儿子均正常（图5-10）。女性患者与正常男性婚配后，子女中各有1/2的患病风险（图5-11）。

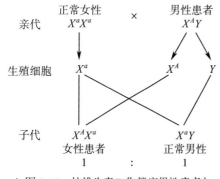

▲ 图5-10　抗维生素D佝偻病男性患者与
正常女性婚配图解

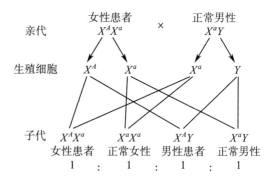

▲ 图5-11　抗维生素D佝偻病女性患者与
正常男性婚配图解

图5-12是一例抗维生素D佝偻病的系谱，Ⅲ₄是先证者，其妹Ⅲ₇和母亲Ⅱ₄也是患者，他们的同胞中，男女各有1/2患病。Ⅱ₁是一名男性患者，其3名女儿Ⅲ₁、Ⅲ₂、Ⅲ₃都受本病所累。Ⅱ₁、Ⅱ₄、Ⅱ₅的致病基因一定是从他们的母亲Ⅰ₂传来的，不过她已亡故多年而无从确认。这一系谱完全符合X连锁显性遗传的特征。

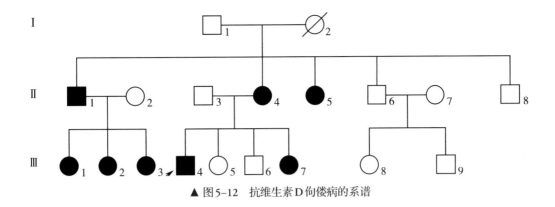

▲ 图5-12　抗维生素D佝偻病的系谱

四、X连锁隐性遗传

控制一种性状或疾病的基因是隐性等位基因，且该基因位于X染色体上，其传递方式称为X连锁隐性遗传（X-linked recessive inheritance，XR）。由X染色体上隐性致病基因引起的疾病称为X连锁隐性遗传病。

（一）X连锁隐性遗传病特点

女性有两条X染色体，如果其中一条携带隐性致病基因，为杂合子个体，则表型正常，如果是纯合子个体则患病；男性只有一条X染色体，即使所携带致病基因是隐性，也会患病。因此，X连锁隐性遗传病系谱的特点如下：① 系谱中男性患者远多于女性患者，在一些致病基因频率低的疾病中，往往只有男性患者；② 双亲无病时，儿子可能发病，女儿则不会发病，这表明患儿的致病基因是从携带者母亲遗传而来的；③ 如果女儿是患者，则其父亲一定是患者，母亲一定是携带者或患者。

（二）X连锁隐性遗传病举例

X连锁隐性遗传病包括红绿色盲、血友病和雄激素不敏感综合征等。X连锁隐性遗传病举例见表5-5。

▼ 表5-5　X连锁隐性遗传病举例

疾病中文名称	疾病英文名称	OMIM	染色体定位
红绿色盲	red-green blindness	#303800 #303900	Xq28
X连锁鱼鳞病	X-linked ichthyosis	#308100	Xp22.31
血友病B	hemophilia B	#306900	Xq27.1
外胚层发育不良症1型	ectodermal dysplasia 1	#305100	Xq13.1
肾性尿崩症1型	nephrogenic diabetes insipidus 1	#304800	Xq28
慢性肉芽肿病	chronic granulomatous disease	#306400	Xp21.1–p11.4

疾病中文名称	疾病英文名称	OMIM	染色体定位
X连锁高IgM综合征	X-linked hyper immunoglobulin M syndrome	#308230	Xq26.3
雄激素不敏感综合征	androgen insensitivity syndrome	#300068	Xq12
法布里（Fabry）病（糖鞘脂贮积症）	Fabry disease	#301500	Xq22.1

1. 红绿色盲　红绿色盲［OMIM#303800，OMIM#303900］是一种X连锁隐性遗传病，决定于Xq28紧密连锁的两个基因座，即红色盲基因和绿色盲基因，它们连锁在一起传递，一般将其总称为红绿色盲基因。

用X^b代表红绿色盲基因，X^B代表相应的正常等位基因。女性有两条X染色体，杂合时（$X^B X^b$）为携带者，只有纯合时（$X^b X^b$）才患红绿色盲。男性只有一条X染色体，只能有一个相应的基因，称为半合子（hemizygote）。在X连锁隐性遗传中，男性只要X染色体上有致病基因（$X^b Y$）即患红绿色盲。因此，男性的发病率即为致病基因的频率，而女性的发病率为致病基因频率的平方。例如，在中国人群中男性红绿色盲发病率约为7.00%，所以致病基因频率为0.07。依此计算女性色盲的发病率为0.07^2=0.49%，接近0.50%。这与实际观察到的数值相近。

男性红绿色盲患者与正常女性结婚后，所生子女中，女儿都将是携带者，儿子的色觉都将正常（图5-13）。这里，男性患者的致病基因只传给女儿，不传给儿子。

红绿色盲女性携带者与正常男性结婚后，女儿中1/2正常，1/2为携带者，儿子中将有1/2患红绿色盲（图5-14）。儿子的致病基因是从携带者母亲传来的。

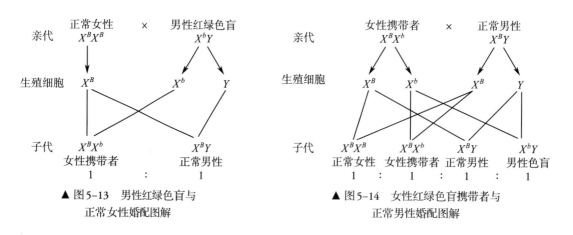

▲ 图5-13　男性红绿色盲与
正常女性婚配图解

▲ 图5-14　女性红绿色盲携带者与
正常男性婚配图解

红绿色盲女性携带者如果与男性红绿色盲患者结婚后，子女中女儿将有1/2为红绿色盲，1/2为携带者；儿子将有1/2为红绿色盲（图5-15）。

2. 血友病A　血友病A（haemophilia A）〔OMIM#306700〕也是一种X连锁隐性遗传病，决定于Xq28上的凝血因子Ⅷ〔OMIM*300841〕基因。该基因突变导致凝血因子Ⅷ缺乏或丧失功能，凝血功能出现障碍，男性患病率约为1/5 000。本病患者血浆中缺少有功能的凝血因子Ⅷ，皮下、肌肉内反复出血而形成瘀斑，下肢各关节腔内出血可使关节呈僵直状态，颅内出血可导致死亡。

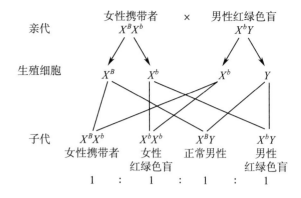

▲ 图5-15　女性红绿色盲携带者与男性红绿色盲婚配图解

图5-16是一个血友病A的系谱。系谱中先证者Ⅲ₁和他的弟弟Ⅲ₄的致病基因都是从母亲（携带者）传来的，他们的舅父Ⅱ₃、姨表兄弟Ⅲ₇都是血友病A的患者，他们的致病基因分别从Ⅰ₂和Ⅱ₆传来。在这个系谱中，患者都是男性，患者父母都无病，但致病基因都是从母亲传来的。系谱完全符合X连锁隐性遗传特征。本系谱中，Ⅲ₂、Ⅲ₃、Ⅲ₈各有1/2的概率为携带者，她们将来婚后可能生出血友病A的患儿。

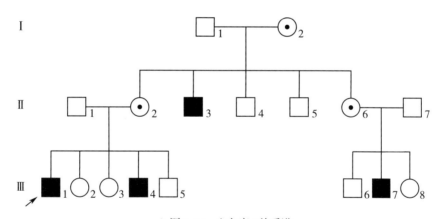

▲ 图5-16　血友病A的系谱

- -

案例 5-1　单基因病——血友病A的治疗

血友病A（hemophilia A）是一组罕见的X连锁隐性遗传的出血性疾病，由人凝血因子Ⅷ基因（$F8$）缺陷导致，患者凝血因子Ⅷ缺乏或丧失功能，男性发病率高，女性常为致病基因携带者。临床症状主要表现为出血所致的肌肉和关节血肿，而长期关节出血将会导致退行性关节疾病，严重影响患者的生存质量，重型患者甚至可发生危及生命的出血。

思考：

1. 如何开发一种理想的凝血因子Ⅷ替代物？

2. 针对目前血友病A的治疗方式，结合血友病A的发病原因，你认为未来根治该疾病的理想方式是什么？

（三）两种X连锁隐性遗传致病基因的连锁和互换

当两种单基因病的致病基因位于同一对染色体上时，它们按照遗传的连锁定律传递。例如，控制红绿色盲和血友病A的基因都是X染色体上的隐性等位基因，彼此连锁。假定两者之间交换率是10%。如果父亲是红绿色盲，母亲表型正常，已生出一个女儿是红绿色盲，一个儿子是血友病A，试问他们再生孩子，这两种病的发病风险如何？现以 X^b 代表红绿色盲基因，X^h 代表血友病A的基因。由于女儿为红绿色盲患者，母亲必然是红绿色盲基因的携带者，从其儿子患血友病A来看，母亲也必然是该致病基因的携带者，但是这两种致病基因分别位于两条X染色体上。父亲为红绿色盲，故具有色盲基因。由于母亲生殖细胞形成时，X染色体上这两对致病基因可发生交换，交换率为10%，母亲可形成4种生殖细胞，其致病基因发生交换的两种类型占10%，父亲形成两种精子。从图5-17可以看出，他们所生的女儿中50%可能正常，50%可能患红绿色盲；男孩中45%可能患血友病A，45%可能患红绿色盲，5%可能同时患两种病，只有5%可能是完全正常的。

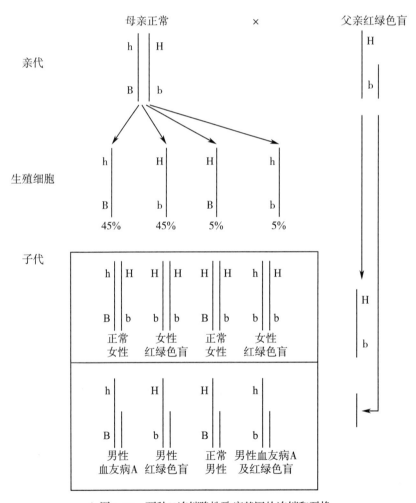

▲ 图5-17 两种X连锁隐性致病基因的连锁和互换

五、Y连锁遗传

如果决定某种性状或疾病的基因位于Y染色体上，其遗传方式称为Y连锁遗传（Y-linked inheritance）。

（一）Y连锁遗传病特点

Y连锁基因将随Y染色体进行传递。女性没有Y染色体，既不传递有关基因，也不出现相应的遗传性状或遗传病。因此，在Y连锁遗传中，有关基因由男性向男性传递，父传子、子传孙，又称为限雄遗传（holandric inheritance）。

（二）Y连锁遗传病举例

1. 无精子症　睾丸决定因子（testis-determining factor，TDF）又称为Y染色体性别决定区（sex determining region of Y，SRY）、*SRY*基因［OMIM*480000］，*SRY*基因定位于Yp11.2，它决定未分化性腺发育成睾丸。如果该基因发生点突变或缺失，将导致性腺发育不全。患者核型虽为46,XY，但性腺呈条索状，无副性征发育。

无精子症因子1（azoospermia factor 1，*AZF1*）基因已定位于Yq11.2，它控制精子发生，该区如有200kb的缺失，则导致无精子症或精子数量严重减少，是男性不育症常见的基因突变之一。

2. 外耳道多毛症　人类中仅知道少数几种遗传性状或疾病的基因位于Y染色体上。外耳道多毛症（auricular hypertrichosis）就属于少见的Y连锁遗传。图5-18为一个外耳道多毛症的系谱，系谱中祖孙三代患者全为男性，Y染色体上具有外耳道多毛基因的男性，青春期外耳道中可长出2~3cm的丛状黑色硬毛，常可伸出耳孔。系谱中女性均无此症。

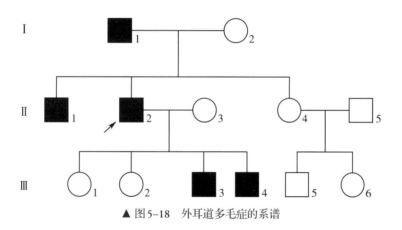

▲ 图5-18　外耳道多毛症的系谱

第三节　影响单基因病分析的因素

一、遗传异质性

在遗传学中，表型相同的个体，可能具有不同的基因型。相同或相似的遗传表型可由多个不同等位基因或基因座控制，这种现象称为遗传异质性（genetic heterogeneity）。事实上，很多遗传病都存在遗传异质性。由于遗传基础不同，患者的遗传方式、发病年龄、病情严重程度及再发风险等均可能不同。

致病基因 *GALT*［OMIM*606999］突变引起的半乳糖血症 I 型［OMIM#230400］最常见。然而半乳糖代谢过程中所需其他酶的基因突变，如 *GALK1* 基因［OMIM*604313］突变也可导致半乳糖血症，为半乳糖血症 II 型［OMIM#230200］。也就是说，不同的基因可能会产生无法区分的表型。高苯丙氨酸血症和胱氨酸尿症等遗传代谢性疾病均具有遗传异质性。

二、基因多效性

基因多效性（pleiotropy）是指单个基因决定或影响生物体多个性状的形成。基因多效性广泛存在，不同性状间可能有关联，也可能没有关联。基因多效性研究对遗传学很重要，有助于我们了解各种性状和各种生理生化过程之间的相互联系。造成基因多效性的根本原因是同一基因表达产物参与机体内复杂生物学过程。

苯丙酮尿症［OMIM#261600］是一种遗传性代谢病，患者苯丙氨酸羟化酶基因 *PAH*［OMIM*612349］发生突变，表现为既有智力发育低下，也有毛发淡黄、肤色白皙，甚至汗液和尿液有特殊的腐臭味。也就是说，同一基因突变可能会影响机体的多种性状和表型。Marfan综合征［OMIM#154700］患者的致病基因 *FBN1*［OMIM*134797］发生突变，会影响眼睛、骨骼、肌肉和心血管系统的发育；囊性纤维化［OMIM#219700］患者的致病基因 *CFTR*［OMIM*602421］发生突变，会影响汗腺、肺和胰腺的功能；I 型成骨不全［OMIM#166200］患者的致病基因 *COL1A1*［OMIM*120150］发生突变，会影响骨、牙和巩膜的形成。以上这些疾病均具有基因多效性。

三、遗传印记

按照孟德尔遗传定律，当一个性状从亲代传给子代时，无论携带这个性状的基因或染色体来自父方还是来自母方，所产生的表型效应都是相同的。临床上发现，由于亲代的性别不同，同一基因的改变传给子女时可以引起不同的效应，产生不同的表型，这种现象称为遗传印记（genetic imprinting），又称亲代印记（parental imprinting）。遗传印记一般发生在哺乳动物的配子形成期，是可逆的，持续在个体的一生中，在下一代配子形成时，旧的印记可以消除并发生新的印记。遗传印记是特异性地对源自父亲或母亲的等位基因做一印记，使之在子代中产生不同表型。例如，多数Prader-Willi综合征（PWS）［OMIM#176270］和Angelman综合征（AS）［OMIM#105830］均是由15号染色体长臂同一区域（15q11-q13）异常所引起的，但疾病的临床表型和遗传方式不同。Prader-Willi综合征患者呈现身材矮小、肌张力低下、肥胖、性腺功能减退等表型，所伴随的遗传缺陷在父源15号染色体上，只有父亲能遗传该病；Angelman综合征患者呈现智力低下、癫痫发作和共济失调步态等表型，以巨大下颌、张口露舌、习惯性微笑的特殊面容等为特征，又称为快乐木偶综合征，所伴随的遗传缺陷在母源15号染色体上，只有母亲能遗传该病。

四、遗传早现

遗传早现（genetic anticipation）是指某种遗传病在连续传递的世代中，患者发病年龄提前并且病情严重程度增加的现象。遗传早现通常见于显性遗传病，是一种不寻常的遗传类型，随着疾病代代相传，基因突变的严重程度会逐渐增加，有时还会增加特定突变导致疾病的概率。例如，强直性肌营养不良1型（myotonic dystrophy 1）[OMIM#160900]是由$DMPK$基因[OMIM*605377]突变引起的，该突变位于基因3′端非编码区，是一种动态突变，$(CTG)_n$三核苷酸的重复次数增多，而且其重复次数越多，对人体影响越大。$(CTG)_n$重复序列从父母传给孩子时，其重复次数可能会增加，导致子代发病年龄降低，疾病严重程度增加。在脆性X染色体综合征[OMIM#300624]和亨廷顿病[OMIM#143100]等许多遗传病中也观察到了遗传早现。

五、限性遗传

某种性状或疾病的基因位于常染色体上，其性质可以是显性或隐性，但由于基因表达的性别限制，只在一种性别中表现，而在另一性别中完全不能表现，但这些基因均可传给下一代。这种遗传方式称为限性遗传（sex-limited inheritance）。

子宫阴道积水综合征（hydrometrocolpos syndrome）[OMIM#236700]由常染色体隐性等位基因决定，属于限性遗传。隐性纯合子中，女性可表现出相应的症状；男性没有子宫阴道，虽有这种基因，不表现该性状，但这些基因可传给后代。限性遗传可能主要是由解剖学结构上的性别差异造成，也可能受性激素类型和浓度的性别差异限制。

六、从性遗传

从性遗传和性连锁遗传的表现都与性别有密切的关系，但它们是两种截然不同的遗传现象。性连锁遗传的基因位于性染色体上，而从性遗传的致病基因位于常染色体上，可为显性或隐性等位基因。这种常染色体上的基因所控制的性状，在表型上受性别影响而显出男女分布比例或基因表现程度差异的现象，称为从性遗传（sex-influenced inheritance）。

血色病1型（hemochromatosis type 1）[OMIM#235200]可作为从性遗传的实例，其致病基因HFE[OMIM*613609]位于6p22.2。它是一种遗传性铁代谢障碍的疾病，其特征为含铁血黄素在组织中大量沉积，造成多种器官损害，典型症状是皮肤色素沉着、肝硬化、糖尿病三联综合征。男性患者比女性患者多20倍以上，这是因为女性通过月经、妊娠、哺乳，一生中可丧失部分铁，难以表现铁质沉着症状。

遗传性早秃为常染色体显性遗传病，男性明显多于女性，也属于从性遗传。杂合体（Aa）的男性会出现早秃，表现为头前部至头顶头发慢性脱落，仅枕部及两侧颞部保留头发。而女性杂合体（Aa）不出现早秃，只有纯合体（AA）时，女性才出现早秃。

七、X染色体失活

X染色体上有许多重要的蛋白质编码基因,人类女性有两条X染色体,男性只有一条,在不同性别中X连锁基因表达量没有明显差异。在女性胚胎发育的早期,有一条X染色体随机失去活性,而男性的唯一X染色体始终保持活性。这种女性两条X染色体之一随机失去活性的现象,称为X染色体失活(X chromosome inactivation)。葡萄糖-6-磷酸脱氢酶(G6PD)由X染色体上的 *G6PD* 基因[OMIM*305900]编码,在男性和女性中的含量相等。在两种常见 *G6PD* 等位基因(分别标记为 *A* 和 *B*)杂合的女性中,一些皮肤细胞只产生 *A* 等位基因的蛋白,而另一些细胞只产生 *B* 等位基因的蛋白,这进一步证明了女性中有一条X染色体随机失活。

第四节　单基因病的发病风险估计

遗传病的发病风险是指家庭中有遗传病患者时,其有血缘关系的亲属患同样疾病的可能性。单基因病的发病风险估计主要是依据家系调查得到有关资料,按照孟德尔遗传定律进行基因型分析,再辅以对某些遗传病的特殊考虑,如外显率、从性遗传等,必要时还要借助数学方法进行概率运算,以求准确地得出不同亲属的发病风险,供患者、家属和医师参考。

一、亲代基因型确定时后代发病风险的估计

如果双亲的基因型通过他们本人或家庭其他成员的患病情况可准确估计,则根据遗传病的不同遗传方式可以推算子女的发病风险。例如,在常染色体显性遗传病家系中,通过系谱分析,如果确定双亲的基因型为 $Aa \times aa$,则在完全外显的情况下,子女的发病风险为1/2;在不完全外显时,子女的发病风险为1/2×外显率。在常染色体隐性遗传病家系中,通过系谱分析,如果确定双亲的基因型为 $Aa \times Aa$,则子女的发病风险为1/4。

二、亲代基因型可做概率估计时后代发病风险的估计

若亲代的基因型不能确定,但可以根据家庭成员的发病情况,运用遗传定律推算出某种基因型的概率,则可运用概率的乘法原则估算发病风险的概率。图5-19为X连锁隐性遗传病家系,如果Ⅱ₂的父母表型正常,但有一个患病的兄弟Ⅱ₃,我们能估算出Ⅱ₂携带致病基因的概率为1/2。如果她确实是携带者,则她儿子Ⅲ₁的发病风险为1/2。在该家系中,因为Ⅱ₂是携带者的概率为1/2,所以Ⅲ₁的发病风险为1/2×1/2=1/4。

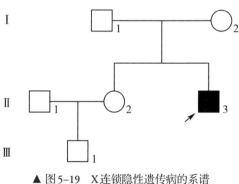

▲ 图5-19　X连锁隐性遗传病的系谱

对常染色体隐性遗传病来讲,即使家系中无患者,近亲婚配后代的患病风险也明显高于非近

亲婚配。如果在家系中已有了先证者，就要根据先证者来计算发病风险。但是，由于先证者在家庭中的辈分、地位不同，计算出的发病风险可有很大的差异。

如图5-20所示，III_3 与 III_4 是表兄妹，他们婚后子女患病的风险会怎样？已知 IV_1 为先证者，那么 II_2 是肯定携带者，III_3 是 II_2 的同胞，他是携带者的概率为1/2；II_2 是 II_2 的父亲，他是携带者的概率为1/2，III_4 是 II_2 的外甥女，她是携带者的概率为1/8。III_3 和 III_4 婚后所生子女发病的风险将为 $1/2 \times 1/8 \times 1/4 = 1/64$。如果群体中携带者的频率为1/50，$III_3$ 和 III_4 都非近亲结婚，则 III_3 的子女发病风险为 $1/2 \times 1/50 \times 1/4 = 1/400$。$III_4$ 的子女发病风险为 $1/8 \times 1/50 \times 1/4 = 1/1\ 600$。

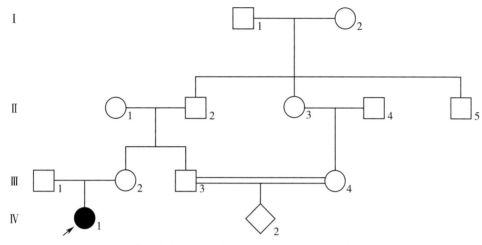

▲图5-20　系谱中有患者，近亲婚配后子女常染色体隐性遗传病的发病风险

如果在图5-20中，先证者不是 IV_1，而是 III_3 的叔父 IV_5，那么，III_3 与表妹 III_4 婚后，子女的发病风险又如何？因为 II_5 是患者，那么 I_1 和 II_2 都是肯定携带者，因此，推算出 II_2、II_3 是携带者的概率均为2/3，III_3、III_4 是携带者的概率均为1/3。他们婚后所生子女的发病风险将为 $1/3 \times 1/3 \times 1/4 = 1/36$。如果他们都非近亲婚配，则子女的发病风险为 $1/3 \times 1/50 \times 1/4 = 1/600$。

假设在图5-20中，III_3 的姐姐 III_2 为先证者，III_3 与表妹 III_4 结婚后，子女的发病风险又怎样？III_2 为患者，III_3 为携带者的概率为2/3；II_3 为肯定携带者，II_3 为携带者的概率为1/2，III_4 为携带者的概率为1/4。III_3 与 III_4 婚后所生子女的发病风险将为 $2/3 \times 1/4 \times 1/4 = 1/24$。

学习小结

单基因遗传是指某种性状或疾病的遗传受一对等位基因控制。有许多人类的性状或遗传病可以用经典遗传学的基本理论来解释和分析，例如人类耳垂的有无、血型的遗传、各种显性或隐性遗传病的遗传等。由单基因突变所致的疾病称为单基因病。

在单基因病中，根据致病基因是在常染色体上还是在性染色体上、是显性还是隐性，可将人类单基因遗传方式分为常染色体显性遗传、常染色体隐性遗传、X连锁显性遗传、X连锁隐性遗传和Y连锁遗传五种主要遗传方式。影响单基因病分析的因素包括遗传异质性、遗传多效性、遗传印记、遗传早现、限性遗传、从性遗传、X染色体失活等。单基因病的发病风险估计主要是依据家系调查得到的有关资料，按照孟德尔遗传定律进行基因型分析，再辅以外显率、从性遗传等影响因素综合考虑，必要时还要借助数学方法进行概率运算。

（张树冰）

复习参考题

一、选择题

1. 父亲为A型血，母亲为AB型血，女儿为A型血，如果再生育，孩子血型有可能为

   A. A和B

   B. B和AB

   C. A、B和AB

   D. A和AB

   E. A、B、AB和O

2. 某红绿色盲女性携带者与正常男性结婚后，育有一女。该女儿基因型正常的概率为

   A. 1/2

   B. 1/4

   C. 3/4

   D. 2/3

   E. 0

3. 患者，男，2岁，因抽搐就诊，不会独站，肌张力较高，表情呆滞，不认识父母，皮肤白皙，头发浅黄，尿有怪臭味。判断该疾病最可能是

   A. 苯丙酮尿症

   B. 唐氏综合征

   C. 亨廷顿病

   D. 抗维生素D佝偻病

   E. 软骨发育不全

4. 某对夫妇表型正常，妻子的弟弟为白化病（AR）患者。假设白化病基因在人群中携带者的频率为1/50，这对夫妇生育白化病患儿的概率是

   A. 1/4

   B. 1/300

   C. 1/200

   D. 1/100

   E. 1/400

5. 短指/趾症和白化病分别为AD和AR，并且基因不在同一条染色体上。现有一个家庭，父亲为短指/趾症，母亲正常，而儿子为白化病但不是短指/趾症。该家庭再生育，其子女为短指/趾症白化病的概率为

   A. 2/3

   B. 1/8

   C. 1/16

   D. 1/4

   E. 1/2

   答案：1.C；2.A；3.A；4.B；5.B

二、简答题

1. 根据致病基因是在常染色体上还是在性染色体上、是显性还是隐性，可将人类单基因病分为哪些类型？每种类型举出1~2种代表性疾病。

2. 常染色体隐性遗传病中，为何近亲婚配后代的患病风险明显高于非近亲婚配？

3. 为何红绿色盲患者中，男性患者比率明显高于女性？

4. 外显率和表现度有什么区别？

5. 影响单基因病分析的因素有哪些？

第六章

线粒体病

学习目标

掌握	线粒体DNA的遗传特征，线粒体突变的基本类型。
熟悉	线粒体DNA的结构特征。
了解	临床常见的线粒体病及其发病机制。

案例6-1　　Leber遗传性视神经病变的治疗

Leber遗传性视神经病变（LHON）是一种线粒体病。视网膜神经节细胞（RGC）及其轴突退化，导致急性或亚急性中央视觉丧失；它主要影响年轻的成年男性。Leber遗传性视神经病变通常是由三种致病性线粒体DNA（mtDNA）点突变之一所致。这些突变分别位于线粒体氧化磷酸化呼吸链复合物 I 的ND4、ND1和ND6亚基因中核苷酸位置m.11 778G>A、m.3 460G>A和m.14 484T>C。临床上，视力丧失会急性发作，首先是一只眼睛视力丧失，几周到几个月后另一只眼睛也会出现视力丧失。在持续数周的急性期，受影响的眼睛表现出神经纤维层的水肿外观，特别是在弓形束扩大或毛细血管扩张和扭曲的周围血管（微血管病）中。瞳孔缺陷也可能在急性期可见。未经治疗患者的预后几乎总是双眼持续显著视力丧失。建议受影响的人定期进行视力矫正和视野检查。对于一些Leber遗传性视神经病变病例，尤其是早发性疾病，已有一些有益的治疗方法，艾地苯醌就是其中之一。艾地苯醌是醌类有机化合物，最初用于治疗阿尔茨海默病和其他认知缺陷，2013年被欧洲药品管理局（EMA）批准用于Leber遗传性视神经病变。

思考：

1. Leber遗传性视神经病变是否存在mtDNA的异质性？

2. 艾地苯醌治疗Leber遗传性视神经病变的机制是什么？

　　线粒体（mitochondrion）是真核细胞的能量代谢中心。自1894年德国生物学家Altmann在动物细胞质内发现线粒体以来，人们对线粒体的结构、功能及其与疾病关系的认识逐渐深入。Nass于1963年首次在鸡卵母细胞中发现线粒体中存在DNA；Schatz在同一年分离到完整的线粒体DNA（mitochondrial DNA，mtDNA），从此，人类开始了对自身mtDNA的探索。线粒体为细胞呼吸（cellular respiration）作用中的氧化还原（oxidation-reduction）反应提供了反应场所，并将此过程中产生的大量能量（ATP）供给整个细胞利用，因此线粒体又被称为细胞的氧化中心和动力工厂。有性生殖中受精方式的限制决定了线粒体遗传属母系遗传。早期曾有学者提出某些疾病可能是细胞质遗传所致，但直到1988年Wallace等通过研究证实mtDNA突变能够导致Leber遗传性视神经病变，才明确地提出mtDNA突变可引起人类的疾病。目前已发现人类100余种疾病与mtDNA突变有关。

第一节　人类线粒体基因组

人类的每个细胞中平均含有上百个线粒体，每个线粒体中含有2~10个mtDNA分子。mtDNA是独立于核基因组外的基因组，大约占细胞DNA总量的1%。

一、线粒体基因组的结构特征

完整的人mtDNA序列由Anderson等于1981年发表，它是一个长16 569bp双链闭合的DNA"裸"环分子，即mtDNA不与组蛋白结合，这一点与核基因组中的DNA是有区别的。其外环为重链（H链），富含鸟嘌呤（G）；内环为轻链（L链），富含胞嘧啶（C）。mtDNA含有37个基因，编码13种蛋白质、22种tRNA和2种rRNA，其中H链编码12种蛋白质、12S rRNA、16S rRNA和14种tRNA；L链编码1种蛋白质和8种tRNA。mtDNA编码的13种蛋白质分别为细胞色素c氧化酶（COX）复合体（复合体Ⅳ）催化活性中心的3个亚基（COX Ⅰ、COX Ⅱ、COX Ⅲ）；ATP合酶复合体（复合体Ⅴ）F_0的两个亚基（A6和A8）；NADH脱氢酶（又称NADH-CoQ还原酶、NADH-泛醌还原酶）复合体（复合体Ⅰ）的7个亚基（ND1、ND2、ND3、ND4L、ND4、ND5和ND6）；泛醌-细胞色素c还原酶复合体（复合体Ⅲ）中的1个亚基（细胞色素b）（图6-1）。

mtDNA无内含子，而且很少有重复基因或非编码基因，表现出高度的"经济性"，即各基因之间部分区域有重叠。唯一的非编码区是1 122bp的D环。它包含mtDNA重链复制起始点，轻、重链转录的启动子及4个高度保守的序列，分别位于213~235bp、299~315bp、346~363bp及终止区16 147~16 172bp。mtDNA具有2个复制起始点，分别起始复制重链和轻链，其复制也遵循半保留方式。mtDNA的基因转录是由位于D环区的两个启动子同时开始的。由于缺少组蛋白的保护，以及线粒体内没有DNA损伤修复系统，mtDNA易发生突变，且突变容易得到保存。

二、线粒体基因组的遗传特征

mtDNA与核DNA相比具有其独特的遗传特征，了解线粒体的遗传特征可以更好地认识线粒体疾病的病因学与发病机制。

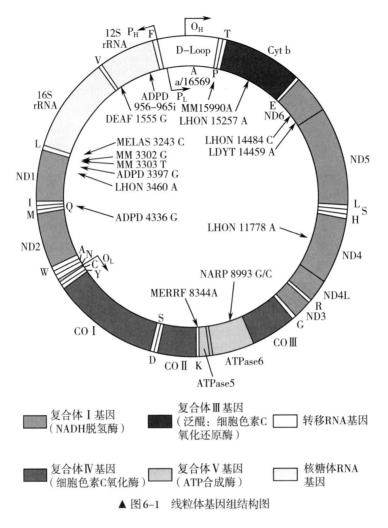

▲ 图6-1 线粒体基因组结构图

图例：
- 复合体Ⅰ基因（NADH脱氢酶）
- 复合体Ⅲ基因（泛醌：细胞色素C氧化还原酶）
- 转移RNA基因
- 复合体Ⅳ基因（细胞色素C氧化酶）
- 复合体Ⅴ基因（ATP合成酶）
- 核糖体RNA基因

（一）mtDNA的半自主性

与诸如溶酶体和过氧化物酶体等膜囊结构的细胞器相比，线粒体具有自己的遗传物质，所以有人将mtDNA称为第25号染色体或M染色体。这是指mtDNA能够独立地复制、转录和翻译，但线粒体只能合成13种与呼吸链-氧化磷酸化系统相关的蛋白质亚基，而大多数氧化磷酸化酶的蛋白质亚单位是由核DNA编码的。因此mtDNA的功能又受核DNA的影响，是一种半自主复制体，即核DNA与mtDNA共同协调完成细胞的能量代谢活动。

（二）线粒体基因组部分遗传密码的特殊性

线粒体的遗传密码与核基因的通用密码不完全相同，如UGA在mtDNA中编码色氨酸，而在核基因组中却是终止信号；AGG和AGA在通用密码中编码精氨酸，在mtDNA中却是终止密码子；AUA在通用密码中编码异亮氨酸，在mtDNA中编码甲硫氨酸。核基因密码有32种tRNA，而在线粒体中，仅用22个tRNA就可识别多达48个密码子（表6-1），表现出了比较强的tRNA兼用性。

密码子	通用遗传密码编码	线粒体遗传密码编码
UGA	终止密码子	色氨酸（Trp）
AGG，AGA	精氨酸（Arg）	终止密码子
AUA	异亮氨酸（Ile）	甲硫氨酸（Met）

（三）mtDNA的高突变率

mtDNA的突变率比核DNA高10~20倍，其原因有以下几个方面：① mtDNA中的基因排列非常紧凑，mtDNA上的任何突变都有可能影响与该部位有关的基因功能的改变。② mtDNA不与组蛋白结合，缺乏组蛋白的保护，是"裸露"的DNA分子。③ mtDNA分布在线粒体内膜附近，容易受到呼吸链代谢产生的超氧粒子及羟自由基的攻击，发生氧化损伤。④ mtDNA复制频率高，重链与轻链复制不同步。亲代的轻链在复制时长期处于单链状态，容易自发脱氨基，导致点突变。⑤ 线粒体内缺乏DNA损伤修复系统。

mtDNA高突变率是造成个体及群体中其序列差异较大的原因。任何两个人的mtDNA平均每1 000bp中就有4个不同，最高可达3%，而核DNA的这一数值仅为0.1%。人群中含有多种中性突变到中度有害的突变，而且有害的mtDNA突变还在不断增加，但是细胞中的有害mtDNA突变易随着溶酶体选择性的自体吞噬（autophagy）而被清除。因此，虽然mtDNA的突变很普遍，但线粒体病并不常见。

（四）mtDNA为母系遗传

人类受精卵中的线粒体绝大部分来自卵细胞，即来自母系。这种传递方式称为母系遗传（maternal inheritance）。精子的结构分为头和尾两部分，尾又分为颈段、中段、主段和末段四部分。精卵结合时，精子提供的几乎只是细胞核，而线粒体一般集中分布在精子尾部的中段，在受精过程中不能进入卵细胞，因而造成了受精卵中的细胞质几乎全部来自卵子，也导致了线粒体病的家系模式与经典单基因病的家系模式有所不同。所以在遗传病的系谱分析中，如果家族中发现一些成员具有相同的临床症状，而且是从受累的女性传递下来，则应考虑该病可能是由mtDNA突变造成的，可通过对mtDNA的序列分析来进一步确定是哪一种类型的基因突变。

（五）mtDNA的异质性与阈值效应

在正常的细胞或组织中，如果所有mtDNA分子都是一致的，称为同质性（homoplasmy）。如果mtDNA发生突变，造成同一细胞或组织中具有两种或两种以上的mtDNA共存（野生型与突变型共存），称为异质性（heteroplasmy）。如果一种mtDNA突变会降低ATP的产生，那些能量需求高又含有同质性突变mtDNA的细胞就会遭受更为严重的损害，而能量需求较低的细胞所受影响则较小。如果在异质性细胞中一种mtDNA突变会减少ATP的产生，那么突变型与野生型mtDNA的比例将决定该细胞是否会出现能量短缺：如果携带突变型mtDNA的线粒体数量很少，则能量的产生不会受到明显影响；相反，当携带较高比例突变型mtDNA的细胞所产生的能量不足以维持细胞的正常功能时，就会出现异常的性状，即线粒体病。换句话说，线粒体病存在表型表达的阈值。这种线粒体基因突变产生有害影响的阈值主要依赖于受累细胞或组织对能量的需求。因此，那些对能量需求高的组织，如脑、骨骼肌和心脏，更容易受到mtDNA突变的影响。

（六）随机分离与加性效应

人卵母细胞中含有约100 000个mtDNA，但当卵细胞成熟后，细胞中的mtDNA数目会减少到2~200个。这样，经过卵母细胞成熟及早期胚胎细胞分裂，女性原始性腺细胞中只有极少数的mtDNA传递到子代并进行复制，这个过程称为遗传瓶颈效应（genetic bottleneck effect）。如果通过遗传瓶颈留存下来的线粒体携带某种突变基因，经过增殖，就会使带有基因突变的线粒体在细胞中占有一定的比例。mtDNA复制和线粒体分离被认为是随机的过程，因此在细胞分裂中，一个异质性（又称杂质性）细胞将以随机的方式将突变的mtDNA以不同比例传给子细胞（图6-2）。

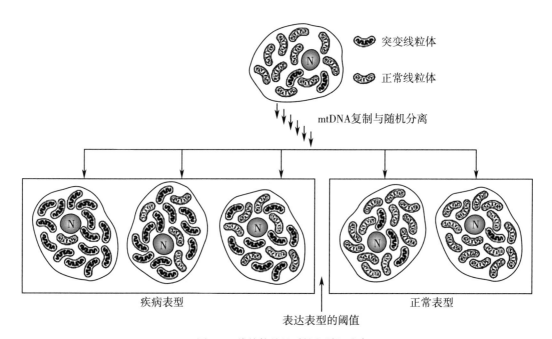

▲ 图6-2 线粒体的异质性与随机分离

如果某些细胞携带有较高比例的突变mtDNA，即可造成组织中的氧化磷酸化系统出现缺陷，导致能量供应水平降低，进而影响组织的功能，特别是那些氧化磷酸化依赖性较强的组织。倘若细胞中携带有两种或更多的mtDNA突变，则可观察到突变导致表型异常的加性效应。如Leber遗传性视神经病变即表现有此现象，患者mtDNA突变的种类越多，病情越严重。

第二节 线粒体基因突变

目前，已确认线粒体病与mtDNA的多种突变有关，其中包括点突变、缺失、插入、倒位和重排。这些突变涉及多种系统功能的紊乱。线粒体突变的临床症状主要包括肌病、脑病、痴呆、肌阵挛性癫痫、耳聋、失明、贫血、糖尿病及大脑供血异常等。

一、mtDNA的点突变

mtDNA的点突变多为错义突变，点突变发生的位置不同，所产生的生物学效应也有所不同。

（一）mRNA基因的碱基置换

mtDNA中mRNA基因的点突变绝大多数是错义突变，其结果会导致氨基酸发生改变。错义突变主要导致脑脊髓性疾病及神经性疾病，如Leber遗传性视神经病变、共济失调、神经性肌无力、并发色素性视网膜炎或利氏病（又称亚急性坏死性脑脊髓病）等。

（二）tRNA基因的碱基置换

mtDNA中tRNA基因点突变可以引起tRNA结构的异常，进而引起线粒体蛋白质生物合成过程的异常，导致线粒体遗传病。tRNA基因点突变与线粒体遗传病发生的机制尚未明了。如 $mt\text{-}tRNA^{Leu(UUR)}$ 基因的3 243A>G异质性突变，可引起线粒体脑肌病伴高乳酸血症和卒中样发作（MELAS）、慢性进行性眼外肌麻痹、心肌病或糖尿病伴耳聋；$mt\text{-}tRNA^{Lys}$ 基因的8 344A>G是与肌阵挛性癫痫伴破碎红纤维综合征（MERRF）相关的最常见的mtDNA突变。

（三）rRNA基因的碱基置换

mtDNA中有两个rRNA基因，分别编码线粒体核糖体的重要组成部分12S rRNA和16S rRNA。12S rRNA基因的一些突变热点，如1 555A>G导致该基因容易受到核基因组中某些修饰基因的作用而发生改变，进而诱发药物性耳聋（又称耳毒性聋）。

研究发现，位于mtDNA的D环区域的调控序列发生碱基置换，也与线粒体遗传病相关，例如16 189T>C可导致2型糖尿病。

二、片段的缺失或插入

mtDNA的大片段缺失或插入均可导致线粒体遗传病，其中以缺失最为常见。这类突变产生的原因多是mtDNA的异常重组或在复制过程中异常复制滑动（replication slippage）和滑链错配（slipped strand mispairing）或RNA的错误剪接。mtDNA的片段缺失可造成许多基因丢失，此类突变常导致神经性疾病，如卡恩斯－塞尔（Kearns-Sayre）综合征、慢性进行性眼外肌麻痹等，以及一些退行性疾病，如帕金森病、阿尔茨海默病、亨廷顿病等。这类疾病常由体细胞突变引起，往往无家族史，呈散发性。

三、mtDNA拷贝数目突变

mtDNA拷贝数目突变是指mtDNA拷贝数大大低于正常。这种突变较少，仅见于一些致死性婴儿呼吸障碍、乳酸酸中毒或肝、肾功能衰竭的病例。

第三节　常见的线粒体病

一、线粒体病的概念与特点

线粒体病（mitochondrial disease）广义上是指以线粒体功能异常为病因学核心的一大类疾病，包括线粒体基因组、核基因组的遗传缺陷；狭义上仅指mtDNA突变所致的线粒体功能异常。通常所指的线粒体病为狭义的线粒体病，即线粒体遗传病。在很多家庭中，线粒体病无疑是母系遗传的，但由于突变型mtDNA所占比例不同，家族成员的临床表型可从正常表型到非常严重的综合征，并且发病年龄也不尽相同。只有当细胞中突变型线粒体达到一定比例，线粒体产生能量的能力下降到一定的阈值时，细胞才会丧失其正常的功能。高度依赖于氧化磷酸化的高需能组织器官，如神经系统和心脏，在mtDNA发生突变时遭受的损害更为严重。需要注意的是，由于线粒体基因组复制与传递存在随机性，线粒体病有时又不完全符合母系遗传方式。

二、线粒体基因突变导致的线粒体病

mtDNA突变引起的线粒体病是一种多系统疾病，临床表型复杂多样。由于中枢神经系统和骨骼肌对能量的依赖性最强，病变主要累及这两类系统。此外，临床症状的形成与严重程度依赖于多种因素，包括胚胎发育早期线粒体突变基因组的复制分离程度、突变的线粒体基因在某一特定组织中存在的比例，以及在临床上出现异常之前组织中突变的mtDNA所需达到的阈值水平等，因此确定是否存在线粒体基因突变非常复杂。

（一）Leber遗传性视神经病变

1. 疾病概述　Leber遗传性视神经病变（Leber hereditary optic neuropathy，LHON）又称Leber视神经萎缩（Leber optic atrophy）[OMIM#535000]，是一种罕见的眼部线粒体疾病。典型的LHON首发症状为视物模糊，随后的几个月出现无痛性、急性或亚急性视力丧失，通常是两眼同时受累，或是一只眼睛发病不久后另一只也相继受累。视神经和视网膜神经元的退化是LHON的主要病理特征，另外还有周围神经的退化、震颤、心脏传导阻滞，甚至更为严重的神经系统疾病；视力丧失以中央视觉缺失为特征。LHON多发于青壮年，通常为27~34岁，但发病年龄可从儿童时期一直到70岁。该病通常存在性别差异，男性患病风险一般是女性的4倍，但原因尚不清楚。

2. 发病遗传机制　1988年Wallace首先发现患者mtDNA第11 778位点的G转换成了A（11 778G>A），使NADH脱氢酶亚单位4（ND4）第340位氨基酸由精氨酸变成组氨酸。迄今为止，研究发现9种编码线粒体蛋白质的基因（*ND1*、*ND2*、*CO I*、*MTATP6*、*CO III*、*ND4*、*ND5*、*ND6*、*Cyt b*）的31种突变，直接或间接地导致了LHON。LHON分为两种类型：① 单个线粒体

突变就足以导致LHON的表型；② 少见的、需要二次突变或其他变异才能产生的临床表型，但其发病的生物学基础尚不完全清楚。不同的突变所引起的临床症状差异明显，约96%的病例由以下三种错义突变引起，*MTND4*LHON* 11 778A，占69%；*MTND6*LHON* 14 484C，占14%；*MTND1*LHON* 3 460A，占13%。这三种突变的发生频率在世界范围内存在很大差异，如北欧、澳大利亚和亚洲主要是*MTND4*LHON* 11 778A。

表示LHON突变的名称包括三个部分，以*MTND4*LHON* 11 778A为例：第一部分中，MT表示线粒体，ND4表示NADH脱氢酶亚单位4；第二部分是在星号之后使用了描述疾病临床特征的字母缩略词LHON，表示Leber遗传性视神经病变；第三部分，11 778A表示mtDNA第11 778位点的碱基置换为A。

LHON的致病性突变会影响线粒体氧化磷酸化作用和产生ATP的能力，最主要的受累对象是那些对氧化磷酸化依赖性较强的组织，如中枢神经系统（包括脑和视神经）。LHON也存在视觉恢复（自愈）的可能性，但也因突变类型不同而不同，仅4%的11 778A患者在发病约36个月后能恢复，37%的14 484C患者在发病16个月后能恢复，而22%的3 460A患者在发病68个月后能恢复。目前，临床上没有对LHON有效的治疗药物，其自愈的机制也尚未明了。

（二）肌阵挛性癫痫伴破碎红纤维综合征

1. 疾病概述　肌阵挛性癫痫伴破碎红纤维综合征（myoclonic epilepsy associated with ragged red fiber，MERRF）〔OMIM#545000〕，是一种罕见的、异质性母系遗传线粒体病。具有多系统紊乱的症状，包括肌阵挛性癫痫的短暂发作、不能够协调肌肉运动（共济失调）、肌细胞减少（肌病）、轻度痴呆、耳聋、脊髓神经的退化等。破碎红纤维是指大量的团块状异常线粒体主要聚集在肌细胞中，电子传导链中复合物Ⅱ的特异性染料能将其染成红色。一般来讲，MERRF是线粒体脑肌病的一种，包括线粒体缺陷和大脑与肌肉功能的变化。在严重的MERRF患者大脑的卵圆核和齿状核中可发现神经元的缺失，并且在小脑、脑干和脊髓等部位也可观察到上述现象。MERRF一般在童年时初发，病情可持续若干年。

2. 发病遗传机制　80%~90%的MERRF患者携带有*MTTK*MERRF* 8 344G突变，该突变的正式名称为*MTTK*MERRF* 8 344G。其中的MT表示线粒体，第二个T表示tRNA基因，K表示赖氨酸（Lys），即线粒体基因组的*tRNA*^{Lys}基因第8 344位点的A被G置换。由于该突变涉及所有mtDNA编码基因的表达，将产生多个缺陷的呼吸链酶复合物，最突出的是NADH脱氢酶和细胞色素c氧化酶（cytochrome c oxidase，COX）。

MERRF的发病阈值与年龄有关。20岁以下个体的神经和肌肉细胞中m.8 344A>G突变达到95%以上时才会出现典型的MERRF症状；60岁以上个体的m.8 344A>G突变达到85%以上时就会表现典型的症状。当突变的线粒体所占比例比较低时，患者症状也会变轻。

（三）线粒体脑肌病伴高乳酸血症和卒中样发作

1. 疾病概述　线粒体脑肌病伴高乳酸血症和卒中样发作（mitochondrial encephalomyopathy with lactic acidosis and stroke-like episode，MELAS）〔OMIM#540000〕，是最常见的母系遗传线粒体病。发病年龄在2~15岁，也可发生于成人。MELAS的临床症状主要涉及中枢神经系统的功能障碍，包括复发性休克、头痛、癫痫、共济失调、偏瘫、偏盲、皮质盲和偶发呕吐等。乳酸酸中毒是由于乳酸浓度的增加而出现血液酸碱度（pH）下降和缓冲能力降低。在MELAS患者中，异常的线粒体不能够代谢丙酮酸，导致大量丙酮酸生成乳酸，使后者在血液和体液中累积。MELAS患者的一个特征性病理变化就是在脑和肌肉的小动脉和毛细血管管壁中有大量形态异常的线粒体聚集。

2. 发病遗传机制 导致MELAS的突变80%发生在线粒体$tRNA^{Leu(UUR)}$基因上，常见的位点是m.3 243A>G，命名为$MTTL1*MELAS$ 3 243G。一般情况下m.3 243A>G是异质性的，当m.3 243A>G突变的异质性达到40%~50%时，就有可能出现眼肌麻痹、神经性耳聋和肌病；当肌肉组织中m.3 243A>G突变的异质性超过90%时，复发性休克、痴呆、癫痫和共济失调的发病风险就会增加。此外，MELAS还可发生在$tRNA^{Leu(UUR)}$基因的第3 252、3 271和3 291位点上，以及线粒体$tRNA^{Val}$（$MTTV$）与$MTCO3$基因上。

（四）氨基糖苷类抗生素致聋

1. 疾病概述 氨基糖苷类抗生素致聋（aminoglycoside antibiotics induced deafness）［OMIM#580000］是由于氨基糖苷类抗生素的耳毒性干扰了耳蜗毛细胞中线粒体ATP的合成，使耳蜗神经受损，先表现为耳鸣、听力减退，进而导致耳聋，多为双侧及永久性。氨基糖苷类抗生素包括卡那霉素、庆大霉素、新霉素及链霉素等，这些抗生素的"天然靶标"是进化上相关的细菌核糖体，而人类线粒体核糖体与细菌核糖体结构相近，因此耳蜗毛细胞中的线粒体核糖体被认为是该类药物耳毒性的靶标。

2. 发病遗传机制 1993年，Perzant对3个母系遗传的氨基糖苷类抗生素致聋的家系进行了研究，证实了mtDNA上编码12S rRNA的基因发生了m.1 555A>G突变。同年，Ghodsian和Prezant等在散发性耳聋患者中也证实了m.1 555A>G突变，此为$MTRNR1$基因［OMIM*561000］突变导致的耳聋。此外，导致听力丧失的还有mtDNA上编码细胞色素c氧化酶亚基1（$MTCO1$）［OMIM*516030］基因m.7 444G>A的突变。氨基糖苷类抗生素诱发的耳聋具有迟发性或渐进性等特点，即停药后由药物引起的内耳毛细胞的退化仍可持续进行，并导致听力最终丧失。

（五）Kearns-Sayre综合征

1. 疾病概述 Kearns-Sayre综合征（Kearns–Sayre syndrome，KSS）［OMIM#530000］患者是一种多系统的线粒体病，通常20岁前发病，病程发展较快，多数患者在确诊后几年内死亡。常见临床症状为慢性进行性眼外肌麻痹、睑下垂、四肢肌病、视网膜色素变性、乳酸酸中毒、感觉神经损伤及听力丧失、运动失调、心脏传导功能障碍，甚至痴呆。

2. 发病遗传机制 导致Kearns-Sayre综合征的原因主要是体细胞mtDNA缺失，仅5%由母系遗传所致。最常见的是mtDNA 8 469~13 447之间的5kb片段缺失，约1/3患者由该缺失引起，该缺失的断裂点分别位于$MTATP8$和$ND5$基因内，导致$MTATP8$、$MTATP6$、$CO III$、$ND3$、$ND4$、$ND4L$、$ND5$及多个tRNA基因缺失。由于缺失多个基因，可出现不同程度的线粒体蛋白合成障碍。

Kearns-Sayre综合征的症状严重性取决于mtDNA异质性和组织分布的差异性。如肌细胞中具有缺失的mtDNA超过85%时，可引起严重的Kearns-Sayre综合征；当具有缺失的mtDNA相对较少时，仅表现为眼外肌麻痹。

学习小结

　　人类mtDNA是一种双链、闭环的DNA分子，长度为16 569bp。每个线粒体携带2~10个mtDNA，每个细胞最多有数千个mtDNA。人类mtDNA编码13种蛋白质、22种tRNA和2种rRNA。线粒体基因组的遗传特征包括半自主性、特殊遗传密码、高突变率、母系遗传、异质性和阈值效应、随机分离与加性效应。线粒体基因突变主要有mtDNA点突变、片段的缺失或插入和拷贝数目突变。线粒体病涉及需要更高能量的中枢神经系统和骨骼肌。临床主要包括肌病、脑病、痴呆、肌阵挛性癫痫、耳聋、失明、贫血、糖尿病和脑血供异常。最常见的线粒体病是Leber遗传性视神经病变、肌阵挛性癫痫伴破碎红纤维综合征、线粒体脑肌病伴高乳酸血症和卒中样发作、氨基糖苷类抗生素致聋和Kearns-Sayre综合征。异常的细胞核DNA也会导致线粒体功能障碍，出现由细胞核基因编码的线粒体疾病。

（霍静　包玉龙）

复习参考题

一、选择题

1. 以下符合mtDNA结构特点的是
   - A. 全长61 569bp
   - B. 与组蛋白结合
   - C. 呈闭环双链状
   - D. 重链（H链）富含胞嘌呤
   - E. 轻链（L链）富含鸟嘧啶

2. 线粒体遗传属于
   - A. 多基因遗传
   - B. 显性遗传
   - C. 隐性遗传
   - D. 非孟德尔遗传
   - E. 体细胞遗传

3. MELAS的特征性病理变化是
   - A. 在小脑、脑干和脊索等部位也发现神经元的缺如
   - B. 尾状核中小神经细胞缺失，伴胶质纤维化
   - C. 电子传导链中复合物Ⅱ的特异性染料能将肌细胞染成红色
   - D. 基底神经节和脑干部位神经元细胞的退化
   - E. 在脑和肌肉的小动脉和毛细血管管壁中有大量形态异常的线粒体聚集

4. 患者，男，18岁，因视力丧失来医院就诊。初步检查结果发现，患者1个月前右眼感觉视力减退，几天内发展到只能看到阴影；3周后同样症状出现在左眼。平面视野显示双眼全视力丧失，眼底检查示视盘苍白。视网膜血管荧光显示双侧视盘苍白伴血管扭曲。视觉诱发电位显示视神经传导异常。患者的舅舅出现相似的视力丧失。根据上述资料，患者最有可能的诊断为
   - A. 视神经炎
   - B. Kearns-Sayre综合征
   - C. 亚急性坏死性脑脊髓病

D. Leber遗传性视神经病变

E. MELAS

5. 患者，男，17岁，因睑下垂及智力低下到医院就诊。初步检查发现，患者中度智力低下，身材矮小，眼科检查发现患者双眼眼底色素改变，荧光血管图显示中度视网膜色素层萎缩。重症肌无力药物测试阴性。分子遗传学检查发现，患者的mtDNA存在大片段的缺失（约5kb）。根据上述资料，患者最可能的诊断为

A. 视神经炎

B. Kearns-Sayre综合征

C. 亚急性坏死性脑脊髓病

D. Leber遗传性视神经病变

E. MELAS

答案：1. C；2. D；3. E；4. D；5. B

二、简答题

1. 线粒体基因组具有哪些遗传特征？

2. 线粒体基因突变的分子生物学效应有哪些？

3. 线粒体病具有怎样的遗传特点？

第七章

多基因病

学习目标

掌握	多基因遗传、易患性、阈值、遗传率等遗传学概念，多基因病的特点及再发风险的估计。
熟悉	多基因遗传的特点；质量性状与数量性状的概念及遗传学特点。
了解	常见多基因病发病的遗传机制。

　　人类的一些遗传性状或遗传病由两对或更多对的等位基因决定，每对基因之间没有显性与隐性之分，而是共显性，这些基因的每个成员对遗传性状形成的效应都是微小的，称为微效基因。许多对相关微效基因的作用可以累加起来，具有加性效应（additive allelic effect），表现出来的性状即多基因性状。多基因性状的形成除受微效基因的作用外，还受环境因素的影响，这两种因素结合决定性状的遗传方式称为多基因遗传（polygenic inheritance），由这种遗传方式传递的疾病称为多基因病。人类的一些常见病（如冠心病、高血压、糖尿病、哮喘、精神分裂症等）和先天畸形［如唇裂、腭裂、脊柱裂、无脑儿（又称无脑畸形）］都属于多基因病。

第一节　多基因遗传的特点

一、数量性状和质量性状

　　在单基因遗传中，基因和表型之间的对应关系较为明显。基因改变引起的性状变异在群体中的分布往往是不连续的，可以明显地分为2~3群，没有中间类型（图7-1）。因此单基因遗传的性状也称为质量性状（qualitative character）。

　　多基因遗传的基础是多对微效基因，性状的变异在群体中的分布是连续的，呈正态分布，即大部分个体属于中间类型，极端变异的个体较少，而且个体之间只有量的差别而没有质的变化。这些性状往往可以通过测量、称量或计算等方法进行定量，因此这类性状称为数量性状（quantitative character）（图7-2）。如人的肤色、身高、体重、智力、血糖、血脂、血压等都是数量性状。

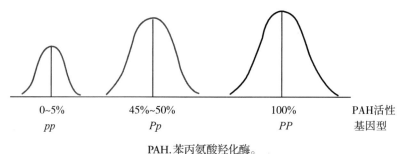

PAH.苯丙氨酸羟化酶。

▲ 图7-1 质量性状变异分布图

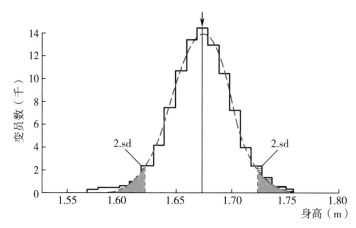

▲ 图7-2 数量性状（人身高）变异分布图

二、多基因遗传的特点

为了解释多基因遗传中基因之间、基因与环境因素之间的相互作用，1908年，Nilsson-Ehle用红粒和白粒小麦进行杂交试验，提出了多基因假说，对数量性状的遗传进行了解释。其要点为：① 数量性状是由两对或两对以上基因控制的性状；② 每个基因位点上的等位基因之间显性与隐性之分不明显，为共显性；③ 每个基因对表型的影响是微小的，称为微效基因（minor gene），这些微效基因具有累加效应（又称加性效应），因此，这些基因又称为累加基因（additive gene），也称加性基因；④ 数量性状的形成，不但受微效基因的影响，还受环境因素的影响；⑤ 每对等位基因的遗传方式仍然服从孟德尔遗传定律。

根据多基因假说，数量性状是由许多数目不详、作用微小的共显性微效基因通过加性效应控制的。那么，它是怎样影响性状或疾病呢？现以人的身高为例来分析数量性状形成的遗传机制。

假设有三对非连锁的等位基因（AA'、BB'、CC'）影响人的身高，其中A、B、C三个等位基因的效应是任何一个都可使个体的身高在平均身高（$AA'BB'CC'$，165cm）的基础上增高5cm，而A'、B'、C'三个等位基因可使个体的身高在平均身高的基础上，降低5cm。因此，基因型$AABBCC$个体就是极高的个体（195cm），基因型$A'A'B'B'C'C'$个体就是极矮的个体（135cm）。假如两个极端类型的个体婚配，则子一代（F_1）将为杂合的基因型$AA'BB'CC'$，呈中等身高（165cm），但由于环境因素的影响，后代中个体之间的身高会有一定差异。如果两个F_1婚配，根据孟德尔的分离定律和自由组合定律，父亲和母亲可能产生8种精子或卵子，种类分别是ABC、ABC'、$AB'C$、$AB'C'$、$A'BC$、$A'BC'$、$A'B'C$、$A'B'C'$，理论上可产生27种基因型，将各基因型按高矮数目分组，可以并成7组：即6'0（表示有6个均带'的身高降低等位基因，0个不带'的身高增高等位基因）、5'1、4'2、3'3、2'4、1'5、0'6，它们的频数分布分别为1、6、15、20、15、6、1（表7-1）。再将这7组基因型组合频数分布做成柱形图，以横坐标为组合类型，纵坐标为频数，各柱形顶端连成一线，即得到近似于正态分布的曲线（图7-3）。

▼ 表7-1 *AA'BB'CC'xAA'BB'CC'* 后代可能的基因型

基因型	*ABC*	*ABC'*	*AB'C*	*AB'C'*	*A'BC*	*A'BC'*	*A'B'C*	*A'B'C'*
ABC	*AABBCC*	*AABBCC'*	*AABB'CC*	*AABB'CC'*	*AA'BBCC*	*AA'BBCC'*	*AA'BB'CC*	*AA'BB'CC'*
ABC'	*AABBC'C*	*AABBC'C'*	*AABB'C'C*	*AABB'C'C'*	*AA'BBC'C*	*AA'BBC'C'*	*AA'BB'C'C*	*AA'BB'C'C'*
AB'C	*AAB'BCC*	*AAB'BCC'*	*AAB'B'CC*	*AAB'B'CC'*	*AA'B'BCC*	*AA'B'BCC'*	*AA'B'B'CC*	*AA'B'B'CC'*
AB'C'	*AAB'BC'C*	*AAB'BC'C'*	*AAB'B'C'C*	*AAB'B'C'C'*	*AA'B'BC'C*	*AA'B'BC'C'*	*AA'B'B'C'C*	*AA'B'B'C'C'*
A'BC	*A'ABBCC*	*A'ABBCC'*	*A'ABB'CC*	*A'ABB'CC'*	*A'A'BBCC*	*A'A'BBCC'*	*A'A'BB'CC*	*A'A'BB'CC'*
A'BC'	*A'ABBC'C*	*A'ABBC'C'*	*A'ABB'C'C*	*A'ABB'C'C'*	*A'A'BBC'C*	*A'A'BBC'C'*	*A'A'BB'C'C*	*A'A'BB'C'C'*
A'B'C	*A'AB'BCC*	*A'AB'BCC'*	*A'AB'B'CC*	*A'AB'B'CC'*	*A'A'B'BCC*	*A'A'B'BCC'*	*A'A'B'B'CC*	*A'A'B'B'CC'*
A'B'C'	*A'AB'BC'C*	*A'AB'BC'C'*	*A'AB'B'C'C*	*A'AB'B'C'C'*	*A'A'B'BC'C*	*A'A'B'BC'C'*	*A'A'B'B'C'C*	*A'A'B'B'C'C'*

　　从以上实例可总结出多基因遗传的特点：① 两个极端变异类型的个体（纯合子）杂交后，F_1代都是中间类型，但存在一定范围的变异。这是环境因素影响的结果。② 两个中间类型的F_1个体杂交后，子二代（F_2）大部分也是中间类型，但是其变异的范围比F_1更广，有时会出现极端变异的个体。这是因为除环境因素外，微效基因的分离和自由组合也起一定作用。③ 在一个随机杂交的群体中，变异范围广泛，但大多数个体接近中间类型，极端变异的个体所占比例很少，变异在群体中的分布符合正态分布。

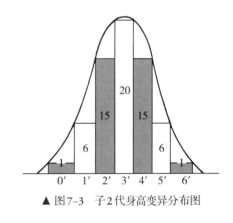

▲ 图7-3　子2代身高变异分布图

　　一般说来，控制数量性状的基因不止三对，而且研究报道表明，每个基因的作用并不相等。因此，影响常见病的基因数量超出我们目前的认识。以影响身高的基因研究为例，一项名为人体性状遗传研究（genetic investigation of anthropometric traits，GIANT）的项目检测了25万人的基因组，确定了影响人类身高的700种遗传变异个体。跟预料的一样，每个遗传变异位点对身高都有着微小的作用（约1mm的作用）。科学家曾估计，大约80%的人类身高变异可以通过遗传因素来解释。Pritchard及其团队重新分析了GIANT数据，并计算出可能有超过100 000种遗传变异位点会影响到人类身高，其中大多数遗传变异位点的影响微小，很难将它们与统计学误差分开来，因此常被忽略。这些遗传变异位点均匀分布在整个基因组上，因此它们对身高的影响几乎涉及所有基因。

1855年，Galton发表《遗传的身高向平均数方向的回归》一文，他通过测量204对双亲和他们的928名成年子女身高获此结论：当双亲的身高都高于群体平均身高时，他们的子女身高也会偏高，但是这些子女中多数将比父母矮，接近于群体平均身高，比父母更高的极少；如果双亲身高都矮于群体的平均身高，他们的子女身高也会偏矮，但是这些子女中多数将比父母高，接近于群体的平均身高，比父母更矮得极少。这就是说，数量性状在遗传过程中，子代将向群体的平均值靠拢，这就是回归现象。这种现象也表现于其他相似的数量性状。回归现象对理解多基因病的遗传特点有着重要的指导意义。

第二节　多基因病分析

多基因病是患病率较高、病情复杂的疾病，对病情的分析不仅要考虑遗传因素，还要考虑环境因素的影响。

一、易患性和发病阈值

（一）易患性

在多基因病中，由遗传因素和环境因素共同作用决定一个个体患病可能性的大小称为易患性（liability）。易患性低，患病的可能性小；易患性高，患病的可能性大。在一定的环境条件下，易患性代表个体所积累致病基因数量的多少。

（二）发病阈值

易患性的变异像一般多基因遗传性状那样，在群体中呈正态分布。一个群体中，易患性有高有低，但大部分个体的易患性都接近于平均值，易患性很低和很高的个体数量都很少，只有易患性较高的个体才能患病。当一个个体的易患性达到一定的限度后就要患病，这个易患性的限度称为发病阈值（threshold）。阈值将易患性呈连续变异的群体分为两部分：正常群体和患病群体。群体中大部分属于正常群体，小部分属于患病群体（图7-4）。在一定的环境条件下，阈值代表患病所必需、最低的易患基因数量。

一个个体的易患性高低是无法测量的，一般只能根据他们亲属的发病情况进行粗略估计。但是，一个群体的易患性平均值的高低，可以从该群体的患病率进行估计。一种多基因病的易患性平均值与阈值越近，表明群体易患性高，阈值低，群体患病率高；相反，易患性的平均值与阈值越远，表明群体易患性低，阈值高，群体患病率低（图7-5）。

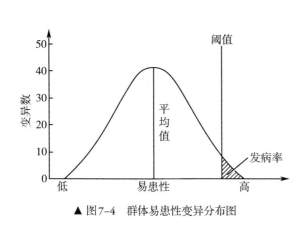

▲ 图7-4　群体易患性变异分布图

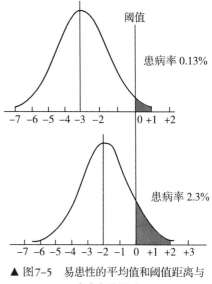

▲ 图7-5　易患性的平均值和阈值距离与
患病率的关系

二、遗传率

在多基因病中，遗传因素和环境因素都有重要作用。其中，遗传因素即致病基因在多基因病中所起作用的大小，称为遗传率（heritability），也称遗传度。一般用百分率（%）表示。如果一种多基因病的易患性完全由遗传因素决定，环境因素不起作用，遗传率就是100%，这种情况几乎是不存在的。一般遗传率在70%~80%就表明遗传因素在决定易患性变异或发病上起主要作用，环境因素的影响较小。相反，遗传率在30%~40%则表明遗传因素的作用不显著，环境因素在决定易患性变异或发病上起重要作用。常见多基因病和先天畸形的群体患病率和遗传率见表7-2。

▼ 表7-2　常见多基因病和先天畸形的群体患病率、患者一级亲属患病率和遗传率

疾病与畸形	群体患病率/%	患者一级亲属患病率/%	遗传率/%
哮喘	4.0	20	80
精神分裂症	1.0	10	80
先天性巨结肠	0.02	2（先证者为男性）； 8（先证者为女性）	80
唇裂伴或不伴腭裂	0.17	4	76
腭裂	0.04	2	76
先天性幽门狭窄	0.3	2（先证者为男性）； 10（先证者为女性）	75
1型糖尿病	0.2	2~5	75
先天性髋关节脱位	0.2	4（先证者为男性）； 1（先证者为女性）	70

疾病与畸形	群体患病率/%	患者一级亲属患病率/%	遗传率/%
强直性脊柱炎	0.2	7（先证者为男性）； 2（先证者为女性）	70
冠心病	2.5	7	65
无脑畸形	0.2	2	60
脊柱裂	0.3	4	60
消化性溃疡	4.0	8	37

三、多基因病的特点

从以上知识的学习我们可以知道，多基因病的遗传没有单基因病那么明显的传递特征，但其符合数量性状的遗传特征，具体如下：① 多基因病的患病率大多为0.1%~1.0%。② 多基因病有家族聚集倾向。患者亲属的患病率远高于群体患病率，但又低于1/2或1/4，不符合任何一种单基因遗传方式。③ 近亲婚配时，子女的再发风险增高，但不如常染色体隐性遗传病显著，这与多基因的加性效应有关。④ 随着亲属级别的降低，患者亲属的再发风险迅速下降，并向着群体患病率靠拢，在群体患病率低的疾病中，这种特征更为明显（表7-3）。这与单基因病中亲属级别每降低一级，再发风险降低1/2的情况是不同的。⑤ 患病率有明显的种族或民族差异（表7-4），这表明不同种族或民族的基因库是不同的。

▼ 表7-3　多基因病中亲属级别和患病率之间的关系　　　　　　　　　　　　单位：%

亲属级别	发病风险		
	唇裂伴或不伴腭裂	先天性髋关节脱位（女）	先天性幽门狭窄（男）
群体	0.17	0.2	0.5
单卵双生	40.0（×400）	40.0（×200）	40.0（×80）
一级亲属	4.0（×40）	5.0（×25）	5.0（×10）
二级亲属	0.7（×7）	0.6（×3）	2.5（×5）
三级亲属	0.30（×3）	0.40（×2）	0.75（×1.5）

▼ 表7-4　一些多基因病患病率的种族差异　　　　　　　　　　　　　　　　单位：%

疾病名称	日本人患病率	美国人患病率
脊柱裂	0.3	0.2
无脑畸形	0.6	0.5
唇裂伴或不伴腭裂	0.3	0.1

四、影响多基因病再发风险估计的因素

多基因病涉及多种遗传基础和环境因素，发病机制比较复杂，在估计多基因病的再发风险时，需要考虑以下几个方面。

（一）多基因病的再发风险与群体患病率和遗传率的关系

多基因病中，群体易患性和患者一级亲属的易患性均呈正态分布。但是，两者超过阈值而发病的部分在数量上不同，患者一级亲属的患病率比群体患病率要高得多（表7-3）。在相当多的多基因病中，群体患病率为0.1%~1%，遗传率为70%~80%，这种情况可用Edward公式来估计多基因病的再发风险，即 $f=\sqrt{P}$（f为患者一级亲属的患病率，P为群体患病率）。例如，唇裂在我国人群中的患病率为0.17%，其遗传率为76%，那么患者一级亲属的患病率 $f=\sqrt{0.0017}\approx4.1\%$。但是，如果群体患病率和遗传率过高或过低，则上述Edward公式不适用。如果某种多基因病的遗传率高于80%或群体患病率高于1%，患者一级亲属的患病率将高于群体患病率的平方根；如果一种病的遗传率低于70%或群体患病率低于0.1%，则患者一级亲属患病率低于群体患病率的平方根。

图7-6是群体的患病率、遗传率和患者一级亲属患病率相互关系的图解，横坐标为群体患病率，斜线为遗传率，纵坐标为患者一级亲属患病率。只要根据已知的群体患病率和遗传率，就可以从图解中查出患者一级亲属的再发风险。例如，某种多基因病的群体患病率约为6%，遗传率为62%，从图7-6中可查出患者的一级亲属再发风险约为19%，如果采用公式计算，$f=\sqrt{P}=\sqrt{0.06}=24.5\%$，与实际值有较大偏差。

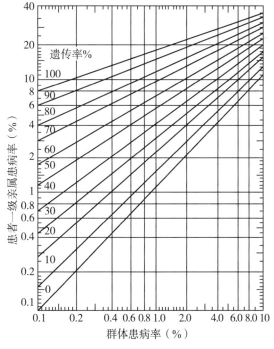

▲ 图7-6 群体患病率、遗传率与患者一级亲属患病率的关系

（二）家庭中患病人数与再发风险的关系

多基因病的再发风险与家庭中患病人数呈正相关。一个家庭中，患病的人数越多，再发风险就越高。如果一对表型正常的夫妇生出一个患儿，表明他们带有一定数量的致病基因；如果已生过两个患儿，则说明这对夫妇带有更多的致病基因，虽然他们本人都未患病，但他们的易患性更接近阈值，由于多基因的加性效应，再发风险将增加2~3倍。

（三）病情严重程度与再发风险的关系

多基因病患者病情越严重，其同胞中再发风险就越高。因为患者病情越严重，说明患者带有的致病基因就越多。与病情较轻的患者相比，其父母也必然带有较多的致病基因，因而他们的易患性更加接近阈值。所以，再次生育时的风险也相应地增高。例如，患者为单侧唇裂时，其同胞的再发风险为2.46%；患者为单侧唇裂伴腭裂时，其同胞的再发风险为4.21%；患者为双侧唇裂伴腭裂时，其同胞的再发风险为5.74%。

（四）性别与再发风险的关系

当一种多基因病的发病有性别差异时，表明不同性别的易患性阈值是不同的。这种情况下，群体患病率高的性别阈值低，一旦患病，其子女的再发风险低；相反，在群体患病率低的性别中，由于阈值高，一旦患病，其子女的再发风险高。这是因为在群体患病率低的性别中，患者带有较多的致病基因，超过了较高的阈值而发病，其子女的再发风险将会相应增高，尤其是与其性别相反的后代。相反，在群体患病率高的性别中，患者的子女再发风险将较低，尤其是与其性别相反的后代。

例如，先天性幽门狭窄是一种多基因病，群体中男性患病率为0.5%，女性患病率为0.1%。男性患病率是女性患病率的5倍，即男性的发病阈值低于女性。如为男性患者，儿子患病率为5.5%，女儿患病率为2.4%；相反，如为女性患者，儿子患病率为19.4%，女儿患病率为7.3%。表明女性患者比男性患者带有更多的致病基因。

在估计多基因病的再发风险时，必须考虑各方面因素，全面分析，综合判断，才能得出较切合实际的结论，更有效地进行优生指导。

案例7-1　　先天性马蹄内翻足

患者，女性，8岁。因双足内收、内翻畸形，呈马蹄状，且随年龄增长逐渐加重而就诊。现病史：双足明显内翻、内收畸形，跟腱及跖筋膜挛缩、紧张，双足距骨、骰骨均脱位，骰骨外凸形成滑囊，双足跟内翻，尖小，双足背外侧着地负重，内踝深陷，背伸活动功能障碍，不能独立行走，双小腿肌肉萎缩。出生史：第2胎第1产，妊娠36周，顺产，出生体重2 300g，出生时双足内收、内翻畸形，母亲妊娠期健康。X线检查：双足正位片（非负重位），双足侧位片（负重位）。诊断结果是"先天性马蹄内翻足"。

思考：

1. 先天性马蹄内翻足的临床症状有哪些？临床常用的检查方法是什么？

2. 先天性马蹄内翻足的遗传方式是什么？如何对其进行再发风险估计？

第三节 常见的多基因病

一、原发性高血压

（一）疾病概述

原发性高血压（essential hypertension，EH）[OMIM#145500]是一种多因素、复杂性多基因病，占高血压的95%以上。原发性高血压群体患病率高达20%。双亲中单方有高血压者子代患病率比群体患病率高1.5倍，双亲均有高血压者则高23倍。

高血压是一种以动脉血压持续升高为主要表现的慢性疾病，可伴有心脏、血管、脑和肾脏等器官功能性或器质性的改变，它分为原发性高血压和继发性高血压两种。基于目前的医学发展水平和检查手段，人们还不能发现确切病因的高血压称为原发性高血压；能够发现导致血压升高确切病因的高血压则称为继发性高血压。大多数原发性高血压见于中老年，起病隐匿，进展缓慢，病程长达十多年至数十年，是处于不断进展状态的心血管综合征，可导致心脏和血管结构与功能改变。

（二）发病遗传机制

原发性高血压是多基因、多因素引起的具有很强遗传异质性的疾病。遗传因素在原发性高血压发生机制中起重要的作用，其遗传率在30%~70%。原发性高血压发病具有明显的家族聚集性和种族差异。

采用候选基因法与全基因组扫描法已筛选出150多个易感基因，这些基因几乎分布于所有染色体的不同区域。这些基因通过肾素-血管紧张素-醛固酮系统、G蛋白信号转导系统、去甲肾上腺、离子通道和免疫-炎症系统，分别从生理、生化、代谢等途径参与血压调节机制。表7-5显示了几个主要的原发性高血压候选基因。

▼ 表7-5 原发性高血压部分候选基因

相关血压调节机制	候选基因编码蛋白	染色体定位	多态性
肾素-血管紧张素-醛固酮系统	肾素（REN）	1q21-q23	c.1051G>A
	血管紧张素原（AGT）	1q42-q43	c.704T>G
	血管紧张素转化酶（ACE）	17q23	287bp的*Alu*序列的插入缺失突变
	血管紧张素Ⅱ受体（ART）	3q21-q25	c.*86A>C
水盐代谢	α-内收蛋白（ADD1）	4p16.3	c.1378G>T
	醛固酮合成酶（CYP11B2）	8q21-q22	c.344C>T
内皮细胞功能	内皮型一氧化氮合成酶（NOS3）	7p36	c.894G>T c.774C>T、c.7A>C、c.10G>T、c.-22A>G
G蛋白信号转导	G蛋白β3亚单位（GNB3）	12p13	c.825C>T

除遗传因素外，膳食的钠/钾比、身体脂肪含量、体质量指数（BMI）、过量饮酒、长期精神过度紧张、年龄、缺乏体力活动、吸烟、糖尿病等也与原发性高血压有关。

二、糖尿病

（一）疾病概述

糖尿病（diabetes mellitus，DM）是一组以高血糖为特征的代谢性疾病。其患病人数随着生活水平的提高、人口老龄化、生活方式的改变及诊断技术的进步而迅速增加。2023年我国2型糖尿病患病率高达12.8%，在发达国家，糖尿病也是继心血管疾病之后的第三大非传染性疾病，成为严重威胁人类健康的全球性公共卫生难题。

糖尿病的高血糖是由胰岛素分泌缺陷或其生物作用受损，或两者兼有引起的。长期存在的高血糖可导致各种组织，特别是眼、肾、心脏、血管、神经的慢性损害、功能障碍。

糖尿病主要分为1型和2型两种类型，其中2型糖尿病占全部糖尿病的90%~95%。

1型糖尿病〔OMIM%222100〕又称胰岛素依赖型糖尿病（insulin-dependent diabetes mellitus，IDDM），是一种T细胞介导的，使机体选择性攻击胰岛β细胞，导致细胞损伤、免疫系统损害的一类自身免疫性疾病。

2型糖尿病〔OMIM#125853〕又称非胰岛素依赖型糖尿病，多在35~40岁后发病。2型糖尿病患者体内产生胰岛素的能力并非完全丧失，有的患者体内胰岛素甚至产生过多，但胰岛素的作用效果较差，使患者体内胰岛素的相对缺乏，可以通过某些口服药物刺激体内胰岛素的分泌。但到后期仍有一些患者需要使用胰岛素治疗。

（二）发病遗传机制

1. 1型糖尿病　1型糖尿病患者一级亲属的平均患病率为6%，明显高于普通人群的0.4%，单卵双生子1型糖尿病的一致率可达70%，进一步揭示了遗传因素在1型糖尿病发病机制中的重要作用。近年来，随着分子生物学技术的发展，尤其是全基因组关联分析（GWAS）已发现多个1型糖尿病易感位点。*IDDM1*、*SH2B3*、*TC-PTP*和*RGS1*等是已经证实的与1型糖尿病有关的易感基因（表7-6）。

2. 2型糖尿病　是一种常见的具有明显异质性的多基因复杂疾病，大多数病例属于多基因病，不遵循经典的孟德尔遗传规律，患者一级亲属患病率较高。通过系统的人类基因鉴定和功能分析，发现大量与2型糖尿病有关的易感基因。与2型糖尿病相关的区域主要有1p36、1p31、1q22、1q42-q43、2q31.3、2q36.3、3p25.2、3q27.3、4p16.1、5q34-q35.2、6p22.3、6p21.31、6p23.2、7p13、7q32.1、8q24.11、10q25.2-q25.3、11p15.1、11p11.2、11q14.3、12p12、12q24.31、13q12.2、13q34、15q21.3、17p13.1、17q12、17q25.3、18q23、19p13.2、19q13.2、20p12、20q12-q13.1、20q13.12、20q13.13等。主要易感基因见表7-7。

候选基因	基因定位	多态性	作用机制
人类白细胞抗原基因（*IDDM1*）或（*HLA-DQB*）	6p21.3	*DQA1*0301-DQB1*0201* *DQA1*0501-DQB1*0201* *DQA1*0301-DQB1*0301* *DQA1*0301-DQB1*0602*	分别编码HLA-DR、HLA-DQ和HLA-DP抗原，存在于成熟B淋巴细胞及抗原提呈细胞表面，负责呈递抗原给CD4细胞
胰岛素基因区（*IDDM2*）	11p15.5	数目变异的串联重复（VNTR）	编码胰岛素酪氨酸羟化酶和胰岛素样生长因子
SH2B3	12q24	c.784T>A	维持体内葡萄糖的稳态、能量代谢、细胞的生成和再生等多种生理功能
G蛋白调节因子1基因（*RGS1*）	1q31	c.-8110C>G	与趋化因子诱导的免疫细胞迁移有关
T细胞蛋白质酪氨酸磷酸酶基因（*TC-PTP*）	18p11	c.858+4862T>C c.261+814A>G	与胰岛素受体结合而发挥作用
小泛素样修饰蛋白4基因（*SUMO4*）	6q25.1	c.163A>G	SUMO4蛋白通过与IκBα作用，负性调节NF-κB的转录活性，从而间接参与对机体免疫应答的调控
细胞毒性T淋巴细胞相关抗原4基因（*CTLA4*）	2q33.2	c.-125A>G	机体维持淋巴细胞稳态的关键因子

易感基因	多态性	易感基因	多态性
胰岛素基因（*INS*）	Class Ⅲ VNTR	胰岛素受体基因	p.Val985Met
胰岛素受体底物1基因（*IRS-1*）	p.Gly972Arg	胰岛素受体底物2基因（*IRS2*）	p.Gly1057Arg
磷脂酰肌醇3激酶（*PI3K*）	p.Met326Ile	葡萄糖转运蛋白4基因	p.Val383Ile
过氧化物酶体增殖物激活受体γ基因（*PPARG*）	p.Pro12Ala	内向整合钾离子通道6基因（*KCNJ11*）	p.Glu231Lys
胰高血糖素受体基因	p.Gly40Ser	糖原合成酶基因（*GYS1*）	p.Met416Val
血管紧张素转换酶基因（*ACE*）	InDel	胰十二指肠同源盒因子1（*PDX1*）	p.Asp76Asn
肝细胞核因子1α基因（*HNF1A*）	p.Ala98Val	肝细胞核因子4α基因（*HNF4A*）	p.Val225Met, p.Thr130Ile
线粒体基因	tRNA^Leu(UUR)	脂肪酸结合蛋白2基因（*FABP2*）	p.Ala54Thr
解偶联蛋白2基因（*UCP2*）	p.Ala55Val	解偶联蛋白3基因（*UCP3*）	c.-55C>T
β₂肾上腺素受体基因	p.Gln27Glu, p.Trp64Arg	肿瘤坏死因子-α基因（*TNFA*）	c.-238A>G
己糖激酶Ⅱ基因	p.Gln142Pro	1型蛋白磷酸酶糖原相关调节亚单位（*PPP1R*）基因	p.Asp905Tyr

三、精神分裂症

（一）疾病概述

精神分裂症（schizophrenia，SZ）［OMIM#181500］是具有思维情感、行为等多方面的障碍，以精神活动和环境不协调为特征的一类病因未明的功能性精神障碍。精神分裂症的患病率约为1%。就发病年龄而言，精神分裂症多发生于15~45岁；无明显的性别发病差异。

精神分裂症多在青壮年缓慢或急性起病，主要临床症状涉及感知、思维和行为等多方面的障碍及精神活动的不协调。临床表现比较复杂，以个性改变，感知、思维、情感、意志行为等多方面障碍，思维、情感、行为的分裂，自知力受损，精神活动与环境的不协调为主要特征。精神分裂症的症状可因疾病的类型、发病阶段有很大不同。在急性阶段，以幻听和妄想等症状为主；在慢性阶段则以思维贫乏、情感淡漠、意志缺乏和孤僻内向等为主。

（二）发病遗传机制

精神分裂症属于多基因病，其遗传率为70%~85%。细胞遗传学家从20世纪60年代开始，对精神分裂症患者进行了大量的染色体检测工作。近半个世纪来已报道的精神分裂症患者染色体异常类型包括：① 缺失，如22q11.1和5q21-q23.1缺失；② 倒位，如9p11-q13和4p15.2-q21倒位；③ 相互易位，如t(1;7)(p22;q22)；④ 脆性位点，如8q24和19p13；⑤ 部分三体，如5q11-q13、5p14.1及8号存在异常片段；⑥ 非整倍体等染色体畸变。

近年来，运用关联分析法和分子基因检测技术，发现精神分裂症的主要易感基因有 DRD、5-HTR2A、KCNN3 等（表7-8）。

▼ 表7-8　精神分裂症常见易感基因

候选基因		染色体定位区域	编码蛋白	多态性	作用机制
多巴胺受体基因（DRD）	DRD2	11q22.1-q22.3	多巴胺D2受体	c.141Cdel	多巴胺是人体调节精神-神经活动的一种重要神经递质，多巴胺受体异常引起多巴胺过量，导致精神分裂症
	DRD3	3q13.3	多巴胺D3受体	c.25A>G	
	DRD4	11p15.5	多巴胺D4受体	第3外显子48bp重复序列 c.-521C>T	
5-羟色胺2A受体基因（5-HTR2A）		13q14.2	G蛋白偶联受体	c.-1438A>G	广泛分布于大脑，参与调节抗抑郁作用
Ca²⁺激活K⁺通道蛋白基因3（KCNN3）		2p24	Ca²⁺激活K⁺通道蛋白（SKCa3）	具有高度多态性的多聚谷氨酸重复序列(CAG)ₙ的末端	分布于大脑皮质等区域的离子通道，结合钙调蛋白构成细胞膜组织成分

除上述基因外，还发现定位于6p21.3的 HLA 可能参与精神分裂症的发病过程。某些精神分裂症患者存在自身免疫现象，HLA-A1、HLA-A2、HLA-A9、HLA-B5、HLA-CW4、HLA-DR8 与精神分裂症呈正相关；HLA-DR4、HLA-DQB1 与精神分裂症呈负相关。另外，儿茶酚-O-甲基转

移酶（catechol-O-methyltransferase, *COMT*）基因、细胞色素 P450（cytochrome P450, *CYP*）基因、载脂蛋白 E（apolipoprotein E, *ApoE*）基因等众多基因成为精神分裂症的易感基因或候选区域。

精神分裂症的发病除了与母体妊娠期内严重营养不良、病毒感染和围产期的脑损伤有关，还与生活水平、患者从小到大的成长环境、工作压力等有关。

四、阿尔茨海默病

（一）疾病概述

阿尔茨海默病（Alzheimer disease, AD）[OMIM#104300]是一种起病隐匿、呈进行性发展的致死性神经退行性变性疾病。群体患病率为 3%~8%。阿尔茨海默病常为隐袭起病，呈缓慢进行性加重，数年之后，其脑功能缺陷可能突然被发现，或在躯体疾病时症状变得明朗。临床上以记忆障碍、失语、失用、失认、视空间障碍、抽象思维和计算能力损害、执行功能障碍，以及人格和行为改变等全面性痴呆表现为特征。65 岁以前发病者称早老性痴呆；65 岁以后发病者称老年期痴呆。

（二）发病遗传机制

阿尔茨海默病可划分为家族性阿尔茨海默病（familial AD, FAD）和散发性阿尔茨海默病（sporadic AD, SAD）2 种。大约 5% 的阿尔茨海默病患者有家族史，约 50% 的家族性阿尔茨海默病是由定位于 21q21.3 的 *APP* 基因、定位于 14q24.2 的早老蛋白 1（presenilin-1, *PS1*）基因及定位于 1q42.13 的早老蛋白 2（presenilin-2, *PS2*）基因突变导致的。由 *APP* 编码的淀粉样前体蛋白（APP）经过加工水解产生 β 淀粉样蛋白（β-amyloid protein, Aβ）；病理情况下，APP 经过 β 分泌酶和 γ 分泌酶分解生成 Aβ40 和 Aβ42，其中 Aβ42 与阿尔茨海默病患者脑中 Aβ 沉积和神经元的变性密切相关。*PS1* 突变使其编码的蛋白亲水性环状结构域缺失，导致其构象改变，进而影响 γ 分泌酶的活性，使 Aβ42 生成增多。*PS2* 可通过影响 C 末端肽水解酶，作用于 APP 的水解过程，使聚集性 Aβ42 生成增多。

OMIM 记载的与阿尔茨海默病相关的基因（染色体区段）有 *AD1*（6p22.2，12p13.31，7q36.1，17q22，10q22.2）、*AD2*（19q13.32）、*AD5*（12p11.23-q13.12）、*AD6*（10q24）、*AD7*（10p13）、*AD8*（20p）、*AD9*（19p13.3）、*AD10*（7q36）、*AD11*（9p22.1）、*AD12*（8p12-q22）、*AD13*（1q21）、*AD14*（1q25）、*AD15*（3q22-q24）、*AD16*（Xq21.3）、*AD17*（6p21.2）、*AD18*（15q21.3）、*APBB2*、*PLD3*、*SORLJ*、*BLMH*、*ACE*、*CLU*、*CRI*、*PICALM*、*MAPT*。

头部受过严重创伤，患有高血压、高胆固醇血症、2 型糖尿病、肥胖等慢性病，缺乏锻炼、吸烟或接触二手烟、睡眠不足、高脂饮食、久坐不动等不良生活习惯，以及丧偶、独居、经济困难、生活颠簸等社会心理因素可成为发病诱因。

学习小结

多基因遗传是受多对基因和环境控制的，其性状的变异在人群中是连续的、呈正态分布的数量性状，遗传因素和环境因素决定了个体的患病可能性，即易患性。一个个体的易患性超过阈值后就会患病。一种多基因病的群体易患性平均值与阈值越近，表明群体易患性高，群体患病率高；相反，群体易患性平均值与阈值越远，表明群体易患性低，群体患病率低。遗传率反映了遗传因素在多基因病中所起作用的大小。临床上估计多基因病患者亲属的再发风险时，要综合考虑群体患病率、遗传率、亲属级别、亲属中患病人数、患者畸形或疾病的严重程度，以及患病率的性别差异等因素。常见的原发性高血压、精神分裂症、糖尿病和阿尔茨海默病等多基因病都是由遗传因素和环境因素共同作用而致病的。

（成细华　王刚）

复习参考题

一、选择题

1. 下面性状中不属于质量性状的是
   - A. 短趾
   - B. 血压
   - C. 红绿色盲
   - D. 多指
   - E. ABO 血型

2. 通常由遗传因素和环境因素共同决定发生的疾病是
   - A. 血友病
   - B. 白化病
   - C. 糖尿病
   - D. MERRF
   - E. 苯丙酮尿症

3. 关于遗传率的说法，正确的是
   - A. 遗传率是指遗传性状的表达程度
   - B. 遗传率是指遗传因素对表型的影响程度
   - C. 遗传率是指致病基因危害的程度

   - D. 遗传率是指致病基因向后代传递的百分率
   - E. 遗传率是指基因的扩增效率

4. 精神分裂症是多基因病，某地区该病群体患病率是0.16%，遗传率为80%，患者一级亲属的再发风险是
   - A. 4%
   - B. 1.6%
   - C. 0.4%
   - D. 1%
   - E. 80%

5. 下列描述中不符合多基因病特征的是
   - A. 群体患病率大多高于0.1%
   - B. 患者子女发病率为1/4
   - C. 有家族聚集倾向
   - D. 再发风险与家庭中患病人数有关
   - E. 受环境因素影响

   答案：1. B；2. C；3. B；4. A；5. B

二、简答题

1. 简述数量性状和质量性状的遗传特点。

2. 试述多基因病群体患病率、群体易患性平均值、阈值三者之间的关系。

3. 估计多基因病患者亲属的再发风险时，应考虑哪些因素？

4. 常见的原发性高血压、糖尿病、精神分裂症和阿尔茨海默病等多基因病有哪些主要的易感基因？

第八章　生化遗传病

学习目标	
掌握	分子病、遗传性代谢病、血红蛋白病、异常血红蛋白病、地中海贫血、受体蛋白病和原发性免疫缺陷病的基本概念。
熟悉	血红蛋白病、血友病、家族性高胆固醇血症、无丙种球蛋白血症、半乳糖血症、糖原贮积症、苯丙酮尿症和白化病的主要临床特征及其发病的分子机制。
了解	正常血红蛋白分子的组成和发育变化及其基因；成骨不全、慢性肉芽肿病、Tay-Sachs病和莱施-奈恩（Lesch-Nyhan）综合征的主要临床特征及其发病的分子机制。

　　生化遗传病（biochemical genetic disease）是基因突变导致蛋白质或酶异常而引起的一类单基因病，分为分子病（molecular disease）和遗传性代谢病（inherited metabolic disease）两大类。生化遗传学的发展应追溯到1902年英国内科医师Garrod对尿黑酸尿症、白化病等疾病的研究，他认为某一代谢环节出现先天性差错可以导致遗传病的发生，并提出了先天性代谢缺陷的概念。1949年美国化学家Pauling发现镰状细胞贫血患者的红细胞镰刀状变化是由其血红蛋白分子结构异常所致，首次提出了分子病的概念。随着分子生物学和分子遗传学的发展，很多生化遗传病的发病机制已在分子水平得以阐明，并且基因诊断、产前诊断、出生前治疗及新生儿筛查等手段已应用于一些生化遗传病的临床诊断、预防和治疗。

第一节　分子病

　　分子病是由于基因突变导致蛋白质（酶蛋白除外）分子质或量异常引起机体功能障碍的一类疾病。根据蛋白质功能的不同，将分子病分为运输蛋白病、凝血因子病、胶原病、受体蛋白病和原发性免疫缺陷病等。

　　1949年，Neel在研究一种常染色体隐性遗传的镰状细胞贫血时发现，无症状的父母（杂合子）具有与患者相似的红细胞形态异常，只是其程度较轻。同年，Pauling第一次证明了蛋白质的结构是由单个基因控制的，并由此提出了分子病这一概念。事实上，由遗传因素所致蛋白质功能异常引发的疾病都属于分子病，但习惯上把酶蛋白分子异常引起的疾病归于遗传性代谢病。随着现代医学进入分子医学时代，许多非遗传病也列入分子病。

一、血红蛋白病

血红蛋白病（hemoglobinopathy）是基因突变导致珠蛋白分子结构或合成量异常所引起的一类疾病，是典型的运输蛋白病。据统计，目前全世界约有2亿多人携带血红蛋白病基因，他们主要居住在非洲、地中海地区和东南亚，我国南方为高发地区。血红蛋白病已被世界卫生组织（WHO）列为严重危害人类健康的常见病之一。

（一）正常血红蛋白的分子组成

血红蛋白（hemoglobin，Hb）是由珠蛋白肽链和血红素辅基构成的复合蛋白，每个血红蛋白分子是由4个亚单位构成的四聚体。珠蛋白肽链分为类α珠蛋白肽链和类β珠蛋白肽链（简称为类α链和类β链），前者包括ζ链和α链，由141个氨基酸残基组成；后者包括ε链、$^{G}\gamma$链、$^{A}\gamma$链、δ链和β链，由146个氨基酸残基组成，$^{G}\gamma$链第136位点为甘氨酸残基，$^{A}\gamma$链则为丙氨酸残基。构成血红蛋白的4条珠蛋白肽链为2条相同的类α链和2条相同的类β链。在个体发育的不同阶段，类α链和类β链进行不同组合，构成了人类常见的6种血红蛋白，即Hb Gower Ⅰ、Hb Gower Ⅱ、Hb Portland、HbF、HbA和HbA_2。

（二）珠蛋白基因及其表达

1. 珠蛋白基因　人类珠蛋白基因分为类α珠蛋白基因簇和类β珠蛋白基因簇。类α珠蛋白基因簇定位于16p13.3，按5′→3′方向依次排列有ζ、$\psi\zeta$、$\psi\alpha_1$、α_2和α_1基因（图8-1A），其中$\psi\zeta$和$\psi\alpha_1$是已失去功能的假基因，α_2和α_1基因是两个完全相同的基因，正常二倍体细胞中有4个α基因，4个α基因表达的珠蛋白肽链数量相同。类β珠蛋白基因簇定位于11p15.4，按5′→3′方向依次排列有ε、$^{G}\gamma$、$^{A}\gamma$、$\psi\beta$、δ和β基因（图8-1B），$\psi\beta$为假基因。类α和类β珠蛋白基因簇各基因都含有3个外显子。

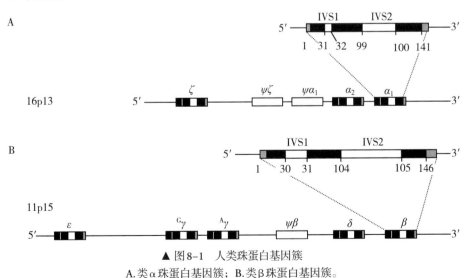

▲ 图8-1　人类珠蛋白基因簇
A.类α珠蛋白基因簇；B.类β珠蛋白基因簇。

2. 珠蛋白基因的表达与正常血红蛋白的发育变化 各种血红蛋白有规律地相互更替是珠蛋白基因表达受到精确调控的结果。珠蛋白基因的表达表现出典型的组织特异性和时间特异性，在发育过程中的表达顺序与其在染色体上的排列顺序相一致（图8-2）。胚胎早期在卵黄囊的原红细胞发生系统中，类α珠蛋白基因簇的ζ、α基因和类β珠蛋白基因簇的ε、γ基因表达，进而形成3种胚胎早期血红蛋白，即Hb Gower I（$\zeta_2\varepsilon_2$）、Hb Gower II（$\alpha_2\varepsilon_2$）和Hb Portland（$\zeta_2{}^G\gamma_2$、$\zeta_2{}^A\gamma_2$）。胎儿期（从第8周至出生为止）珠蛋白基因的表达由卵黄囊转移到胎儿的肝脾中，ζ和ε基因表达关闭，主要进行α和γ基因的表达，形成HbF（$\alpha_2{}^G\gamma_2$、$\alpha_2{}^A\gamma_2$）。出生后，珠蛋白基因的表达则主要在骨髓。出生后不久，β链和γ链这两种珠蛋白肽链的合成量大致相等，此后β链的合成量继续增加，且迅速达到最高峰，而γ链的合成量继续减少，其合成量极微；另外，δ链的合成可能开始于出生的前几周，合成量极少，所以α链与β链、γ链和δ链构成了成人的三种血红蛋白，即HbA（$\alpha_2\beta_2$，约占97%）、HbF（$\alpha_2{}^G\gamma_2$、$\alpha_2{}^A\gamma_2$，约占1%）和HbA₂（$\alpha_2\delta_2$，约占2%）（表8-1）。

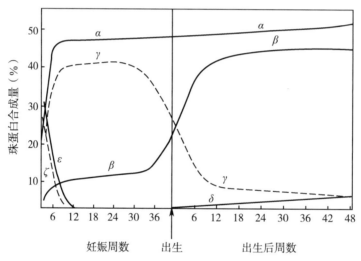

▲ 图8-2 正常人体发育过程中珠蛋白肽链合成的演变

▼ 表8-1 正常人体血红蛋白组成

发育阶段	血红蛋白	分子组成
胚胎	Gower I	$\zeta_2\varepsilon_2$
胚胎	Gower II	$\alpha_2\varepsilon_2$
胚胎	Portland	$\zeta_2{}^G\gamma_2$、$\zeta_2{}^A\gamma_2$
胎儿（8周至出生）	F	$\alpha_2{}^G\gamma_2$、$\alpha_2{}^A\gamma_2$
成人	A（约占97%）	$\alpha_2\beta_2$
成人	A₂（约占2%）	$\alpha_2\delta_2$
成人	F（约占1%）	$\alpha_2{}^G\gamma_2$、$\alpha_2{}^A\gamma_2$

珠蛋白基因的表达调控也表现在对表达量的精确控制，类α链和类β链的合成量始终维持在1∶1，例如正常二倍体细胞中有4个α基因和2个β基因，α和β基因表达形成的α链和β链分子数量是相等的，正好构成HbA，说明β基因的表达速率调控为α基因的2倍。

（三）血红蛋白病

自1956年Ingram发现HbA和HbS的不同是珠蛋白β链第6位的谷氨酸被缬氨酸替代以来，迄今已报道人类存在超过1 000种血红蛋白变异体。大多数血红蛋白变异体起因于点突变导致的单个氨基酸替代，且不易致病。但有些变异体会改变血红蛋白的结构，增强或降低氧的运输能力从而致病。血红蛋白病分为异常血红蛋白病（abnormal hemoglobinopathy）和地中海贫血（thalassemia）两大类。

1. 异常血红蛋白病　异常血红蛋白病是指珠蛋白基因突变导致珠蛋白肽链结构和功能异常引起的疾病。并非所有的异常血红蛋白都会引起人体的功能障碍。当结构异常发生在珠蛋白肽链的关键部位，影响到血红蛋白与O_2和CO_2的结合特性和稳定性时，则引起异常血红蛋白病。

（1）异常血红蛋白病的类型：根据异常血红蛋白的特性及临床表现，异常血红蛋白病主要分为4种类型。

1）镰状细胞贫血：镰状细胞贫血（sickle cell anemia）[OMIM#603903]是人类发现的第一种血红蛋白病，为常染色体隐性遗传病。该病发病率存在地区差异，在非洲和北美黑色人种中发病率高达1/500，我国也有少数病例发生。

镰状细胞贫血主要表现为血黏度增加，易使微细血管栓塞，造成散发性的组织局部缺氧，甚至坏死，出现肌肉骨骼痛、腹部疼痛、脑血栓等症状。同时红细胞镰变后变形能力降低，在通过微细血管时易被挤压而破裂，导致溶血性贫血。杂合子一般不表现临床症状，但在氧分压低的情况下可引起红细胞镰变，称为镰状细胞性状（sickle cell trait）。

镰状细胞贫血是由β基因的纯合突变所致，患者β基因的第6位密码子由正常的GAG突变成了GTG，编码的β珠蛋白肽链第6位谷氨酸被缬氨酸取代，正常HbA转变成了病理性HbS。由于非极性氨基酸取代了位于分子表面的亲水性谷氨酸，血红蛋白分子溶解度降低，在脱氧状态下HbS聚合成凝胶化的棒状结构，使红细胞扭曲镰变，进而诱发一系列临床症状（图8-3）。

2）不稳定血红蛋白病：不稳定血红蛋白病（unstable hemoglobinopathy）是α或β基因突变改变了珠蛋白肽链上的氨基酸顺序，引起血红蛋白分子结构不稳定所导致的一类疾病，多为不完全显性遗传病。已知的不稳定血红蛋白有100余种，80%以上为β链异常所致。如Hb Bristol不稳定血红蛋白病是指β基因第67位密码子发生突变，使β链该位置的缬氨酸被天冬氨酸取代，导致血红蛋白不稳定，易降解为变性珠蛋白小体［海因茨（Heinz）小体］，并附于细胞膜使之失去可塑性，红细胞不易通过脾

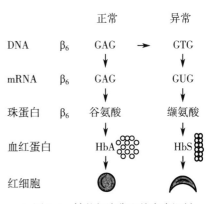

▲ 图8-3　镰状细胞贫血的发病机制

脏而破裂，造成溶血，出现乏力、头晕、苍白、黄疸等症状。

3）血红蛋白M病：血红蛋白M（hemoglobin M，HbM）病为常染色体显性遗传病。HbM病是由珠蛋白基因密码子发生错义突变造成血红蛋白分子中α链或β链与血红素铁原子连接的组氨酸发生了替代所致，如HbM Boston（$\alpha^{58His \rightarrow Tyr}$）、HbM Iwate（$\alpha^{87His \rightarrow Tyr}$）、HbM Saskatoon（$\beta^{63His \rightarrow Tyr}$）、HbM Milwaukee 1（$\beta^{63His \rightarrow Glu}$）、HbM Milwaukee 2（$\beta^{92His \rightarrow Tyr}$）等，组氨酸被替代后，二价铁离子（$Fe^{2+}$）变成高价铁离子（$Fe^{3+}$），形成高铁血红蛋白，丧失了血红素与$O_2$的结合能力，使组织供$O_2$不足，呈现发绀等症状。本病明显的临床表现是发绀和继发性红细胞增多，部分患者可同时伴有轻度溶血性贫血、黄疸和脾大等症状。

4）氧亲和力改变的血红蛋白病：肽链上氨基酸被替代而使血红蛋白分子与氧的亲和力增高或降低，导致运输氧功能改变。如Hb Kempsey，其β珠蛋白肽链第99位天冬氨酸变为天冬酰胺，使血红蛋白与氧的亲和力增高，输送给组织氧量就会减少，导致红细胞增多症。又如Hb Kansas，其β珠蛋白肽链第102位天冬酰胺变为苏氨酸，致使血红蛋白与氧的亲和力降低，动脉血氧饱和度下降，严重者可引起发绀症状。

（2）异常血红蛋白病的分子基础：异常血红蛋白的产生是珠蛋白基因突变的结果，涉及各种突变类型。

1）碱基置换：90%以上的异常血红蛋白病是珠蛋白基因发生碱基置换所致。① 错义突变，如镰状细胞贫血是由β基因第6位密码子GAG>GTG，即A>T的置换使β珠蛋白肽链中谷氨酸变为缬氨酸所致；HbC病是由β珠蛋白肽链中第6位的谷氨酸被赖氨酸替代所致。② 无义突变，如Hb Mckees Rocks是由β基因第145位密码子TAT>TAA，即酪氨酸密码子→终止密码子，β珠蛋白肽链缩短为144个氨基酸残基所致。③ 终止密码突变，如Hb Constant Spring是由α基因第142位终止密码子TAA>CAA（谷氨酰胺），α链延长了31个氨基酸残基所致。

2）移码突变：如Hb Cranston是由β基因第144位与第145位密码子之间插入AG，使其后的遗传密码移位，原来第147位的终止密码子变成了编码氨基酸的密码子，使其翻译的肽链增加了11个氨基酸所致。

3）整码突变：整码突变是指基因中一个或数个密码子的缺失或插入，导致其编码的肽链缺少或增加一个或数个氨基酸。如Hb Grady是α基因第118位与第119位密码子间插入了3个密码子（编码谷氨酸–苯丙氨酸–苏氨酸）所致。

4）融合基因：融合基因（fusion gene）是不同基因片段拼接而成的异常基因，往往是由同源染色体错位联会并在两基因内断裂发生不等交换而形成的，可编码由两种不同肽链拼接而成的融合肽链，形成异常血红蛋白。如Hb Lepore，其类β链是由δ链N端的部分片段和β链C端的部分片段融合而成的，故称δβ链；而Hb反Lepore（Hb anti–Lepore），其N端为β链的氨基酸序列，C端为δ链的氨基酸序列，构成βδ链（图8-4）。这是δ和β基因融合的结果，若融合蛋白不含关键的功能性氨基酸残基，将导致β珠蛋白肽链丧失功能。

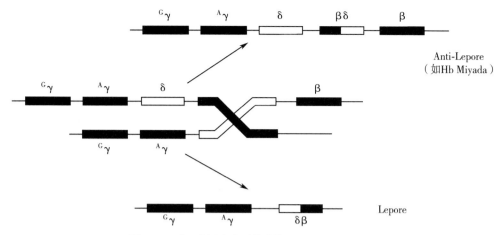

▲ 图8-4　δ 和 β 基因发生不等交换形成 $\delta\beta$ 和 $\beta\delta$ 融合基因

2. 地中海贫血　地中海贫血简称地贫，是珠蛋白基因突变导致相应珠蛋白肽链合成障碍，造成类 α 链和类 β 链合成比例失去平衡所引起的溶血性贫血。该病是人类最常见的单基因病，因最早发现于地中海地区而得名。实际上，地中海贫血广泛存在于世界各地，尤其是热带和亚热带地区，我国多见于广西、广东等南方各地。根据珠蛋白肽链缺失或合成量降低的类型，可将地中海贫血分为 α 地中海贫血（α thalassemia）和 β 地中海贫血（β thalassemia）。

（1）α 地中海贫血

1）疾病概述：α 地中海贫血［OMIM#604131］简称 α 地贫，是由 α 基因缺陷致使 α 链的合成受到抑制而引起的溶血性贫血。就单倍体而言，一条16号染色体上的两个 α 基因均正常，表示为 α^A（$\alpha\alpha$），如果均缺陷不能表达，完全不能合成 α 链，则称为 α^0 地中海贫血（ -- ）；如果只有一个 α 基因表达，合成部分 α 链，称为 α^+ 地中海贫血（ $-\alpha$ ）。

上述单倍体进行不同组合，可形成4种类型的 α 地中海贫血：巴氏胎儿水肿综合征（Bart hydrops fetalis syndrome）［OMIM#236750］、HbH 病（HbH disease）［OMIM#613978］、轻型（标准型）α 地中海贫血和静止型 α 地中海贫血。

巴氏胎儿水肿综合征的胎儿发育不良，四肢短小，全身皮肤苍白，严重水肿，心脏和肝脾肿大，多数在妊娠晚期或新生儿期死亡。其发病原因是患胎两条16号染色体上的4个 α 基因全部缺陷，为 α^0 地中海贫血纯合子 α^0/α^0（ --/-- ），完全不能合成 α 链，故不能形成胎儿 HbF。由于缺乏 α 链，正常合成的 γ 链便聚集形成四聚体（γ_4）。因 γ_4 首次发现于 St Bartholomew 医院，所以称为血红蛋白巴特（Hb Bart）。Hb Bart 对 O_2 的亲和力非常高，因而释放到组织的 O_2 减少，造成组织严重缺氧，致使胎儿出现上述临床表现。患胎父母一般均为 α^0 地中海贫血杂合子 α^0/α^A（ --/$\alpha\alpha$ ），再发风险为1/4。

HbH 病常见于东南亚地区。患者一般在5岁以后发病，表现为轻度至中度贫血，肝脾肿大，但临床症状差异较大，严重者酷似 β 地中海贫血，骨骼改变，出现特殊贫血面容。其发病原因是患者3个 α 基因遗传性缺陷，是 α^0 地中海贫血和 α^+ 地中海贫血的双重杂合子 α^0/α^+（ --/$-\alpha$ 或 --/$\alpha\alpha^T$，α^T 表示点突变），仅能合成少量的 α 链，β 链相对过剩并自身聚合成 β_4，即 HbH。β_4 不稳定，易被氧化解体形成游离的β链单链沉淀，积聚成包涵体附着于红细胞膜上，使红细胞膜失去柔韧性、易破裂而致慢性溶血性贫血。患者双亲的基因型多为α^0/α^A（$--/\alpha\alpha$）和α^+/α^A（$-\alpha/\alpha\alpha$或$\alpha\alpha/\alpha\alpha^T$）。

轻型（标准型）α地中海贫血的患者缺失2个α基因，基因型为α^0地中海贫血杂合子α^0/α^A（$--/\alpha\alpha$）或α^+地中海贫血纯合子（α^+/α^+），我国患者的基因型主要是α^0/α^A，基因型α^+/α^+多见于黑色人种。由于能合成相当量的α链，仅表现出轻型贫血或无症状。

静止型α地中海贫血的患者仅缺失1个α基因，基因型为α^+地中海贫血杂合子α^+/α^A（$-\alpha/\alpha\alpha$），血常规一般正常，无临床症状。

2）发病遗传机制：导致α地中海贫血的分子机制主要是α基因缺失，其次是基因突变。

基因缺失：α基因缺失主要是由减数分裂时16号染色体错误配对并发生不等交换造成的。α基因的缺失包括2个α基因所在片段的缺失、1个α基因的缺失、α基因内部分关键片段的缺失等多种类型。

基因突变：α基因突变导致mRNA无功能、不稳定或无法形成，使α链合成障碍或合成量减少。现在已明确的突变有300多种，但不同人群中常见突变有所不同，我国较常见的有2种，即α_2基因第125位密码子突变（CTG＞CCG）和终止密码突变（TAA＞CAA）；地中海地区常见突变为α_2基因起始密码子ATG突变为ACG，α_2基因第1内含子缺失5个核苷酸。

（2）β地中海贫血

1）疾病概述：β地中海贫血［OMIM#613985］简称β地贫，是由β基因缺陷致使β链的合成受到抑制而引起的溶血性贫血。就单倍体而言，11号染色体上的β基因正常，表示为β^A；如果β基因异常，完全不能合成β链称为β^0地中海贫血，仍能合成部分β链称为β^+地中海贫血；融合基因δβ完全不能合成β链，等同于β^0地中海贫血，称为$\delta\beta^0$地中海贫血。

上述单倍体通过组合形成不同类型的β地中海贫血：重型β地中海贫血、轻型β地中海贫血和中间型β地中海贫血。

重型β地中海贫血也称Cooley贫血，在我国广东、广西及四川的发病率为2.19%~5.1%。由于β珠蛋白在出生后才开始合成，本病患儿出生数月后才开始出现临床症状，包括溶血反应、严重贫血、肝脾肿大，如未加治疗则会导致生长发育迟缓、反应迟钝。较早形成特殊的地中海贫血面容，表现为颅大、颧突、塌鼻梁、眼距宽、眼睑水肿等。患儿为β^0地中海贫血、β^+地中海贫血、$\delta\beta^0$地中海贫血的纯合子（β^0/β^0、β^+/β^+、$\delta\beta^0/\delta\beta^0$）及$\beta^0$和$\beta^+$地中海贫血的双重杂合子（$\beta^0/\beta^+$），几乎不能合成β链或合成量极少，故无HbA或量极少。相对过剩的α链在红细胞膜上沉积，改变红细胞膜的通透性，引起溶血性贫血；同时γ链的合成相对增加，使HbF（$\alpha_2\gamma_2$）升高，有时高达50%~90%。HbF对O_2的亲和力较HbA高，在组织中不易释放出O_2，致使组织缺氧。患者需靠输血维持生命，如不治疗，通常在10岁以前由于严重的贫血、虚弱和感染而发生死亡。

轻型β地中海贫血患者是β^0地中海贫血、β^+地中海贫血或$\delta\beta^0$地中海贫血的杂合子（β^0/β^A、β^+/β^A、$\delta\beta^0/\beta^A$），能合成相当数量的β链，故临床症状较轻，表现为轻度贫血。

中间型β地中海贫血患者的症状介于重型与轻型β地中海贫血之间，表现为中度贫血，不需要输血。患者的2个β基因均变异，但仍能合成一定量的β链，并伴有HbF的明显升高。

2）发病遗传机制：导致β地中海贫血的分子机制主要是β基因的突变，缺失很少见。β基因的突变多数为点突变或一个或数个碱基对的增加或缺失。突变位点可发生在外显子、内含子和侧翼序列。根据突变位点的不同，主要分为编码序列突变、RNA剪接信号序列突变、转录调控序列突变和RNA修饰序列的突变。

编码序列突变是指编码区发生突变，形成无功能的或稳定性降低的RNA，不能合成正常的β链。例如，β基因第16位密码子中1bp的丢失引起的移码突变（图8-5）和第17位密码子的无义突变（AAG>TAG）均可使终止密码子提前出现，形成无功能的mRNA，最终引起β地中海贫血。

	15	16	17	18	19
正常β链	······ trp	gly	lys	val	asn ······
密码子	······ UGG	GGC ↓ –G	AAG	GUG	AAC······
移码突变	······ UGG	GCA	AGG	UGA	AC ······
	······ trp	ala	arg	stop	

▲ 图8-5　β基因的移码突变

正常的内含子与外显子接头是GT–AG，是RNA的剪接信号，如果该序列发生突变，便不能形成正常的mRNA，这样的突变称为RNA剪接信号序列突变。有时内含子突变也会影响正常剪接的进行。

转录调控序列突变主要发生于β基因的启动子区，如中国人常见的c.–28A>G突变，该突变破坏了TATA框，降低了转录效率，只能形成少量的β链，导致β地中海贫血。

β基因3′端多腺苷酸（polyA）附加信号序列AATAAA中，已发现4种不同的碱基置换和1种核苷酸缺失，它们是RNA修饰序列的突变。如美国黑色人种中发现的AATAAA>AACAAA突变，降低了β链的形成量进而导致β地中海贫血。5′端帽子序列中A>C的颠换常见于亚洲人，可导致β⁺地中海贫血的形成。

二、血友病

血友病（hemophilia）是一类常见的遗传性凝血功能障碍的出血性疾病，主要包括血友病A（hemophilia A）、血友病B（hemophilia B）、血友病C（hemophilia C），血友病A最常见。

（一）血友病A

1. 疾病概述　血友病A［OMIM#306700］又称抗血友病球蛋白（antihemophilic globulin，AHG）缺乏症或凝血因子Ⅷ缺乏症，属于X连锁隐性遗传病，在男性中发病率为1/10 000~1/5 000，占血友病总数的85%左右。女性一般为携带者，女性患者罕见。

血友病A的主要临床表现为出血倾向，其出血特点是反复自发性缓慢持续渗血；轻微创伤后流血不止；大量出血较为罕见；出血部位广泛，涉及皮肤黏膜、肌肉、关节等组织器官，关节腔多次出血可形成血肿引起关节变形，进而丧失功能导致患者残疾。

2. 发病遗传机制　凝血因子Ⅷ是参与凝血过程的重要成分，它是由AHG、Ⅷ因子相关抗原和促血小板黏附血管因子构成的复合分子。血友病A是由AHG基因突变使AHG遗传性缺乏所致。该基因定位于Xq28，长186kb，约占X染色体的0.1%，是目前所克隆的人类最大基因之一。AHG基因由26个外显子组成，编码2 351个氨基酸。AHG基因的突变具有高度的遗传异质性，已报道有3 000多种突变，包括缺失、插入、倒位、碱基置换和移码突变等类型。研究发现，约45%的血友病A患者的基因缺陷是由AHG基因第22内含子倒位所致。约40%的血友病A患者无家族史，可能由新的基因突变所致。

（二）血友病B

1. 疾病概述　血友病B［OMIM#306900］又称凝血因子Ⅸ缺乏症或血浆凝血活酶成分（plasma thromboplastin component，PTC）缺乏症，本病为X连锁隐性遗传病，男性中发病率约为1/40 000，占血友病总数的15%~20%。女性杂合子Ⅸ因子活性仅为正常人的1/3，较易表现出临床症状，故血友病B女性患者较血友病A多。血友病B的主要临床症状与血友病A相似，出血倾向的严重程度取决于Ⅸ因子的活性状态。

2. 发病遗传机制　血友病B是由凝血因子Ⅸ基因突变造成凝血因子Ⅸ缺乏或活性降低所致。人类Ⅸ因子基因定位于Xq27.1，由8个外显子组成，编码一个由461个氨基酸残基构成的凝血因子Ⅸ前体，成熟的凝血因子Ⅸ由415个氨基酸残基组成。目前已发现的该基因突变有1 200多种，涉及碱基置换、缺失、插入和移码突变等类型，碱基置换约占80%，其中以错义突变居多。

（三）血友病C

1. 疾病概述　血友病C［OMIM#612416］又称血浆凝血活酶前质（plasma thromboplastin antecedent，PTA）缺乏症或因子Ⅺ缺乏症，为常染色体显性遗传病或常染色体隐性遗传病，多见于土耳其南部犹太人后裔。患者主要表现为鼻出血、月经出血及创伤出血较多，肌肉或关节血肿少见，症状较血友病A和血友病B轻。

2. 发病遗传机制　该病由定位于4q35.2的Ⅺ因子基因突变所致，迄今已发现至少254种致病性突变。

三、胶原病

胶原蛋白（collagen，COL）简称胶原，是人体最重要的含量最丰富的一种蛋白质，占全身总蛋白的30%以上，它是由3条相同或不同的α链缠绕而成的螺旋结构。迄今已发现42种基因编码不同的α链，编码形成的α链分别表示为α_1、α_2、α_3，每种α链又分若干亚型，如α_1（Ⅰ）、α_1（Ⅱ）、α_1（Ⅲ）等，α链组合形成不同类型的胶原，已发现有29种胶原分子。最常见的有Ⅰ型、Ⅱ型和Ⅲ型胶原（表8-2）。α_1（Ⅰ）表示组成Ⅰ型胶原的α_1链，其基因相应地表示为COL1A1，其余类同。

胶原病（collagen disease）是由胶原α链基因突变引起转录、翻译过程缺陷或某种修饰酶基因突变使翻译后修饰缺陷而导致的一类分子病，也称"结缔组织遗传病"。成骨不全（osteogenesis imperfecta，OI）是常见的胶原病之一，也是最常见和最早被认识的遗传性骨病之一，具有高度的遗传异质性，多数为常染色体显性遗传病，少数为常染色体隐性遗传病。

胶原类型	分子组成	基因	基因定位	分布部位	引起疾病
I	$[\alpha_1(I)]_2$ $\alpha_2(I)$	COL1A1 COL1A2	17q21.33 7q21.3	骨、肌腱、皮肤、角膜等	成骨不全
II	$[\alpha_1(II)]_3$	COL2A1	12q13.11	软骨、玻璃体	软骨发育不全
III	$[\alpha_1(III)]_3$	COL3A1	2q32.2	皮肤、动脉、子宫、肠	EDS IV

注：分子组成一栏中罗马数字代表胶原类型，α_1，α_2分别代表肽链类型，方括号外的数字代表肽链数目。EDS IV，IV型埃勒斯–当洛（Ehlers–Danlos）综合征。

成骨不全是一种累及骨、肌腱、韧带、筋膜、巩膜及牙本质等部位的胶原病，由于患者易发生骨折，临床上又称为"脆骨病"。根据遗传学和流行病学研究，可将成骨不全主要分为 I 型、II 型、III 型和 IV 型，最常见的是 I 型和 II 型。

（一）I 型成骨不全

1. 疾病概述　I 型成骨不全［OMIM#166200］是常染色体显性遗传病，活婴中发病率约为1/30 000。受累个体从出生起就表现出蓝色巩膜，故又称蓝色巩膜综合征。患者多在青春期后发病，主要表现为骨质疏松，易频繁发生骨折而引起畸形，其上肢和下肢的长骨、肋骨、手和足的小骨最易骨折，关节过度活动易受伤而导致肢体畸形，牙齿发育不良、畸形；部分患者发生传导性耳聋。相对而言，成骨不全中 I 型病情最轻。

2. 发病遗传机制　I 型成骨不全主要是由 COL1A1 基因突变造成 I 型胶原合成量减少所致。COL1A1 基因大小约为17.5kb，由51个外显子组成。

（二）II 型成骨不全

1. 疾病概述　II 型成骨不全［OMIM#166210］大部分属于常染色体隐性遗传病，少数是常染色体显性遗传病。新生儿发病率约为1/60 000。该类型是一种先天性致死性疾病，表现为长骨短宽，患者在宫内即可因骨质疏松、发脆引起四肢、肋骨骨折，导致四肢弯曲、缩短和胸廓狭窄、变形。多数死于宫内或出生后不久死亡。存活者常存在脑积水、长骨囊性变。

2. 发病遗传机制　II 型成骨不全的发病原因：① I 型胶原基因 COL1A1 和 COL1A2 突变，多数为甘氨酸被替代的错义突变；② 修饰酶基因突变，使胶原不能正确修饰。上述突变均引起胶原分子异常而不能发挥功能，最终导致重型的 II 型成骨不全。

四、受体蛋白病

受体蛋白病（receptor protein disease）是基因突变导致受体的结构、功能或数量异常而引起的疾病。家族性高胆固醇血症（familial hypercholesterolemia，FH）是最为常见的受体蛋白病。20世纪70年代，Goldstein 和 Brown 因阐明低密度脂蛋白受体在家族性高胆固醇血症中的作用获得了1985年的诺贝尔生理学或医学奖。

（一）疾病概述

家族性高胆固醇血症〔OMIM#143890〕是一种不完全显性遗传病，在人群中杂合子发病率约为1/500，他们只能产生正常人40%的低密度脂蛋白受体（low density lipoprotein receptor，LDLR）。纯合子发病率为1/1 000 000~3/1 000 000，他们只能产生正常人10%的LDLR。家族性高胆固醇血症患者的临床表现为高胆固醇血症、早发性冠心病、黄色瘤、动脉粥样硬化，过早出现角膜老年环，易发生心肌梗死。患者多为杂合子，发病较晚，病情较轻。纯合子患者病情重，在十几岁时就会发生心肌梗死甚至死亡。

正常人低密度脂蛋白（low density lipoprotein，LDL）同细胞膜上的LDLR结合，通过内吞进入细胞，然后被溶酶体酸性水解酶水解，生成的游离胆固醇可被酯化成胆固醇酯而贮存；同时，游离的胆固醇可抑制3-羟基-3-甲基戊二酰辅酶A还原酶（3-hydroxy-3-methyl-glutaryl CoA reductase，HMG CoA reductase）活性，从而减少细胞内胆固醇的合成。家族性高胆固醇血症患者由于LDLR缺陷使血浆中LDL不能被细胞利用，同时细胞内胆固醇反馈抑制减弱，胆固醇合成量增加并进入血浆，致使血液及细胞内胆固醇堆积，诱发各种临床症状。

（二）发病遗传机制

导致家族性高胆固醇血症最常见的原因是*LDLR*基因突变，*LDLR*基因定位于19p13.2-p13.1，含18个外显子。已发现的该基因突变超过1 600多种，突变分布于整个基因序列的各个部位，然而并非所有的变异体都有临床后果。突变类型主要有缺失、错义突变、无义突变和插入，其中以缺失最为多见。*LDLR*基因突变引起的LDLR缺陷主要有5种类型：① 合成障碍；② 转运障碍，即不能将受体从粗面内质网转运至细胞膜上；③ 结合障碍，即受体到达细胞膜，但不能与LDL结合；④ 内移障碍，即与LDL结合的受体向细胞内移的功能异常；⑤ 再循环障碍，即受体与LDL不能分离，无法再循环回到细胞膜表面，并且被降解。

案例8-1 家族性高胆固醇血症案例分析

患者，男，15岁。皮肤结节性肿胀13年，频繁出现胸闷、呼吸困难等心肌缺血表现，出现角膜老年环。体格检查示血压135/90mmHg（1mmHg=0.133kPa），双肘部及跟腱可见多个散发的黄色结节，双手及臀部可见多发弥散小结节，眼睑周围有米粒大小结节，质地较硬，无疼痛。眼角膜下缘有半月形阴影。医院根据临床表现和各种检查指标，最后诊断为家族性高胆固醇血症（FH）纯合子。

思考：

1. 试分析患者父母的发病情况及其同胞的再发风险。

2. 试分析家族性高胆固醇血症的发病原因。

五、原发性免疫缺陷病

原发性免疫缺陷病（primary immunodeficiency disease，PID）又称先天性免疫缺陷病，是由先天因素（多为遗传因素）引起免疫器官、免疫细胞和免疫活性分子等发生缺陷，导致机体抗感染免疫功能低下的一组临床综合征。原发性免疫缺陷病常发生在婴幼儿，易引起反复、慢性和难以控制的感染，严重威胁生命，迄今已发现300多种原发性免疫缺陷病，群体发病率超过1/10 000。根据受累免疫成分的不同，原发性免疫缺陷病可分为5类：① 原发性B细胞免疫缺陷；② 原发性T细胞免疫缺陷；③ 重症联合免疫缺陷；④ 吞噬细胞缺陷；⑤ 补体系统缺陷。我国原发性免疫缺陷病的相对发病率大致为原发性B细胞免疫缺陷占50%，原发性T细胞免疫缺陷占10%；重症联合免疫缺陷占20%，吞噬细胞功能缺陷占18%，补体系统缺陷占2%。

（一）原发性B细胞免疫缺陷

1. 疾病概述 原发性B细胞免疫缺陷患者常有反复化脓性感染如肺炎、中耳炎、鼻窦炎等。由于治疗困难，反复肺部感染造成气道弹性破坏，最终可合并重症阻塞性肺炎。X连锁无丙种球蛋白血症（X-linked agammaglobulinemia，XLA）[OMIM#300755]又称先天性无丙种球蛋白血症或Bruton综合征，是代表性的原发性B细胞免疫缺陷。患者血液和淋巴组织中没有或仅有极少数B细胞，淋巴结很小，扁桃体缺失。血液中通常检测不到IgA、IgD、IgM、IgE，而IgG含量极低（低于100mg/dl）。生后6~12个月可以依靠通过胎盘、来自母亲的IgG来防止感染，过了这一时期，血中IgG水平下降，出现反复的化脓性感染。

2. 发病遗传机制 X连锁无丙种球蛋白血症是最早发现的原发性免疫缺陷病，其致病基因是*BTK*，位于Xq21.3-q22，编码Btk/Tec家族酪氨酸激酶，该激酶对B细胞的成熟必不可少。

（二）原发性T细胞免疫缺陷

1. 疾病概述 原发性T细胞免疫缺陷的发生与胸腺发育不良有关，故又称先天性胸腺发育不良或迪格奥尔格综合征（DiGeorge syndrome，DGS）[OMIM#188400]，患者T细胞缺陷或功能低下，反复发生念珠菌及其他真菌感染。原发性T细胞免疫缺陷常同时伴有不同程度的体液免疫缺陷，这是由于B细胞的成熟很大程度上需要T细胞的协作。患者常有胸腺和甲状旁腺缺如或发育不全，先天性心血管异常和其他脸、耳畸形。

2. 发病遗传机制 位于染色体22q11.2的*TBX1*和*DGCR8*等基因的缺失是常见的致病原因，主要表现为常染色体显性或常染色体隐性遗传的特征。

（三）重症联合免疫缺陷

1. 疾病概述 重症联合免疫缺陷（severe combined immunodeficiency，SCID）[OMIM#300400]是T细胞和B细胞均缺乏或功能缺陷所导致的一类疾病，发病率为1/500 000~1/100 000，95%的患儿为男孩。患儿出生早期即出现反复感染，是最严重的遗传性细胞免疫缺陷，主要包括X连锁隐性遗传SCID、常染色体隐性遗传SCID、MHC缺陷造成的SCID等类型。

2. 发病遗传机制 X连锁隐性遗传SCID的致病基因编码白细胞介素-2（IL-2）受体的γ链，该γ链同时也是白细胞介素-7（IL-7）和白细胞介素-9（IL-9）受体的组成部分，这两种受体对于T细胞的发育至关重要。点突变、缺失、插入等导致的基因突变使淋巴系祖细胞增殖和成熟必需的多个信号途径受阻，引起T细胞、B细胞早期分化无法正常进行，出现体液免疫和细胞免疫的严重异常。常染色体隐性遗传SCID如腺苷脱氨酶（ADA）缺乏症，致病基因*ADA*位于20q13，该基因的缺乏导致T、B细胞发育不全和产生功能障碍，造成严重体液免疫和细胞免疫缺陷。

（四）吞噬细胞缺陷

1. 疾病概述　吞噬细胞包括多形核白细胞和单核巨噬细胞系统细胞，对于化脓性感染和其他的细胞内寄生微生物的宿主防御发挥重要作用。多形核白细胞的严重减少容易发生重症细菌感染，常常临床致死，如慢性肉芽肿病（chronic granulomatous disease，CGD）［OMIM#306400］和白细胞黏附缺陷症（leukocyte adhesion deficiency，LAD）［OMIM#116920］。

2. 发病遗传机制　慢性肉芽肿病患者缺乏还原型烟酰胺腺嘌呤二核苷酸磷酸（NADPH）氧化酶，不能将 O_2 还原生成 O_2^-。因此，患者的吞噬细胞在吞噬微生物后，由于不能产生超氧自由基和过氧化氢，不能杀灭吞噬的细菌或真菌，致使患者的吞噬细胞中有细菌生存。这种持续存在的细胞内微生物可以诱导针对细菌抗原的细胞免疫应答，形成肉芽肿。白细胞黏附缺陷症由整合素基因缺陷造成，患者黏附分子淋巴细胞功能相关抗原-1（LFA-1）缺陷导致吞噬细胞不能与血管内皮细胞黏附，从而不能经血管向感染部位游走，因此感染部位不易化脓而使侵入的细菌很快播散。

（五）补体系统缺陷

补体系统由众多蛋白构成，在炎症及天然免疫反应中发挥重要作用。补体系统缺陷造成免疫复合物的除去、炎症、吞噬作用和溶菌的障碍，常见的补体系统缺陷包括：① C3缺乏或C3抑制物缺乏，患者易发化脓性感染；② C1抑制物缺陷，C1抑制物是血清中的一种糖蛋白。C1抑制物的缺陷可导致血管通透性增加、组织水肿，即遗传性血管神经性水肿（hereditary angioneurotic edema，HAE）［OMIM#106100］，又称获得性C1抑制因子缺乏症。

1. 疾病概述　遗传性血管神经性水肿为常染色体显性遗传病，包括 I 型、II 型和 III 型，是临床上最重要的补体系统缺陷。患者体内不同部位出现反复发作的血管性水肿。当出现在肠道时，引起剧烈腹痛和呕吐；发生在上呼吸道时可引起气道闭塞甚至窒息。

2. 发病遗传机制　遗传性血管神经性水肿患者的C1抑制物基因［OMIM*606860］缺陷或点突变导致蛋白不表达或形成异常蛋白产物，进而对补体和接触凝血系统的抑制不足，使得C2活化产生的C2激肽与接触凝血反应产生的缓激肽增多。这两种多肽可作用于毛细血管微静脉，引起血管内皮细胞收缩，血浆外渗，导致水肿。

第二节　遗传性代谢病

遗传性代谢病又称先天性代谢缺陷（inborn error of metabolism，IEM）或酶蛋白病（enzyme protein disease，EPD），是指基因突变造成酶蛋白异常所引起的疾病。基因突变引起酶蛋白异常的原因主要有两种，一种是编码酶蛋白分子的结构基因发生突变，导致酶蛋白分子结构异常或酶蛋白遗传性缺失；另一种是编码酶蛋白基因调控系统异常，导致酶蛋白合成量发生改变。其遗传方式多为常染色体隐性遗传，少数为X连锁隐性遗传。

人体内每一步代谢反应都是在特定酶的催化下完成的，细胞内任何一种代谢底物在一系列酶的催化下依次形成多种中间产物，最后形成终产物。随着终产物的增多，某种酶的活性被反馈抑制从而降低反应速率，以维持细胞内物质的平衡；另外，有些物质在正常代谢过程中还存在旁路代谢。如果酶蛋白基因突变，可引起酶蛋白异常，导致代谢紊乱，最终引发一系列临床症状。酶活性异常分为酶活性降低或活性增高。绝大多数遗传性代谢病是由酶活性降低引起的。酶活性异常所致的代谢紊乱大致可分为5类情况（图8-6）。

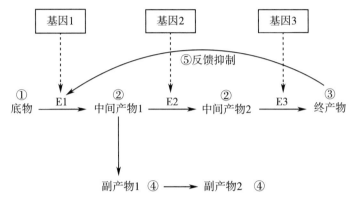

① 底物堆积；② 中间产物堆积；③ 终产物减少；④ 副产物增加；⑤ 反馈抑制减弱。

▲ 图8-6　酶活性降低所致的代谢紊乱示意图

E1，E2，E3 为各阶段所需的酶。

根据遗传性代谢病代谢物类型的不同，分为糖代谢病、氨基酸代谢病、脂类代谢病、核酸代谢病、溶酶体贮积症、维生素代谢病和药物代谢病等类型。

一、糖代谢病

糖代谢病是糖类合成或分解过程中所需酶遗传性缺乏所引起的疾病。

（一）半乳糖血症

1. 疾病概述　半乳糖血症（galactosemia）是遗传性酶缺陷使半乳糖在体内累积而导致的一种代谢病，属于常染色体隐性遗传病，在白种人群中的发病率为1/100 000~1/60 000，在中国人中罕见。

半乳糖血症主要表现为婴儿哺乳后呕吐、腹泻，对乳类不耐受，继而出现肝硬化、白内障、黄疸、腹水、智力发育不全等症状。

乳类含有乳糖，经消化道乳糖酶分解产生葡萄糖及半乳糖，半乳糖通过一系列酶促反应转化成葡萄糖而被组织利用（图8-7）。根据半乳糖代谢过程中所缺乏酶的不同，半乳糖血症分为Ⅰ型（经典型）、Ⅱ型和Ⅲ型。

2. 发病遗传机制　半乳糖血症的发病遗传机制主要包括三种类型。

（1）半乳糖血症Ⅰ型：半乳糖血症Ⅰ型［OMIM#230400］是常染色体隐性遗传病，约占半乳糖血症的95%，是由半乳糖-1-磷酸尿苷酰转移酶（galactose-1-phosphate uridyl transferase，GALT）遗传性缺乏引起的。由于此酶缺乏，半乳糖-1-磷酸在脑、肝、肾等器官积累而致病。

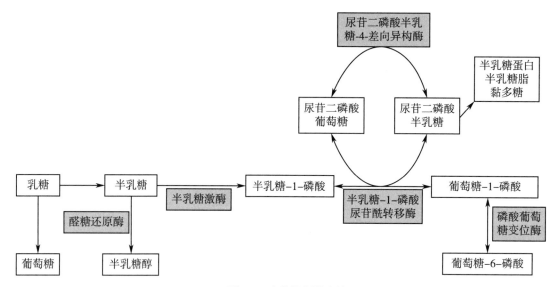

▲ 图8-7 半乳糖代谢途径

半乳糖在晶状体积累，在醛糖还原酶的作用下转变成半乳糖醇，使晶状体变性浑浊，形成白内障。患儿出生后乳类喂养数天，即出现呕吐或腹泻。1周后逐渐出现肝大、黄疸、腹水和白内障。如不控制乳类摄入，数月后出现明显智力低下，大多数患儿于新生儿期因感染死亡。编码GALT的基因*GALT*定位于9p13.3，全长约10.9kb，有11个外显子，编码的GALT含有379个氨基酸残基。该基因有多种突变，如第188位密码子CAA＞CGA的突变，使谷氨酰胺被精氨酸替代，导致半乳糖血症发生。

（2）半乳糖血症Ⅱ型：半乳糖血症Ⅱ型〔OMIM#230200〕较罕见，患者半乳糖激酶（GALK）缺乏，病情较Ⅰ型轻。该病由编码GALK的基因*GALK*突变所致，*GALK*基因定位于17q25.1。

（3）半乳糖血症Ⅲ型：半乳糖血症Ⅲ型〔OMIM#230350〕罕见，患者尿苷二磷酸半乳糖-4-差向异构酶（GALE）缺陷，患者临床表现差异较大，可无症状或类似于Ⅰ型。该病由定位于1p36.11的*GALE*基因突变所致。

半乳糖血症患儿一旦确诊，应立即停用乳类，改用豆浆等，辅以维生素、脂肪等喂养。预后好坏取决于能否早诊断早治疗。通过群体的新生儿筛查可达到早期诊断和及时治疗的目的。

（二）糖原贮积症

1. 疾病概述　糖原贮积症（glycogen storage disease，GSD）是糖原分解过程中酶缺乏引起的疾病，属于常染色体隐性遗传病，在白色人种群体中发病率约为1/100 000。根据糖原分解所缺乏酶的不同，将GSD分为13种类型，以Ⅰ型常见。GSDⅠ型又分为4种亚型，即Ⅰa、Ⅰb、Ⅰc和Ⅰd型，Ⅰa型是Ⅰ型的主要类型，约占80%，也是中国GSD患者的常见类型。下面以GSDⅠa型为例介绍GSD。

GSDⅠa型〔OMIM#232200〕主要累及肝脏、肌肉，有的伴有肾脏和神经系统的损伤。患儿主要表现为肝大、腹部明显突出、低血糖、乳酸酸中毒、惊厥，该病患儿喂养困难，生长发育迟缓，身材矮小，伴有高脂血症、高乳酸血症、酮尿症和高尿酸血症。

2. 发病遗传机制 葡萄糖-6-磷酸酶（glucose-6-phosphatase，G6Pase）是由多种蛋白组成的复合体，其中葡萄糖-6-磷酸酶催化亚单位（glucose-6-phosphatase catalytic subunit，G6PC）是其重要组成成分之一。GSD Ⅰa型的发病原因就是基因突变使 G6PC 缺乏导致葡萄糖-6-磷酸酶缺陷，使葡萄糖-6-磷酸不能转化为葡萄糖供组织利用，反而通过可逆反应合成更多的肝糖原积聚在肝细胞，引起患儿肝大等一系列临床表现。编码 G6PC 的基因 *G6PC* 定位于17q21.31，有5个外显子，编码的 G6PC 含357个氨基酸残基。OMIM记载的可导致 GSD Ⅰa型的 *G6PC* 基因突变有14种，包括错义突变、无义突变和剪接突变等。

二、氨基酸代谢病

氨基酸代谢病是氨基酸代谢过程中所需酶的遗传性缺乏而引起的氨基酸代谢异常。

（一）苯丙酮尿症

1. 疾病概述 苯丙酮尿症（phenylketonuria，PKU）［OMIM#261600］属于常染色体隐性遗传病，发病率存在种族和地区差异，在我国约为1/16 500。

苯丙酮尿症患儿出生时正常，通常在3~6月龄开始出现症状，1岁时症状明显，主要表现为尿液和汗液有特殊的"鼠尿味"；智力低下，行为异常，如兴奋不安、忧郁、多动、孤僻等；皮肤白皙，有不同程度的白化倾向，且易发湿疹。

苯丙酮尿症是新生儿遗传性代谢病筛查项目，可早期足跟采血，通过试验方法及早发现此种疾病，再通过饮食方面去干预、治疗，可以避免患儿智力低下和体格发育异常情况的发生，使患儿能够像正常孩子一样健康成长。

2. 发病遗传机制 苯丙氨酸是人体必需氨基酸，从食物中获取，它来源于蛋白质的分解，也参与蛋白质的合成，同时也可转变为酪氨酸，继而形成黑色素（图8-8）。苯丙酮尿症是由苯丙氨酸羟化酶（phenylalanine hydroxylase，*PAH*）基因突变所致，患者体内缺乏 PAH，使血中苯丙氨酸不能转化成酪氨酸，导致苯丙氨酸在体内积累。过量的苯丙氨酸经旁路代谢产生苯丙酮酸、苯

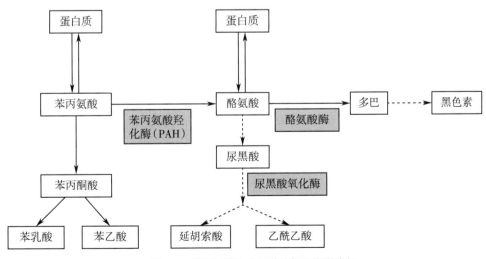

▲ 图8-8 苯丙氨酸及酪氨酸的部分代谢途径

乳酸、苯乙酸，并由尿液和汗液排出，所以患儿体表、尿液有特殊的"鼠尿味"，由于尿液中有苯丙酮酸，该病取名为苯丙酮尿症；旁路代谢物累积可抑制L-谷氨酸脱羧酶的活性，影响γ-氨基丁酸的生成，同时还可抑制5-羟色氨酸脱羧酶活性，使5-羟色胺生成减少，从而影响大脑的发育，导致智力低下、行为异常；过量的苯丙氨酸还可抑制酪氨酸酶的活性，导致黑色素减少，出现白化倾向。

*PAH*基因定位于12q23.2，全长90kb，含有13个外显子。该基因主要在肝脏中表达。OMIM记载的可导致苯丙酮尿症的*PAH*基因突变有67种。中国苯丙酮尿症患者最常见的是该基因第3外显子的第111位密码子CGA>TGA突变，造成精氨酸密码子突变为终止密码子。

案例8-2 苯丙酮尿症的危害

患儿，男，2岁，足月顺产，母乳喂养。患儿出生时正常，5月龄后智力渐落后，头发开始逐渐变黄，尿有"鼠尿味"，生长发育迟缓，就诊时不会认人，没有意识感，不能独自站立行走。

检查：皮肤白嫩，头发呈淡棕黄色，痴呆面容，虹膜呈茶褐色，流涎；四肢肌张力低。尿三氯化铁试验阳性，血液苯丙氨酸浓度升高至374.9μmol/L（正常值<240μmol/L）。诊断为苯丙酮尿症。

思考：

1. 苯丙酮尿症是一种什么病？其发病原因是什么？

2. 为什么在2岁时才发现异样的表现？

3. 该案例给我们带来什么启示？

（二）白化病

1. 疾病概述 白化病（albinism）是一类由不同基因突变导致的黑色素合成代谢缺陷病。群体发病率为1/20 000~1/10 000。根据临床表现特征，可分为眼皮肤白化病（oculocutaneous albinism，OCA）和眼白化病（ocular albinism，OA）两大类。白化病的主要危害是眼部受损和易患皮肤癌，目前该类遗传病尚无有效的治疗方法，最根本的应对策略是进行遗传咨询和产前诊断，避免和减少白化病患儿的出生。

2. 发病遗传机制

（1）眼皮肤白化病：眼皮肤白化病是常染色体隐性遗传病，在各类白化病中，该类型患者超过90%。主要表现为毛发及全身皮肤黑色素减少，对紫外线辐射敏感，易患皮肤癌；眼色素减少，畏光，眼球震颤，黄斑区发育不良，视力异常。

眼皮肤白化病的发病机制比较复杂，存在遗传异质性。临床上将其分为以下4种主要的亚型。① 眼皮肤白化病Ⅰ型［OMIM#203100］是由酪氨酸酶基因*TYR*突变引起酪氨酸酶缺乏或活性降低所致，该酶是酪氨酸转变为黑色素的关键酶（图8-8）。*TYR*基因定位于11q14.3，含有5个外显子，OMIM记载的可导致眼皮肤白化病ⅠA型和ⅠB型的*TYR*基因突变分别有30种和5种。② 眼皮肤白化病Ⅱ型［OMIM#203200］是由*OCA2*基因突变引起的，该基因定位于15q12-q13，含有25个外显子，编码黑色素体膜蛋白；OMIM记载的可导致眼皮肤白化病Ⅱ型的*OCA2*基因突变有12种。③ 眼皮肤白化病Ⅲ型〔OMIM#203290〕是由酪氨酸酶相关蛋白−1基因*TYRP1*突变所致，该基因定位于9p23，全长25kb，含有8个外显子，编码的酪氨酸酶相关蛋白−1是黑色素生物合成酶稳定因子；OMIM记载的可导致眼皮肤白化病Ⅲ型的*TYRP1*基因突变有6种。④ 眼皮肤白化病Ⅳ型〔OMIM#606574〕是由膜相关蛋白基因*MATP*突变所致，该基因定位于5p13.2，全长40kb，含有7个外显子，编码530个氨基酸的相对分子量为58kD的膜相关转运蛋白，目前已经发现超过42种突变，患者的临床特征和眼皮肤白化病Ⅱ型有重叠。

（2）眼白化病：眼白化病〔OMIM#300500〕的遗传方式多为X连锁隐性遗传，发病率约为1/60 000。患者毛发和皮肤正常，主要是眼色素缺乏。引起眼白化病的主要原因是*GPR143*基因的突变，该基因定位于Xp22.2，全长40kb，含有9个外显子，编码404个氨基酸残基构成的黑色素体跨膜蛋白；OMIM记载的可导致眼白化病Ⅰ型的*GPR143*基因突变有10种。

三、脂类代谢病

（一）疾病概述

脂类代谢病是指脂类分解代谢过程中特异性酶缺乏，导致相应脂类底物累积，从而引起代谢紊乱的一类疾病。下面主要介绍其中的Tay-Sachs病。

Tay-Sachs病（Tay-Sachs disease，TSD）〔OMIM#272800〕也称为家族性黑矇性痴呆（familial amaurotic idiocy），是GM2神经节苷脂贮积症（GM2 gangliosidoses）的一个亚型。

患儿刚出生时表型正常，一般3~6月龄发病，病情进展快。主要表现为听觉过敏，易受惊吓；肌张力低下，四肢呈蛙样姿态，运动发育迟缓，抬头无力；眼底检查可见樱桃红斑，视力减退，进一步发展导致失明；神经系统严重受损，出现各种癫痫发作，频度和强度随年龄的增加而加强；头围增大、吞咽障碍等。患儿多于2~3岁死亡。

（二）发病遗传机制

编码氨基己糖苷酶肽链的*HEXA*基因发生突变，导致溶酶体氨基己糖苷酶A缺乏，不能降解GM2神经节苷脂（一种鞘脂）而致病。*HEXA*基因定位于15q23，全长约39.7kb，含有14个外显子。该基因突变有碱基置换、缺失和移码突变，OMIM记载的可导致Tay-Sachs病的*HEXA*基因突变有55种。

四、核酸代谢病

（一）疾病概述

核酸代谢过程中所需酶的遗传性缺陷，导致机体内核酸代谢异常而引发核酸代谢病。主要包括Lesch-Nyhan综合征、着色性干皮病等。

Lesch-Nyhan综合征（Lesch-Nyhan syndrome，LNS）〔OMIM#300322〕也称自毁综合征或次黄嘌呤−鸟嘌呤磷酸核糖基转移酶1（hypoxanthine-guanine phosphoribosyl-transferase 1，HGPRT1）缺乏症，属于X连锁隐性遗传病，男性发病率约为1/10 000。

本病的临床特征是智力发育不全，强直性大脑性麻痹，舞蹈样动作和强迫性自残行为，如抓挠面部，咬伤自己的嘴唇、手指和足趾等。患者常伴有高尿酸血症、尿酸尿、血尿、尿道结石，导致痛风性关节炎。

（二）发病遗传机制

该病是由遗传性HGPRT1缺乏引起的嘌呤代谢障碍。HGPRT1催化磷酸核糖基焦磷酸（PRPP）上的磷酸核糖基转移到次黄嘌呤和鸟嘌呤上，使之分别形成次黄苷酸和鸟苷酸，而这两种核苷酸和腺苷酸可反馈抑制嘌呤的前体物质磷酸核糖胺（PRA）的生成。当此酶缺乏时，鸟苷酸和次黄苷酸合成减少，反馈抑制作用减弱或消失，嘌呤合成加快，使尿酸增高，代谢紊乱而致病。患者红细胞和白细胞中此酶含量可减少到正常人的2%~10%。如HGPRT1活性部分缺乏时，可引起高尿酸血症和痛风，不出现Lesch-Nyhan综合征症状。编码HGPRT1的基因*HPRT1*定位于Xq26.2-q26.3，长约47.5kb，含有9个外显子，编码的HGPRT1含有218个氨基酸残基。OMIM记载的可导致Lesch-Nyhan综合征和痛风的*HPRT1*基因突变分别有43种和11种，主要突变类型有碱基置换、插入、缺失和移码突变。第5和7外显子被认为是*HPRT1*基因的突变热点。

学习小结

生化遗传病主要包括分子病和遗传性代谢病。分子病是由基因突变造成蛋白质分子结构或数量异常所引起的疾病。血红蛋白病是由基因突变导致珠蛋白分子结构或合成量异常所引起的一类疾病；血友病是由凝血因子遗传性缺乏引起的出血性疾病；胶原病是由原胶原基因转录和翻译过程的缺陷，或翻译后修饰酶缺陷导致的；受体蛋白病是基因突变导致受体的结构、功能或数量异常而引起的疾病。原发性免疫缺陷病又称先天性免疫缺陷，是由先天因素（多为遗传因素）引起免疫器官、免疫细胞和免疫活性分子等发生缺陷，导致机体抗感染免疫功能低下的一组临床综合征。

遗传性代谢病又称先天性代谢缺陷，是指基因突变造成酶蛋白异常所引起的疾病。基因突变引起酶蛋白异常的原因主要有两种，一种是编码酶蛋白分子的结构基因发生突变，导致酶蛋白分子结构异常或酶蛋白遗传性缺失；另一种是编码酶蛋白基因调控系统异常，导致酶蛋白合成量发生改变。其遗传方式多为常染色体隐性遗传，少数为X连锁隐性遗传。根据遗传性代谢病代谢物类型的不同，分为糖代谢病、氨基酸代谢病、脂类代谢病、核酸代谢病、溶酶体贮积症、维生素代谢病和药物代谢病等类型。

（季丙元　杨慈清）

复习参考题

一、选择题

1. 白化病患者细胞中缺乏的酶是
   A. 色氨酸羟化酶
   B. 酪氨酸羟化酶
   C. 苯丙氨酸羟化酶
   D. 脯氨酸羟化酶
   E. 酪氨酸转位酶

2. 一对健康夫妇有7个孩子，其中2个夭折于镰状细胞贫血。在分析亲本血样时发现，当氧分压降低时，红细胞呈镰刀形。而纯合子正常个体的红细胞在同样条件下不表现该性状，存活的5个孩子中可能会表现出该性状的有
   A. 1个
   B. 2个
   C. 3个或4个
   D. 5个
   E. 1个或2个

3. 患儿，男，2月龄，其同胞已被确诊为苯丙酮尿症，第3胎第3产，足月顺产。体格检查示皮肤色正常，头发呈淡黄色，面容未见呆滞；血液检查示血苯丙氨酸427.6μmol/L（正常值＜240μmol/L），尿三氯化铁试验阳性（+++），该患者最可能的诊断结果是
   A. 半乳糖血症
   B. 苯丙酮尿症
   C. 糖原贮积病
   D. 家族性高胆固醇血症
   E. 白化病

4. 患儿，男，8岁，身高90cm，体重30kg，腹部膨隆，肝大，智力正常，骨龄落后，平时常有多汗、面色苍白症状，偶有清晨抽搐发作。该患儿应首选的检查是
   A. 甲状腺功能
   B. 生长激素激发试验
   C. 腹部超声
   D. 颅脑MRI
   E. 糖代谢功能试验

5. 患儿，女，4岁，频繁出现上呼吸道感染，胸部受累，每次发作的时间都比学前班的同龄人长。医师们一直认为这是她因先天性心血管畸形接受了心脏大手术所造成的结果。患儿说话时鼻音较重，在新生儿病案记录中出现了钙水平较低的情况，该病初诊最大可能是
   A. X连锁无丙种球蛋白血症
   B. 迪格奥尔格综合征
   C. 重症联合免疫缺陷
   D. 慢性肉芽肿病
   E. 遗传性血管神经性水肿

   答案：1. B；2. C；3. B；4. E；5. B

二、简答题

1. 什么是分子病？主要有哪些类型？
2. 试述α地中海贫血的临床类型及发病机制。
3. 简述遗传性代谢病的类型及常见疾病。
4. 以苯丙酮尿症为例，说明遗传性代谢病的发病机制。
5. 简述半乳糖血症的发病机制、主要临床症状和治疗及预防策略。

第九章　**药物反应的遗传基础**

	学习目标	
掌握	药物遗传学和药物基因组学的概念；G6PD缺乏所致溶血性贫血、异烟肼慢灭活、恶性高热、琥珀胆碱敏感、无过氧化氢酶血症的遗传学机制。	
熟悉	药物反应基本环节的遗传控制；G6PD缺乏所致溶血性贫血、异烟肼慢灭活、恶性高热、琥珀胆碱敏感、无过氧化氢酶血症的临床表现；遗传多态性与药物效应个体差异的关系，药物基因组学在临床个性化用药中的应用。	
了解	二甲双胍的药物基因组学研究。	

　　临床治疗中可以观察到，相同症状的不同患者对同一种药物可能有不同的反应，包括药物疗效和毒副作用及其程度等。事实上，药物在体内的作用取决于机体对药物的吸收、药物在体内的分布，以及药物代谢和排泄的过程。上述药物作用过程的许多环节都与酶和受体等蛋白密切相关，因此这些过程都会受到遗传因素的影响，这一观点在20世纪50年代已得到广泛认可。1959年，Vogel提出了药物遗传学（pharmacogenetics）的概念。药物遗传学是药理学与遗传学相结合的一门交叉学科，它研究遗传因素对药物代谢和药物效应的影响，特别是异常药物反应及其个体差异产生的遗传本质。传统的药物遗传学主要是从单个基因的角度揭示个体对药物不同反应的遗传基础。近年来，随着人类基因组计划取得重要研究成果，大批人类基因和DNA多态性被发现，使得药物反应与遗传之间的关系研究不断深化。药物在体内的代谢是一个非常复杂的过程，用单个基因来解释个体对药物的反应不够全面，而应将其放在基因组的整体中进行考虑。因此，药物基因组学（pharmacogenomics）于1997年应运而生。药物基因组学是以药物效应和安全为目标，从整个基因组的全局角度审视各种基因突变与药效及安全性之间的关系。2005年，美国食品药品监督管理局（Food and Drug Administration，FDA）发布的药品行业药物基因组学资料呈递指南中提到，在新药申请时，依据具体情况，必须或自愿提供该药物的药物基因组学方面的信息。

第一节 药物反应个体差异的遗传基础

药物反应的各个环节，如吸收（进入血液）、分布（随血液转运全身）、代谢（生物转化）、发挥药效（通过与细胞受体等靶点结合或直接进入胞内产生效应，纠正机体的病理状态）和排泄（排出体外），都与酶、受体或其他蛋白质的功能状态（表型）有关（图9-1）。遗传因素和环境因素共同决定了药物反应在不同个体（或群体）间存在表型的多样性，而表型的多样性通常由基因多态性所决定。基因突变是基因多态性的基础，基因突变往往会导致受体、载体或酶等药物反应相关蛋白活性升高、降低或丧失，影响药物反应的某个或多个环节。突变基因主要从以下四个途径改变药物的作用。

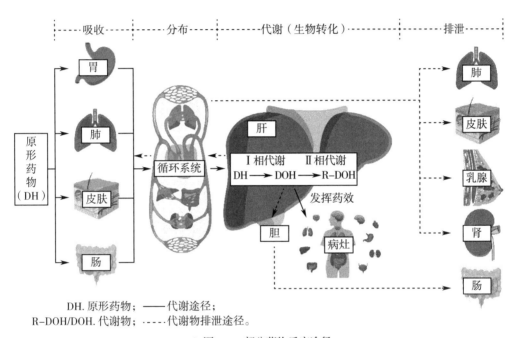

DH. 原形药物；——代谢途径；
R-DOH/DOH. 代谢物；-----代谢物排泄途径。

▲ 图9-1 部分药物反应途径

一、药物吸收、转运与分布的遗传基础

（一）药物吸收

药物的吸收是药物从给药部位进入血液循环的过程。有些药物的吸收要借助于膜蛋白的转运，有些药物则需要与特定的分泌蛋白结合才会被吸收，因此这些蛋白的状态会影响对药物的吸收。如幼年型恶性贫血是由胃黏膜缺乏钴胺素结合内因子（cobalamin binding intrinsic factor，CBLIF）影响了维生素B_{12}的吸收所致。*CBLIF*基因定位于11q12.1，它编码的CBLIF是一种由胃黏膜壁细胞分泌的、分子量为17kD的糖蛋白，为小肠充分吸收维生素B_{12}（红细胞成熟所必需的一种维生素）所必需。*CBLIF*基因第1内含子1位点的G>A突变和*CBLIF*基因编码区290位点的T>C（Met97Thr）突变会导致青少年巨幼细胞贫血。

（二）药物转运与分布

药物的分布通常借助于血浆蛋白的运输，血浆蛋白缺乏会影响药物在体内的分布。如遗传性甲状腺素结合球蛋白（thyroxine-binding globulin，TBG）对甲状腺激素四碘甲状腺原氨酸（T_4，又称甲状腺素）和三碘甲状腺原氨酸（T_3）亲和力相对较高，结合并携带70%~75%的循环T_4和T_3，在甲状腺激素药物的组织分布和靶向输送中发挥重要作用。TBG缺乏症是指定位于Xq22.3的甲状腺素结合球蛋白基因（*SERPINA7*）发生缺失或点突变，导致该结合蛋白减少或完全缺乏，甲状腺激素与蛋白结合减少，即结合态的T_4和T_3水平下降，影响其储存和运输。*SERPINA7*基因突变位置包括外显子、内含子、增强子和启动子，但主要位于外显子；共有49种TBG变异体被确认，其中41个变异体已经找到突变基因。如其编码区631位点G>A（Ala211Thr）突变使一对同卵双生患者的TBG分别降低至11.0mg/L和10.4mg/L（参考值13~39mg/L）。

二、药物与靶细胞相互作用的遗传基础

药物作用于靶细胞要通过受体等靶点，受体异常使药物与靶细胞不能发生正常的药物反应。如雄激素不敏感综合征（androgen insensitivity syndrome，AIS），又称睾丸女性化综合征，患者虽具有46,XY染色体核型，雄激素水平正常或升高，但外观呈女性化表型，这是因为雄激素受体（androgen receptor，*AR*）基因突变使该受体功能缺陷，导致雄激素不能发挥作用。*AR*基因定位于Xq12，其突变包括无义突变和完全或部分缺失，以及mRNA水平调控等，可能导致雄激素受体活性有缺陷或雄激素与受体结合出现障碍，最终导致雄激素无生物活性或反应不足。

三、药物分解与生物转化的遗传基础

药物的分解和生物转化（药物代谢）主要经过氧化、还原、水解（Ⅰ相代谢）和结合（Ⅱ相代谢）等酶促反应过程，是药物反应的关键环节。Ⅰ相代谢中，原型药经过羟基化、氨基化、羧基化等一种或多种修饰，形成极性更强的代谢物；许多药物或Ⅰ相代谢物需与葡萄糖醛酸、谷胱甘肽或乙酰基相结合（Ⅱ相代谢）才能排出体外。药物代谢与药物代谢酶活性密切相关，基因突变使药物代谢酶的活性发生变化进而导致异常的代谢反应：酶活性降低，会引起药物或代谢中间产物贮积；酶活性升高，则药物代谢速度过快。药物代谢能力随个体中等位基因组合的不同而呈现出一定的规律性，表现出"正常基因纯合子>杂合子>突变基因纯合子"的变化趋势，其表型大致可分为3种：快代谢型（extensive metabolism，EM）、中间代谢型（intermediated metabolism，IM）和慢代谢型（poor metabolism，PM）。药物代谢酶的遗传多态性是导致药物反应个体差异的真正原因。奎尼丁、普鲁卡因胺、水杨酸盐、利多卡因、洋地黄毒苷、保泰松和地高辛等药物的代谢具有类似多基因遗传性状的特点，而多数药物的代谢表现为单基因控制。

细胞色素P450（cytochrome P450，CYP）是药物主要代谢器官——肝脏中催化Ⅰ相代谢反应的关键酶，是研究最深入的一类药物代谢酶。CYP具有使药物氧化、环氧化、羟化、去甲基化等多种生物催化活性。编码CYP的基因具有遗传多态性，造成CYP的酶活性缺失、降低或增强，从而影响药物的代谢速率，导致患者对许多药物呈现不同的代谢方式。CYP的多态性以CYP2D6

最为典型，人群中共发现70多个*CYP2D6*基因突变体，主要表型有4种：超快代谢者（ultrarapid metabolizer，UM）、快代谢者（EM）、正常代谢者（normal metabolizer，NM）和慢代谢者（PM）。UM可能使血中的药物浓度达不到治疗效果，而慢代谢者则存在药物毒性积累的风险。不同种族中慢代谢者频率存在差异，这与不同种族间*CYP2D6*基因多态性密切相关。

四、药物排泄的遗传基础

原型药或其代谢物可经肾脏排泄、胆汁排泄、唾液排泄、乳汁分泌、汗液分泌及肺部呼吸等途径排出体外，其中肾脏和胆汁排泄是主要途径。肾脏排泄包括肾小球滤过和主动分泌两个途径，分别与血浆蛋白和主动分泌转运体有关。胆汁排泄大多为主动转运，因此影响主动转运的因素都会影响药物的胆汁排泄。有机阳离子转运蛋白2（organic cation transporter 2，OCT2）由定位于6q25.3的*SLC22A2*基因编码，是人类肾脏中表达水平最高的一种有机阳离子转运体，其异常表达可导致抗震颤麻痹药（金刚烷胺、美金刚）、H_2受体拮抗剂（西咪替丁、雷尼替丁）及降血糖药（二甲双胍）等排泄异常，引起药物或其代谢物蓄积中毒。研究发现，*SLC22A2*:Thr199Ile、Thr201Met和Ala270Ser 3种基因突变可降低OCT2对二甲双胍的摄取能力；*SLC22A2*基因编码区808位点G>T突变与二甲双胍的肾清除率降低显著关联，808位点G>T突变携带者对二甲双胍表现出更好的疗效。

第二节 异常药物反应的遗传变异

药物在体内的代谢过程和药物作用中许多环节都与酶或蛋白的作用密切相关，决定这些酶或蛋白的基因发生异常或缺陷，会导致机体对药物的异常反应。下面将介绍几种临床上较常见的、遗传机制较清楚的、由单基因控制的异常药物反应。

一、葡萄糖-6-磷酸脱氢酶缺乏症

（一）疾病概述

葡萄糖-6-磷酸脱氢酶缺乏症（glucose-6-phosphate dehydrogenase deficiency，G6PD deficiency）[OMIM#300908]是人类最常见的遗传性代谢病之一，主要表现为药物、食物或感染诱导的溶血性贫血。本病为X连锁不完全显性遗传，呈世界性分布，估计全球G6PD缺乏者达4亿人，主要分布于非洲、地中海沿岸、中东、东南亚、太平洋中部和南部岛屿。在我国主要分布于广东、广西及西南各省，广东汉族G6PD缺乏症发病率高达8.6%。在非洲，对严重疟疾的抵抗力是G6PD缺乏症高发的基础，女性杂合子和男性半合子患严重疟疾的风险降低46%~58%。

G6PD缺乏症的临床表现有3种：急性溶血性贫血、新生儿黄疸、慢性非球型溶血性贫血。G6PD缺乏症一般平时无症状，但在食用蚕豆或服用伯氨喹类药物后易出现血红蛋白尿、黄疸、贫血等急性溶血反应，故俗称蚕豆病。

（二）发病遗传机制

该病由位于染色体Xq28的*G6PD*基因突变导致，该基因突变所产生的生化变异型已报道400多种，迄今人类基因突变数据库（Human Gene Mutation Database，HGMD）已收集了基因突变型277种。中国人群中至少已发现29种*G6PD*基因突变型（表9-1），突变热点在第6和第12外显子上。根据G6PD活性及临床表现，可将变异型分为5类：① 酶活性为零，伴有慢性非球形红细胞溶血性贫血（chronic non-spherocytic hemolytic anemia，CNSHA）；② 酶活性严重缺乏（<10%），特点是食用蚕豆或服用某些氧化性药物时发生溶血性贫血，中国人多为此种类型；③ 酶活性中度缺乏（10%~60%），常因感染或药物诱发溶血，一般不发生溶血性贫血；④ 酶活性轻度降低或正常（60%~150%），此类一般不发生溶血；⑤ 酶活性升高，无溶血性贫血。如G6PD Hektoen为一种G6PD变异型，酶活性增高4倍，是野生型中一个组氨酸被酪氨酸取代所致，对机体无不良影响。因为G6PD缺乏症为X连锁遗传，所以男性半合子酶活性严重缺乏，而女性杂合子酶活性变异范围较大，可接近正常也可显著缺乏〔可用莱昂（Lyon）假说解释〕。

▼ 表9-1　中国人中发现的部分*G6PD*基因突变型

突变所在外显子	编码区突变位点	氨基酸的改变	突变所在外显子	编码区突变位点	氨基酸的改变
2	95A>G	His32Arg	7	703C>T	Leu235Phe
4	196T>A	Phe66Ile	7	835A>G	Thr279Ala
4	202G>A	Val68Met	7	835A>T	Thr279Ser
5	274C>T	Pro92Ser	9	871G>A	Val291Met
5	392G>T	Gly131Val	9	1003G>A	Ala335Thr
5	442G>A	Glu148Lys	9	1004C>A	Ala335Asp
5	473G>A	Cys158Tyr	9	1024C>T	Leu342Phe
6	487G>A	Gly163Ser	11	1340G>T	Gly447Val
6	493A>G	Asn165Asp	11	1360C>T	Arg454Cys
6	517T>C	Phe173Leu	12	1376G>T	Arg459Leu
6	519C>G	Phe173Leu	12	1381G>A	Ala461Thr
6	563C>T	Ser188Phe	12	1387C>T	Arg463Cys
6	592C>T	Arg198Cys	12	1388G>A	Arg463His
7	682G>A	Asp228Asn	12	1414A>C	Ile472Leu

G6PD在红细胞戊糖旁路代谢（图9-2）中发挥着重要的作用，催化戊糖磷酸途径中的第一个反应，这是成熟红细胞中唯一的NADPH生成途径。当G6PD缺乏时，NAPDH生成不足，红细

胞中谷胱甘肽（GSH）含量减少，H₂O₂的分解减少而使其含量迅速升高，过多的H₂O₂可氧化血红蛋白（hemoglobin，Hb）β链表面半胱氨酸的巯基（—SH），使Hb的4条肽链接触面不稳定而散开，Hb内部的—SH也被氧化，导致Hb变性。变性的珠蛋白附着在红细胞膜上，成为可在显微镜下观察到的变性珠蛋白小体，即Heinz小体（图9-3）；此外，H₂O₂还可氧化红细胞膜上的—SH，两方面的作用使细胞膜变形性降低、脆性增加，故而这种红细胞易被破坏。H₂O₂还可诱发红细胞膜上的带3蛋白磷酸化形成衰老抗原，并被自身抗体所识别，进而被单核巨噬细胞吞噬。NADPH的减少本身也降低了红细胞对H₂O₂的抵抗作用。因此红细胞变形性降低，在血流冲击和血管挤压下易发生破溶，同时也不易通过脾（或肝）窦，易阻留而遭破坏，引起血管内和血管外溶血。蚕豆在肠道中的两种酶水解产物蚕豆嘧啶（divicine）和异乌拉米尔（isouramil）会降低红细胞的GSH含量，触发G6PD缺乏个体的急性溶血性贫血。

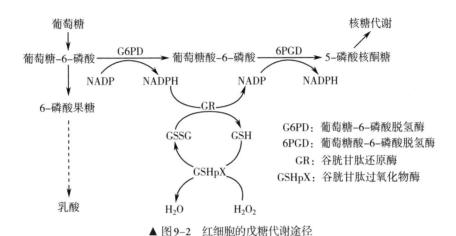

▲ 图9-2　红细胞的戊糖代谢途径

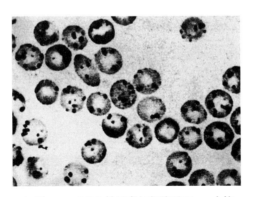

▲ 图9-3　G6PD缺乏者红细胞示Heinz小体

G6PD缺乏是一些常见氧化性药物性溶血的遗传基础。已知数十种药物与化学制剂能引起G6PD缺乏症者发生药物性溶血，其中有不少是常用药。有些药物本身并不具有溶血作用，但其代谢物可诱发溶血。例如，伯氨喹是通过其分解产物氧化型醌而起作用的。表9-2列出了能诱发溶血的药物。

类别	抗疟药	磺胺类药	解热镇痛药	砜类	其他
肯定引起溶血的药物	伯氨喹、扑疟喹啉	磺胺甲噁唑、磺胺吡啶、对氨基苯磺酰胺、磺胺醋酰钠	乙酰苯胺	噻唑砜	呋喃妥因、呋喃唑酮、呋喃西林；萘啶酸、尼立达唑、苯乙肼、硝酸异山梨酯、亚甲蓝、萘（樟脑）、甲苯胺蓝、珍珠粉、川连
可能会引起溶血，但非慢性非球形红细胞溶血性贫血患者用正常治疗剂量时不会溶血	氯喹、奎宁、乙胺嘧啶	磺胺甲嘧啶、磺胺乙胞嘧啶、磺胺嘧啶、磺胺脒、长效磺胺、磺胺素嘧啶	对乙酰氨基酚、阿司匹林、非那西丁、氨基比林、安替比林	氨苯砜	氯霉素、链霉素、对氨基苯甲酸、异烟肼、苯妥英钠、苯海拉明、秋水仙碱、左旋多巴、氯苯那敏、丙磺舒、普鲁卡因胺、奎尼丁、维生素C、维生素K、亚硫酸氢钠甲萘醌、甲氧苄啶、保泰松、安他唑啉

案例9-1　患儿，男，9岁，因发热4天，全身皮肤和巩膜黄染、解浓茶色尿2天入院。入院前4天患儿因感冒发热（39.1℃）到个体诊所输注氨苄西林和环丙沙星，并服用复方阿司匹林治疗，服药后体温下降，自觉感冒有所好转。3天前患儿出现头晕、厌食、乏力、呕吐、面色苍白、尿色加深等症状，2天前症状加重，出现皮肤巩膜黄染、解浓茶色尿、阵发性脐周痛，停用所用药物，症状仍无好转，出现精神差、少尿症状，遂来院就诊。体格检查：一般情况差，呈贫血貌，全身皮肤及巩膜黄染；心率102次/min，律齐、心音有力、未闻及杂音；咽无充血，口腔黏膜无溃疡，双肺呼吸音清、未闻及啰音；腹平软，脐周轻压痛，肝脾未触及，四肢端暖。辅助检查：血常规示白细胞计数 12×10⁹/L、血红蛋白 65g/L、血小板计数130×10⁹/L；尿常规示尿胆原（++），尿胆红素（+）；抗球蛋白试验（-），血红蛋白电泳正常，Heinz小体（+），G6PD/6PGD定量比值0.35（正常值>1.0），其父G6PD/6PGD定量比值为1.60，其母G6PD/6PGD定量比值为0.83。家庭中其他成员无类似病史。

思考：

1. 该患儿患何种疾病？

2. 该病产生的分子机制如何？

3. 该病应如何治疗？

4. 该病是否为遗传病？遗传方式如何？其致病基因是来自父亲还是母亲？如何理解家庭中其他成员无类似病史？

5. 应该给出何种建议以避免该症状的再次发生？

二、异烟肼慢灭活

（一）疾病概述

异烟肼慢灭活（slow isoniazid inactivation，slow INH inactivation）又称为慢乙酰化型（slow acetylator phenotype）[OMIM#243400]，为常染色体隐性遗传。其分布具有种族差异，慢灭活型在爱斯基摩人的频率最低，约5%，黄色人种为5%~20%，美国高加索人为50%~55%，埃及人高达80%。

根据异烟肼在体内的清除速度，将人群分为异烟肼快灭活者（fast inactivator）或快乙酰化者（fast acetylator）（血中异烟肼半衰期为45~80分钟）和慢灭活者（slow inactivator）或慢乙酰化者（slow acetylator）（血中异烟肼半衰期为140~200分钟）两种类型。

长期服用异烟肼时，慢灭活者易发生多发性神经炎（80%），而快灭活者则较少发生（20%）。然而，在长期服用异烟肼时，一部分快灭活者可发生肝炎，甚至肝坏死，在异烟肼引起的肝炎患者中，86%为快灭活者。快灭活者需较高剂量药物才能得到满意的抗结核疗效。

（二）发病遗传机制

异烟肼（isoniazid，sonicotinylhydrazine，INH），是临床上常用的抗结核药。在体内主要通过N-乙酰转移酶2（N-acetyltransferase 2，NAT2）将异烟肼转变为乙酰化异烟肼而灭活。由NAT2催化的异烟肼乙酰化作用是最早在科学上确定的具有人群多态性特征的药物代谢过程。

该病由位于染色体8p22的*NAT2*基因突变导致。NAT2催化包括异烟肼在内的20多种肼类化合物和具有致癌性的芳香胺或杂环胺类化合物的乙酰化代谢。野生型*NAT2*基因被命名为*NAT2*4*。DNA序列分析表明，*NAT2*基因至少存在18个突变位点，根据点突变的不同组合，构成至少23种*NAT2*的等位基因（表9-3）。异烟肼快灭活者的基因型多为*NAT2*4*的纯合子或杂合子，慢灭活者为各种慢灭活突变型等位基因的纯合子或复合杂合子。

▼ 表9-3　*NAT2*常见等位基因

等位基因	突变位点	氨基酸改变	表型	等位基因	突变位点	氨基酸改变	表型
*NAT2*4*	野生型		快	*NAT2*7B*	282C>T	Tyr94Tyr	慢
*NAT2*5A*	341T>C	Ile114Thr	慢		857G>A	Gly286Glu	
	481C>T	Leu161Leu		*NAT2*12A*	803A>G	Lys268Arg	快
*NAT2*5B*	341T>C	Ile114Thr	慢	*NAT2*12B*	282C>T	Tyr94Tyr	快
	481C>T	Leu161Leu			803A>G	Lys268Arg	
	803A>G	Lys268Arg		*NAT2*12C*	481C>T	Leu161Leu	快
*NAT2*5C*	341T>C	Ile114Thr	慢		803A>G	Lys268Arg	
	803A>G	Lys268Arg		*NAT2*13A*	282C>T	Tyr94Tyr	快
*NAT2*6A*	282C>T	Tyr94Tyr	慢	*NAT2*14A*	191G>A	Arg64Gln	慢
	590G>A	Arg197Gln		*NAT2*17*	434A>C	Gln145Pro	慢
*NAT2*6B*	590G>A	Arg197Gln	慢	*NAT2*18*	845A>C	Lys282Thr	快
*NAT2*7A*	857G>A	Gly286Glu	慢	*NAT2*19*	190C>T	Arg64Try	慢

注：快，快灭活者；慢，慢灭活者。

异烟肼乙酰化代谢多态性对药物的影响主要表现在两方面：① 药物不良反应；② 药物疗效。长期服用异烟肼时，慢灭活者易发生多发性神经炎。这是由于异烟肼蓄积，异烟肼和维生素B_6在体内发生化学反应，使维生素B_6失活，导致维生素B_6缺乏，从而引起神经损害。服用异烟肼的同时服用维生素B_6可消除此种副作用。而长期服用异烟肼时，快灭活者易发生肝炎。这是由于异烟肼在肝内可水解为异烟酸和乙酰肼，后者对肝脏有毒性作用。

三、无过氧化氢酶血症

（一）疾病概述

无过氧化氢酶血症（acatalasia）[OMIM#614097]也称无过氧化氢酶症、Takahara病，是一种红细胞中过氧化氢酶（catalase）没有或几乎没有活性的代谢障碍性疾病。本病于1948年由日本耳鼻喉科医师Takahara首先发现，呈常染色体隐性遗传。我国的无过氧化氢酶血症发生率<1%，其中华北为0.65%，华中为0.55%，华南为0.23%，台湾为0.29%。匈牙利的无过氧化氢酶血症发生率为4.7%。在日本广岛和长崎，杂合子的频率为0.09%，而日本其他地区的杂合子占1.4%。

尽管无过氧化氢酶血症患者可在身体的许多组织中（包括红细胞、骨髓、肝脏和皮肤等）发现过氧化氢酶活性缺乏，但是只有大约一半的受影响的人有症状。这些症状主要是口腔疾患，包括牙龈和相关口腔结构的反复感染，以及由此导致的坏疽性病变，青春期后这种病变很少见。另一半无过氧化氢酶血症的患者没有与此酶失活相关的健康问题，多是因为其他家庭成员出现前述症状才并被诊断出患有该病。

在进行口腔坏疽治疗时，常用过氧化氢溶液消毒。在正常情况下，消毒时伤口渗出的血液是鲜红的，并有气泡产生；但无过氧化氢酶血症患者伤口渗出的血液与过氧化氢接触后转为棕黑色，而且不出现气泡。

（二）发病遗传机制

该病由位于染色体11p13的过氧化氢酶基因 *CAT* 突变导致。目前已发现该基因有23个位点的突变，其中9个与无过氧化氢酶血症明确相关，如第4内含子剪切位点的一个碱基置换（5G>A）、第4外显子的一个碱基缺失（del358T）及第2外显子的一对碱基插入（ins138GA）等。

通过测定血清过氧化氢酶水平，可区分3种表型：① 正常基因纯合子具有正常的酶活性；② 无过氧化氢酶基因纯合子血液中无酶活性；③ 杂合子具有中等水平的酶活性。

过氧化氢酶的作用是分解过氧化氢，产生水和氧气。无过氧化氢酶血症患者进行口腔坏疽治疗时，渗血与过氧化氢接触后转为棕黑色的原因是患者无过氧化氢酶活性，不能将过氧化氢分解为水和氧，伤口渗血中的血红蛋白被过氧化氢氧化为棕黑色的高铁血红蛋白。

无过氧化氢酶血症患者约半数伴有口腔疾患，病情从轻（牙槽溃疡）到重（牙根坏疽和牙槽萎缩），可能的原因是口腔中细菌产生的过氧化氢积聚在软组织中并损害软组织，导致口腔溃疡和坏疽。无过氧化氢酶血症患者患糖尿病的频率增加，可能是因为过氧化氢的累积导致胰岛β细胞氧化损伤。

四、琥珀胆碱敏感

（一）疾病概述

琥珀胆碱敏感（succinylcholine sensitivity）[OMIM#617936] 又称为丁酰胆碱酯酶缺乏症（butyrylcholine esterase deficiency，BCHED），为常染色体隐性遗传，人群中发生率约为1/2 000。

琥珀胆碱敏感者除对琥珀胆碱高度敏感外通常无其他症状，临床表现为麻醉后长时间的呼吸暂停。一般人在静脉滴注常规药量的麻醉辅助药物琥珀胆碱后很快达到并维持有效水平，骨骼肌松弛、呼吸肌麻痹而致呼吸暂停2~3分钟（不超过10分钟），然后恢复正常。但琥珀胆碱敏感患者接受常规药量后，呼吸肌麻痹现象会持续1小时以上，如不及时处理，可导致死亡。

（二）发病遗传机制

琥珀胆碱（succinylcholine）是一种常用的短效肌肉松弛药，该药进入人体后，可立即被血浆中丁酰胆碱酯酶（butyrylcholine esterase，BChE）羟化，而快速失效。

琥珀胆碱敏感是由位于染色体3q26.1的丁酰胆碱酯酶基因 *BCHE* 突变，酶活性降低或缺失导致。目前已发现 *BCHE* 基因至少有82种突变，其中39种明确表现为丁酰胆碱酯酶缺陷和琥珀胆碱敏感。原因是基因突变产生酶蛋白变异体，导致酶活性改变。主要的BChE变异体包括：① 非典型BChE，在十二烷基硫酸钠（SDS）凝胶电泳上的电泳迁移率、热稳定性和抗原性等与正常BChE无区别。现已清楚它是 *BCHE* 基因209位点 A>G 突变，导致酶蛋白发生 Asp70Gly 改变，主要影响带正电荷配基与酶蛋白的结合，与琥珀胆碱结合的亲和力可降低了99%，是延长呼吸暂停时最常见的变异形式。② K变异体，该分类命名是为了纪念Kalow，*BCHE* 基因的1 615位点 G>A 突变，导致肽链 Ala539Thr 改变，该突变可独立发生或与 Asp70Gly 同时存在。Ala539Thr 可能影响一些配基与酶分子的结合，使血清BChE活性降低了30%。③ 缄默BChE，在表型上至少有两种变异体，一种是以丁酰硫胆碱和丁酰胆碱为底物时均无活性，另一种尚有2%酶活性；已发现缄默BChE是 *BCHE* 基因自第351位点移码突变 T>AG，导致肽链缩短；近年在日本还发现了另外一些引起缄默BChE的点突变。④ F变异体，至少有两个突变产生对氟化钠（NaF）抑制不敏感的F变异体，一个是 *BCHE* 基因的c.728位点 C>T 突变导致肽链发生 Thr243Met 改变，另一个是基因的c.1 169位点 G>T 突变导致肽链发生 Gly390Val 改变。⑤ J变异体，是 *BCHE* 基因的c.1 490位点 A>T 突变导致肽链发生 Glu497Val 改变，循环BChE分子减少约2/3，造成血清中BChE活性相应降低。

以往常用苯甲酰胆碱作为底物，地布卡因（dibucaine）和氟化物（fluoride）作为抑制剂，检测胆碱酯酶的活性。随着分子生物学的进展，各种变异体已能在基因水平上找到相应的核苷酸改变。

五、恶性高热

（一）疾病概述

恶性高热（malignant hyperthermia）是麻醉时发生的一种虽然罕见但最可怕的并发症，呈常染色体显性遗传，儿童发生率为1/15 000，成人发生率为1/100 000。

当患者使用吸入麻醉药（七氯烷、乙醚、甲氧氟烷、环丙烷等）或使用肌肉松弛药（琥珀胆碱等）麻醉时，会出现体温骤然升高（可达42℃）、骨骼肌强直、心动过速、心律失常、换气过度、呼吸困难、呼吸性和代谢性酸中毒、电解质紊乱（高钾血症、低钙血症）、尿中出现肌蛋白、骨骼肌中肌磷酸激酶（CPK）升高、横纹肌溶解等体征。若不及时进行降温处理及用丹曲林（dantrolene）药物等抢救，可因心脏停搏而死亡。除了这种对触发药物的敏感性，恶性高热患者与普通人群没有临床上的区别。

（二）发病遗传机制

恶性高热敏感性（malignant hyperthermia susceptibility，MHS）具有遗传异质性，在不同的家系中症状的严重程度也各不相同，可根据易感基因的不同分为6个亚型，包括MHS1型［OMIM#145600］易感基因 $RYR1$ 位于19q13.2；MHS2型［OMIM%154275］易感基因位于17q11.2-q24；MHS3型［OMIM%154276］易感基因位于7q21-q22；MHS4型［OMIM%600467］易感基因位于3q13.1；MHS5型［OMIM#601887］易感基因 $CACNA1S$ 位于1q32.1；MHS6型［OMIM%601888］易感基因位于5p上。

其中最具代表性的是MHS1型，本病的易感基因 $RYR1$［OMIM*180901］编码骨骼肌雷诺丁受体（ryanodine receptor，RyR），该受体是负责将钙离子从肌质网快速大量释放到细胞质中的一种高通量钙离子通道。目前发现的引起恶性高热的 $RYR1$ 基因突变至少有189种，如编码区1 021位点G>A突变，1 840位点C>T突变，7 301位点G>A突变和7 373位点G>A突变等。 $RYR1$ 基因突变可引起蛋白受体构象改变，使得心肌与骨骼肌的肌质网膜对 Ca^{2+} 的屏障能力降低；当受到氟烷、琥珀胆碱等麻醉药刺激后，通道持续开放，肌质网中的大量 Ca^{2+} 进入肌质，出现非生理性增高，于是加剧了钙诱导的生化反应，出现体温高、肌肉强直、代谢亢进等症状。某些遗传缺陷的个体血清中CPK含量常增高，因此在麻醉前检查血清CPK值可粗略地预测其发病风险，准确诊断应取患者肌肉进行骨骼肌收缩试验。

第三节　药物基因组学

一、药物基因组学概述

人类基因组计划不仅促进了药物遗传学的深入发展，也产生了以基因组序列和基因表达分析为基础的药物基因组学。药物基因组学（pharmacogenomics）是在药物遗传学基础上发展起来的以功能基因组学与分子药理学为基础的一门新兴学科，它应用基因组学来对药物反应的个体差异进行研究，从分子水平阐明药物疗效、作用靶点、作用模式和毒副作用的遗传基础，是药物遗传学的发展。药物基因组学将基因检测、表达分析等基因组学技术用于合理用药及药物开发的研究。

药物遗传是从单个基因的变异来探讨个体对药物治疗反应的不同，而药物基因组学是在更广泛的全基因组范围内研究药物反应个体差异的产生原因。药物基因组学有别于一般的基因组学，它不以发现新的基因来探求疾病的发生机制为目的，而是利用已有的基因组学知识来研究遗传因素对于药物效应的影响，明确药物的作用靶点，并预测患者的临床药物治疗反应。

二、药物效应的多样性与基因变异

药物基因组学是基于药物效应的遗传多态性提出来的。人类基因组中存在许多种基因变异导致的多态性，其中单核苷酸多态性（SNP）是药物基因组经常使用的多态性标记。截至2023年5月13日，在NCBI基因组数据库中登录的与药物效应有关的SNP位点有2 556个，这些多态位点就可以作为药物基因组学研究的位点。药物遗传多态性是药物效应多样性的基础，药物代谢酶、转运蛋白（影响药物的吸收、分布和排泄）、受体和药物靶标等药物遗传多态性可能是导致疗效和不良反应多样性的原因。鉴定这些多态性和弄清它们如何共同影响药物效应是药物基因组学研究的关键。药物基因组学将基因的多态性与药物效应多样性紧密联系在一起，使它的研究结果更易于在临床中得到应用。

二甲双胍作为当今世界范围内抗2型糖尿病（T2DM）的首选和基石药物，临床使用已经超过了50年，其疗效确切，不良反应少，且经济成本低。但二甲双胍在临床使用过程中也时常出现药效不达标及胃肠道反应、乳酸酸中毒不良反应等个体性差异，这可能与基因变异引起的药物效应多样性有关。目前人们已经通过药物基因组学对二甲双胍的吸收、转运、疗效、代谢和排泄等环节进行了综合研究，阶段性成果见表9-4。

▼ 表9-4　二甲双胍治疗2型糖尿病的药动学和药效学相关基因组学

基因	编码蛋白	蛋白分布和功能	突变类型/突变体	功能变化
药动学相关基因组学				
SLC22A1	OCT1	分布于小肠细胞基底膜，将二甲双胍转运进入外周循环；分布于肝细胞基底侧膜，摄取二甲双胍转运进入肝脏；分布于肾小管细胞基底外侧，将二甲双胍摄取转运至近曲肾小管内细胞进行后续消除过程	rs622342	影响二甲双胍对于南印度地区T2DM患者的治疗药效
			rs12208357、rs34130495、rs72552763、rs34059508	患者体内的二甲双胍清除率降低，浓度-时间曲线下面积增加，最大血浆药物浓度和暴露量显著升高
			rs628031、rs36056065	显著增加治疗过程中胃肠道不良反应的发生风险
SLC22A2	OCT2	分布于肾小管细胞基底外侧，将二甲双胍摄取转运至近曲肾小管内细胞进行后续消除过程	rs201919874、rs145450955	降低OCT2对二甲双胍的摄取能力
			rs316019	二甲双胍肾清除率降低；有更好的疗效响应；高乳酸血症发生率显著升高

基因	编码蛋白	蛋白分布和功能	突变类型/突变体	功能变化
SLC22A3	OCT3	分布于小肠细胞顶膜，负责将二甲双胍转运进入小肠细胞；分布于肝细胞基底侧膜，摄取二甲双胍转运进入肝脏	rs8187725	显著降低对二甲双胍的摄取
			rs8187715	二甲双胍在细胞的摄取量升高50%
SLC29A4	PMAT	在肠道高表达，参与二甲双胍在胃肠道吸收中的转运过程，吸收贡献率为20%	未见报道	未见报道
SLC47A1	MATE1	在肝细胞胆管侧膜、肾脏刷状缘膜优势表达，影响二甲双胍排泄	rs2289669	对于二甲双胍具有更好的疗效响应
SLC47A2	MATE2	在肝细胞胆管侧膜、肾脏刷状缘膜优势表达，影响二甲双胍排泄	rs12943590	增加MATE2表达，加快二甲双胍排泄，降低疗效
药效学相关基因组学				
ATM	ATM	表达量影响二甲双胍的摄取过程，改变AMPK的活性状态，进而影响二甲双胍疗效	rs11212617	CC基因型的中国、英国携带者疗效响应最佳
SLC2A2	GLUT2	分布于肝细胞、胰岛β细胞、小肠及肾细胞等上皮细胞，是主要的葡萄糖转运体	rs8192675	增加二甲双胍药效响应
PRPF31	PRPF31	通过NDUFA3参与呼吸链中复合物 I 亚基的编码调控	rs254271	调节 PRPF31 表达，降低二甲双胍疗效响应
CPA6	CPA6	神经内分泌肽的合成	rs2162145	增加二甲双胍疗效响应性

注：OCT，organic cation transporter，有机阳离子转运蛋白；T2DM，2型糖尿病；PMAT，plasma membrane monoamine transporter，膜单胺转运蛋白；MATE，multidrug and toxin extrusion proteins，多种药物和毒素排出转运蛋白；ATM基因，ataxia telangiectasia-mutated gene，毛细血管扩张性共济失调突变基因；AMPK，腺苷一磷酸（AMP）活化的蛋白质激酶；GLUT2，glucose transporter 2，葡萄糖转运体2；PRPF31，pre-mRNA processing factor 31，前信使RNA处理因子31；CPA6，carboxypeptidase A6，羧肽酶A6。

三、药物基因组学的应用

（一）基因差异与临床个体化给药方案制订

在已有药物基因组学研究成果的基础上，根据个体的基因多态性设计药物治疗方案，可以弥补单纯依据血药浓度监测数据来制订用药方案的不足，为个体化治疗方案的制订提供了新的思路和依据：① 根据代谢酶或药物作用受体或靶点的基因多态性情况，确定合适的用药剂量，如因为剂量的基因特异性，美国FDA建议在开具抗凝血药华法林处方前对CYP2C9和维生素K环氧化物还原酶（VKORC1）进行基因检测，针对不同的基因类型进行药物剂量调整；② 确认具有某些基因特性的患者接受某种药物治疗更容易发生严重不良事件，如存在 *HLA-B*1502* 等位基因的患者使用卡马西平或苯妥英钠后，出现史-约（Stevens-Johnson）综合征（Stevens-Johnson syndrome，SJS）和中毒性表皮坏死松解症（toxic epidermal necrolysis，TEN）等严重皮肤反应的风险显著增高；③ 确认具有某些基因特性的患者采用某种治疗方案更容易获益，如人类表皮生长因子受体 2（human epidermal growth factor receptor，*HER2*）基因过表达者接受曲妥珠单抗治疗更有效。

（二）药物基因组学与治疗药物监测

治疗药物监测（therapeutic drug monitoring，TDM）是实现个体化治疗的主要方法。以药物遗传学、药物基因组学为导向，结合血药浓度监测来指导特定药物对特定患者的合理使用是临床药物治疗模式的发展方向。结合药物基因组学实施的 TDM 有以下特点和优点：① 在检测时机方面，结合药物基因组学实施的 TDM 可以更早地介入患者，而传统的 TDM 只能在患者服药一段时间后才能取血测其血药浓度，此时的患者可能已经出现药效不佳或不良反应；② 从检测样本的角度考虑，基因分型不一定必须利用血液，也可以采用发根、唾液或者黏膜刮片等样本，取样时既不需要达到传统 TDM 的稳态浓度，也不需要患者用药采样时的依从性；③ 从检测结果的价值来看，一个人的基因型是稳定的，但传统 TDM 检测结果只反映某一时刻患者的药动学特征，而结合药物基因组学检测结果则可以得到某一患者药物种类和剂量选择的机制方面的信息。

药物基因组学不仅从基因水平关注药物疗效及其安全性，还可以指导人们利用药物基因组学技术方法，寻找新的药物和药物靶标。新药靶标的大量发现无疑会对医学和治疗产生重大影响。

学习小结

药物遗传学是药理学与遗传学相结合的一门边缘学科，它研究遗传因素对药物代谢和药物效应的影响，特别是异常药物反应和药物反应个体差异产生的遗传本质。药物反应的各个环节（药物的吸收、转运与分布、与靶细胞相互作用、分解与代谢、排泄等）都与酶、受体或其他蛋白质的作用有关，因而受到遗传因素的调控。众多的基因多态性可能是导致药物效应和不良反应个体差异的重要原因。如 *G6PD* 基因变异可导致患者服用氧化性药物时产生急性溶血；*NAT2* 的不同基因型导致机体对异烟肼灭活速率不同；*CAT* 基因变异患者不能将过氧化氢分解为水和氧气；*BCHE* 基因的变异导致患者对琥珀胆碱敏感；*RYR1* 基因变异导致患者麻醉时并发恶性高热。药物基因组学是在全基因组范围内研究药物反应个体差异的产生原因，以实现有效的"个体化"药物治疗方案和发现新的药物靶点。

（孙媛　胡启平）

复习参考题

一、选择题

1. 靶细胞受体蛋白缺陷影响
   - A. 药物的排出
   - B. 药物的降解
   - C. 药物的浓度
   - D. 药物的疗效
   - E. 药物的代谢

2. 患者，男性，15岁，发热后服用解热镇痛药乙酰苯胺，发生急性溶血性贫血，血检发现患者红细胞内可见Heinz小体，他可能是
   - A. *BCHE*基因变异型患者
   - B. 异烟肼慢灭活者
   - C. 恶性高热患者
   - D. G6PD缺乏患者
   - E. 无过氧化氢酶血症患者

3. 患者，男性，25岁，在用全身性吸入麻醉药七氯烷时，体温骤升到42℃，出现骨骼肌强直、心律失常、换气过度，电解质检测发现高钾低钙，该患者可能为
   - A. G6PD缺乏
   - B. *RYRI*基因变异型
   - C. *BCHE*基因变异型
   - D. N–乙酰转移酶缺乏
   - E. 无过氧化氢酶活性

4. 异烟肼在体内的代谢灭活主要通过
   - A. N–乙酰转移酶2
   - B. 芳烃羟化酶
   - C. 丁酰胆碱酯酶
   - D. 细胞色素氧化酶P4502D6
   - E. 葡萄糖6–磷酸脱氢酶

5. 患者，女性，9岁，进行口腔坏疽治疗，当用过氧化氢溶液消毒时，患者伤口渗血与过氧化氢接触后转为棕黑色，而且不出现气泡，患者可能为
   - A. *BCHE*基因变异型患者
   - B. 异烟肼慢灭活者
   - C. G6PD缺乏患者
   - D. 无过氧化氢酶血症患者
   - E. 恶性高热患者

   答案：1. D；2. D；3. B；4. A；5. D

二、简答题

1. 解释药物遗传学与药物基因组学的概念。概要叙述存在药物效应和不良反应个体差异的根本原因。

2. 以抗结核药异烟肼为例，分析药物疗效和副作用个体差异的原因。

3. 恶性高热是麻醉时发生的一种虽然罕见但最可怕的并发症，试述其遗传机制。

4. 试述G6PD缺乏症患者易患溶血性贫血的原因及致病机制。

5. 试述药物基因组学在个体化治疗中的作用。

第十章　肿瘤遗传学

肿瘤（tumor）是指由一群生长失去正常调控的细胞形成的新生物（neoplasm），分为良性肿瘤（benign tumor）和恶性肿瘤（malignant tumor）两类。恶性肿瘤的生长不受控制，并且肿瘤细胞能够侵袭邻近组织甚至扩散或转移至远处脏器，又称癌症（cancer）。目前已经发现的恶性肿瘤几乎涉及所有类型的细胞、组织及器官，其中约85%为起源于上皮组织的癌（carcinoma）；约2%为起源于间叶组织的肉瘤（sarcoma）；约5%为起源于免疫系统（如脾脏及淋巴结）的淋巴瘤（lymphoma）；约3%为起源于骨髓造血细胞的白血病（leukemia）。

恶性肿瘤的形成是一个很复杂的过程，正常个体的组织细胞通过不断演化，逐步发展成具有恶性表型的肿瘤。肿瘤是一种由遗传物质改变引起的体细胞遗传病，主要可见染色体异常及相关基因结构与功能发生改变。这些基因通常参与控制细胞的生长和凋亡（apoptosis）、增殖或损伤修复。基因突变类型根据发生的时间和特定细胞主要分为两类。一类为胚系突变（germline mutation），又称种系突变，是指通过双亲的生殖细胞直接传递给后代的突变，后代个体的体细胞和生殖细胞均携带这种突变。胚系突变引起的肿瘤称为遗传性肿瘤，占全部肿瘤的5%~10%。另一类为体细胞突变（somatic mutation），这种突变不是从双亲传递来的，而是后天发生在单个体细胞中的新生突变，使正常细胞转化为恶性细胞，进而发展为肿瘤。这些突变干扰细胞分裂和增殖调控，可由紫外线照射、病毒、烟草、年龄或其他因素诱发，可以发生在人生的任何时期。体细胞突变常引起散发性肿瘤，占全部肿瘤的90%~95%。

肿瘤的遗传基础复杂，目前人类对肿瘤发生机制的认识依然有限。多数肿瘤的发生并没有明显的决定性因素。各种遗传学改变都可以引发肿瘤。除此之外，环境污染、压力增加及不良的生活方式等也在一定程度上增加了肿瘤的发生率。

第一节　染色体异常与肿瘤

20世纪初，德国动物学家Boveri在研究海胆胚胎不正常有丝分裂时，首次提出非整倍体对细胞及生物体的生理功能是有害的，染色体组成异常可能会导致肿瘤发生。

目前已经证实非整倍体是人类肿瘤细胞中常见的遗传学特征。除染色体数目异常外，肿瘤细胞还常出现染色体结构改变，如缺失、扩增、易位等。这些结构的改变也是肿瘤形成的原因之一。

一、肿瘤细胞中的染色体异常

肿瘤细胞中的染色体异常主要表现为染色体数目异常和结构异常。肿瘤细胞的染色体数目多为非整倍体，如超二倍体、亚二倍体、亚三倍体和亚四倍体等（图10-1）。实体瘤的染色体数目多为三倍体。胸腔积液或腹水中转移肿瘤细胞的染色体数目变化较大，常超过四倍体。肿瘤细胞的染色体结构畸变，主要包括易位、缺失、倒位、重复、环状染色体、双着丝粒染色体等类型。

在肿瘤的发生发展过程中，由于肿瘤细胞增殖失控等，细胞有丝分裂异常，并产生部分染色体断裂与重排，进而形成了一些结构异常的染色体，这种染色体被称为标记染色体（marker chromosome）。标记染色体又分为特异性标记染色体和非特异性标记染色体两种。特异性标记染色体能够在肿瘤细胞中稳定遗传，与肿瘤的恶性程度及转移能力密切相关。

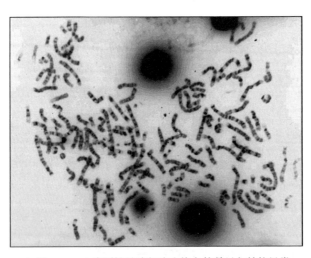

▲ 图10-1　人类恶性肿瘤细胞中染色体数目与结构异常

二、染色体异常促进肿瘤形成

一些肿瘤细胞的染色体数目是稳定的非整倍体。这说明在肿瘤的发展过程中，某一阶段发生的染色体错误分离能够产生异常核型并稳定遗传给子代细胞。非整倍体是潜在的染色体组不稳定的结果，表现为在细胞分裂时染色体发生增加或丢失。

针对有丝分裂检查点功能失调的小鼠模型进行的肿瘤细胞基因组非整倍体功能研究显示，胚胎成纤维细胞及其他组织细胞发生非整倍体和染色体不稳定性的概率增加，并会导致多种肿瘤，如淋巴瘤、肺癌和肝癌等发生。

染色体结构畸变时会在有些肿瘤细胞中形成标记染色体，引起染色体组不稳定，在分子水平涉及基因结构和功能的改变，使得细胞生长、凋亡、增殖或损伤修复等功能受到影响，导致细胞发生恶性转化，促进肿瘤形成。

三、标记染色体的发现及意义

1960年，Nowell和Hungerford发现慢性髓细胞性白血病（chronic myelogenous leukemia，CML）中有一个小于G组的染色体，因其是在美国费城（Philadelphia）发现的，故命名为Ph染色体。Ph染色体最初被认为是22号染色体的长臂缺失所致，随后Rowley用染色体显带技术证明Ph染色体是发生了易位的衍生染色体der(9;22)t(9;22)(q34;q11.2)（图10-2）。约95%的慢性髓细胞性白血病患者都是Ph染色体阳性，因此Ph染色体可以作为慢性髓细胞性白血病的诊断依据，也可用以区别与慢性髓细胞性白血病临床症状相似但Ph染色体阴性的其他血液病（如骨髓纤维化等）。有时Ph染色体会先于临床症状出现，故又可用于慢性髓细胞性白血病的早期诊断。Ph染色体阴性的慢性髓细胞性白血病患者对治疗反应差，预后不佳。Ph染色体的发现首次证明了一种染色体畸变与一种特异性肿瘤之间的恒定关系，是肿瘤遗传学研究的里程碑。

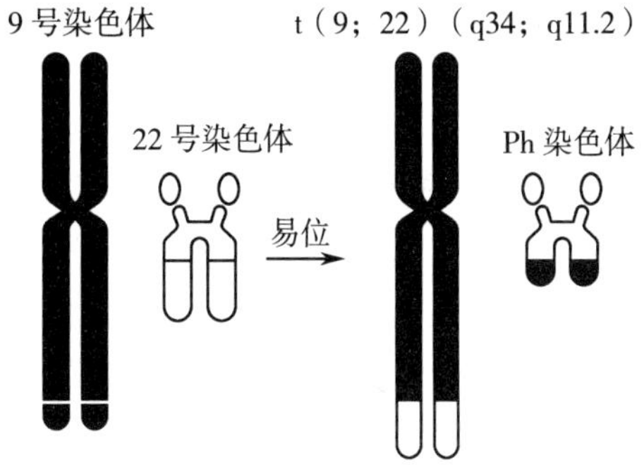

▲ 图10-2　Ph染色体构成示意图

除了Ph染色体，在实体瘤中还存在一些特异性标记染色体，其共同特点是与特定的肿瘤相关（表10-1）。如在70%~80%的Burkitt淋巴瘤病例中可以见到一条长臂增长的14号染色体(14q+)，它的形成是由于8号染色体长臂末端区段(8q24)易位到14号染色体长臂末端(14q32)，产生了8q-和14q+两条异常染色体。另外，在部分Burkitt淋巴瘤中会见到t(8;22)(q24;q11)或t(2;8)(p12;q24)染色体畸变形成的标记染色体。在视网膜母细胞瘤（RB）中常出现13号染色体长臂部分缺失，即del(13)(q12q14)。肾母细胞瘤（Wilms瘤）常累及11号染色体短臂中间缺失，即del(11)(p13p14)。急性早幼粒细胞白血病中会见到15号和17号染色体易位，即t(15;17)。大多数小细胞肺癌中存在大的3号染色体短臂中间缺失，即del(3)(p14p23)。肺腺癌中会出现6号染色体长臂部分缺失，即del(6)(q23)（图10-3）。脑膜瘤可见到22号染色体长臂缺失(22q-)或整条22号染色体丢失(-22)。

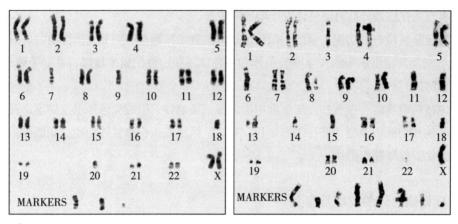

▲ 图10-3　原发性非小细胞肺癌细胞中的染色体改变

▼ 表10-1　肿瘤中的特异性标记染色体

肿瘤	标记染色体
慢性髓细胞性白血病	t(9;22)(q34;q11.2)
视网膜母细胞瘤	del(13)(q12q14)
Burkitt淋巴瘤	t(8;14)(q24;q32) t(2;8)(p12;q24) t(8;22)(q24;q11)
肾母细胞瘤	del(11)(p13p14)
急性早幼粒细胞白血病*	t(15;17)
小细胞肺癌*	del(3)(p14p23)
肺腺癌*	del(6)(q23)
胃癌*	del(7)(p15) del(7)(q22) t(1;3)(p11;q11)
前列腺癌*	del(10q)
软组织肉瘤*	t(12;22)(q13;q12)

注：*常见肿瘤。

第二节　肿瘤中基因突变与克隆进化

各种内外因素造成的基因突变在生物进化过程中一方面丰富了物种遗传多样性，有利于物种进化；而另一方面也可能会产生不利影响，其引起的基因结构和功能改变，会影响基因调控网络相关的细胞增殖、生存等过程，赋予起始细胞突破增殖限制屏障的能力，进入无限增殖循环，导致细胞发生恶性转化形成肿瘤。

一、肿瘤进展过程中突变持续发生

在恶性肿瘤进展过程中，基因突变是持续发生的。肿瘤细胞通过一系列基因组或表观基因组突变逐渐提高了适应性。一般来说，肿瘤驱动过程中需要4~6次基因突变。而某些儿童肿瘤（如视网膜母细胞瘤）只需1个基因发生突变即可发病。一些晚发恶性肿瘤（如前列腺癌）的发生可能需要多达10~12次基因突变。在黑色素瘤、结肠癌和食管癌等为代表的恶性肿瘤中，其典型癌前病变进展的不同时期都检测到不同的染色体变异与基因突变。这些改变出现的顺序及累积情况与肿瘤的分级和分期密切相关。这些突变基因可能成为肿瘤个体化治疗的分子靶点。

二、肿瘤是克隆进化的结果

肿瘤起源于正常组织，是一种体内克隆演变的疾病。Nowell于1976年首次提出了肿瘤克隆进化的概念。该观点认为：① 人类细胞类似于一个特殊的"物种"，细胞克隆相当于物种的无性繁殖；② 在细胞克隆演变过程中，基因组复制发生随机错误（变异），细胞获得去分化、抗凋亡和耐药等表型；③ 由于变异随机发生，肿瘤细胞产生遗传异质性，形成多种亚群并具有不同表型，获得适应不同环境的能力；④ 随着环境的改变，适宜在新环境中生存的肿瘤亚群获得扩张，不适宜的则被淘汰。

肿瘤形成初期的细胞群通常是由单个突变体细胞增殖而成的，即单克隆起源。随着细胞群的生长演进和细胞内外条件的变化，单克隆起源的肿瘤细胞遗传学上出现异质性，演变为多克隆性，即不同克隆体中核型或出现的基因突变不一致。在肿瘤的多克隆细胞群中，占主导地位的克隆称为干系（stemline），干系肿瘤细胞的染色体数目称为众数（modal number），占非主导地位的克隆称为旁系（sideline）。随着细胞内外微环境的改变，干系与旁系的地位可以相互转变，这个过程称为肿瘤细胞的克隆进化。

克隆进化包括两个重要步骤：体细胞突变和克隆扩增。体细胞突变产生有利于生长和生存的表型，而克隆扩增则产生大量获得新突变的增殖细胞。肿瘤是克隆进化的结果，基因突变是其源泉。

第三节　癌基因

20世纪初，德国动物学家Boveri在对染色体和DNA的研究中进一步提出"在分子水平上，肿瘤是由细胞DNA损伤引起的"。在肿瘤发生相关的基因研究中，癌基因是最先被发现的。能够引起动物宿主细胞发生恶性转化的基因被称为癌基因（oncogene）。癌基因是由在动物细胞（包括人类）及致癌病毒中固有的能启动细胞分裂的原癌基因（protooncogene）异常活化后转化而来的，又称转化基因。

一、癌基因的发现

肿瘤细胞起源于正常细胞发生突变后的恶性转化。在最早对于癌基因的研究历程中发现了外源性病毒癌基因和内源性细胞癌基因。

1910年，Rous在鸡类中发现了一种肉瘤，并且这种肉瘤可以通过无细胞的滤液进行传播，因此Rous认为是病毒引起的肉瘤传播。这种能使鸡胚成纤维细胞在培养过程中发生恶性转化，给鸡接种后还能诱发肉瘤的病毒，被称为劳斯（Rous）肉瘤病毒（Rous sarcoma virus，RSV）。后经证实，RSV是一种RNA反转录病毒，该病毒除含有病毒复制所需基因外，还含有一种特殊的转化基因。这种转化基因不仅能使培养的细胞发生转化呈现恶性表型，而且能在动物中引发肿瘤，被称为病毒癌基因（v-oncogene）。这一发现提出肿瘤是由外源性病毒癌基因引起的。1966年，Rous凭此研究成果获得诺贝尔生理学或医学奖。

肿瘤癌基因的研究历史不断推进，病毒导致肿瘤的学说也受到质疑，随后渐渐从科学舞台中心退出。半个世纪后，人们对于癌基因的研究再次掀起热潮。

1969年，Huebner和Hodaro提出了癌基因假说（oncogene hypothesis），认为所有细胞中均含有致癌病毒的遗传信息，这些信息代代相传，其中与致癌有关的基因称为癌基因。通常情况下癌基因处于被阻遏状态，只有当细胞内的有关调节机制遭破坏时癌基因才表达，进而导致细胞癌变。

1970年，Temin等证明RSV具有促进体外细胞转化的能力，并且进一步证明了病毒能够长期存在于被感染、转化的细胞中。他发现致癌的RNA病毒中存在一种反转录酶，提出了原病毒假说（provirus hypothesis），认为RNA病毒通过反向和正向转录及与宿主细胞DNA发生交换或重组形成癌基因。1975年，Temin凭此研究成果获得诺贝尔生理学或医学奖。

同年，Martin用RSV的温度敏感突变体证实RSV基因组内存在能使体外培养的正常细胞转化为癌细胞的基因，即被称为*src*的病毒癌基因。*src*是人类发现的第一个病毒癌基因。

1971年，Duesberg等通过比较野生型RSV和突变型RSV（*src*缺失）的基因组发现*src*对RSV的生长和增殖并非必需。大多数遗传学家认为，只有野生型RSV才是真正的自然病毒，而其亲缘病毒由于某种缘故失去了*src*基因，成为致癌能力有缺陷的突变病毒。那么RSV中的*src*基因从哪里来？

1975年，Evarmus和Bishop的合作研究证实了*src*基因的真正来源。他们发现在正常鸡细胞和感染RSV的鸡细胞基因中都有与病毒癌基因*src*相同的*SRC*基因以断裂基因形式存在，这说明正常鸡细胞在感染RSV之前，基因组中就已拥有至少一个*SRC*基因。当RSV感染鸡细胞时，通过遗传重组，把鸡细胞的*SRC*基因插入自己的病毒基因组，使正常的细胞基因转化成致癌基因。*SRC*基因是第一个被确认的细胞癌基因（cellular oncogene，c-oncogene），由此也确定了癌基因的内源性来源。Varmus和Bishop小组把正常细胞中的*SRC*基因称作原癌基因，其具有在适当环境下被激活转变为癌基因的潜力。目前，包括人类在内的所有脊椎动物基因组中均存在多种类型的原癌基因。1989年Bishop凭此研究成果获得诺贝尔生理学或医学奖。

二、癌基因、原癌基因的分类及功能

癌基因与原癌基因的发现促使人们提出一系列问题，其中居于核心的问题是癌基因到底如何通过它们编码的蛋白质成功地扰乱了细胞的行为。癌基因作用机制的重要线索来源于对"正常细胞如何调节其生长及分化"的系统研究。正常细胞从其周围获得生长刺激信号，进而将这些信号传递到细胞质直至细胞核中，任何信号调控的失调，都将影响细胞生长、增殖、凋亡及分化等。原癌基因通过异常激活转变为癌基因并出现功能改变，诱导易感细胞形成肿瘤。根据原癌基因蛋白质产物的功能及生化特性，从细胞外到细胞表面至细胞核的信号通路的不同，可将其分为五类：生长因子、生长因子受体、信号转导因子、转录因子及其他（如程序性细胞死亡调节因子）。表10-2展示了部分癌基因的功能及相关肿瘤类型。

（一）生长因子

正常细胞从其周围获得生长刺激信号，生长因子作为一种细胞外信号能够刺激靶细胞增殖。生长因子在细胞间隙运行，作用于细胞受体，传递它们独特的生物学信息。几乎所有的靶细胞都具有与相应生长因子相结合的受体。生长因子与反转录病毒癌基因之间的关系是在研究猴肉瘤病毒 *pdgfb* 基因的过程中发现的。异常表达的生长因子具有癌蛋白的作用，如生长因子 SIS 等。

（二）生长因子受体

生长因子可通过一种细胞表面蛋白——生长因子受体，结合于细胞表面。生长因子受体可特异性识别胞外的生长因子，并与之结合，将信息向胞内传递。编码具有内源性酪氨酸激酶活性的生长因子受体基因也是一种癌基因。其蛋白质结构包括3个基本区：细胞外配体结合区、跨膜区及细胞内酪氨酸激酶催化区。生长因子与相应受体的细胞外配体结合区结合，使细胞内酪氨酸激酶催化区激活，进而触发一系列生化反应，导致细胞分裂。当生长因子受体基因突变或异常表达时会持续激活酪氨酸激酶向胞内传递细胞分裂信号，造成细胞无控式增殖。许多编码生长因子受体的基因都属于原癌基因，如 *EGFR*、*ERBB2*、*CSF1R*、*KIT*、*MET*、*RET*、*ROS1* 及 *NTRK1* 等。

（三）信号转导因子

促有丝分裂信号由位于细胞表面的生长因子受体传递到胞核中需要经过一系列复杂的反应途径，即信号转导的级联反应。信息的传递一部分是依靠胞质中相互作用的蛋白质的逐级磷酸化，也有一部分与鸟氨酸结合蛋白质及第二信使（如腺苷酸环化酶系统）相关。如 RAS-RAF-MAPK 信号通路接受生长因子受体信号将级联反应信号向细胞核内传递；同时 RAS-PI3K-AKT 信号通路、RAS-RAL 信号通路、JAK-STAT 信号通路、WNT-β-catetnin 信号通路、G蛋白偶联受体信号通路、NF-κB 信号通路等都是细胞增殖的重要信号通路。许多原癌基因编码的信号转导因子都是信号转导通路的组成部分。编码信号转导因子的基因由于突变可转变为癌基因，继而使细胞出现无限增殖。人类发现的第一个细胞癌基因 *SRC* 就是编码信号转导因子的基因。*RAS*、*BRAF* 等基因编码的蛋白质都属于信号转导因子。

（四）转录因子

转录因子通常情况下与基因启动子区相结合，是细胞核内一种调节目的基因或基因家族表达的核蛋白，能够将细胞外信号、核外信号转换为调节基因表达的效应，是信号转导途径的最后一个环节。研究显示许多原癌基因编码产物属于转录因子家族，如 *THRA*、*ETS1*、*FOS*、*JUN*、*MYB* 及 *MYC* 基因等。在造血系统肿瘤和实体瘤中，有转录因子功能的原癌基因通常是因染色体易位而激活。

（五）程序性细胞死亡调节因子

在正常胚胎形成及器官发育过程中，程序性细胞死亡是一个重要的调节机制。研究发现，不受程序性细胞死亡调节的细胞可出现无限增殖并易形成肿瘤。如调节程序性细胞死亡的原癌基因 *BCL2* 异常激活会导致滤泡性淋巴瘤。染色体易位导致 *BCL2* 基因异常高表达，进而导致B细胞凋亡程序破坏，导致肿瘤发生。

▼ 表10-2　部分癌基因的功能及相关肿瘤类型

癌基因	产物/功能	肿瘤类型
ABL	通过酪氨酸激酶促进细胞生长	慢性髓细胞性白血病
AF4/HRX	影响HRX转录因子/甲基转移酶，HRX也称MLL、ALL1和HTRX1	急性白血病
AKT–2	编码丝氨酸/苏氨酸激酶	卵巢癌
ALK/NPM	易位后和核仁磷酸基因（*NPM*）产生融合蛋白	大细胞淋巴瘤
AML1/MTG8	易位后形成新的融合蛋白	急性白血病
AXL	酪氨酸激酶受体	急性髓系白血病
BCL–2, *BCL–3*, *BCL–6*	阻碍细胞凋亡	B细胞淋巴瘤和白血病
BCR/ABL	BCR和ABL形成融合蛋白引发细胞生长失控	慢性髓细胞性白血病和急性淋巴细胞白血病
MYC	转录因子，促进细胞增殖和DNA合成	白血病；乳腺癌、肺癌、Burkitt淋巴瘤、结肠癌；神经母细胞瘤和恶性胶质瘤
DEK/CAN	基因融合形成新蛋白	急性粒细胞白血病和急性淋巴细胞白血病
E2A/PBX1	基因融合形成新蛋白	急性前B细胞性白血病
EGFR	细胞表面受体，通过酪氨酸激酶活性触发细胞生长	结直肠癌、非小细胞肺癌和胶质母细胞瘤。
ENL/HRX	t(11;19)易位产生融合蛋白	急性白血病
ERG/TLS	t(16;21)易位产生的融合蛋白，ERG蛋白亦为转录因子	粒细胞白血病和前列腺癌
ERBB2	细胞表面受体，通过酪氨酸激酶活性触发细胞生长，也称为 *HER2* 或 *NEU*	乳腺癌、唾液腺癌和卵巢癌
ETS–1	转录因子	淋巴瘤
EWS/FLI–1	t(11;22)易位产生的融合蛋白	尤因肉瘤

癌基因	产物/功能	肿瘤类型
FMS	酪氨酸激酶	慢性髓细胞性白血病、乳腺癌和胶质瘤
FOS	AP1转录因子	骨肉瘤、胰癌和皮肤癌
FPS	酪氨酸激酶	肉瘤
GLI	转录因子	胶质母细胞瘤和基底细胞癌
GSP	膜相关G蛋白	甲状腺癌、垂体腺癌和结直肠癌
HOX11	转录因子	急性T细胞白血病
HST	编码纤维母细胞生长因子	乳腺癌和鳞状细胞癌
IL-3	细胞信号分子	急性髓细胞性白血病
INT-2	编码纤维母细胞生长因子	乳腺癌和鳞状细胞癌
JUN	AP1转录因子	骨肉瘤和肺癌
KIT	酪氨酸激酶	肉瘤和胃肠道间质瘤
KSHV	疱疹病毒编码生长因子	卡波西肉瘤
K-SAM	纤维母细胞生长因子受体	胃癌
LBC	鸟嘌呤核苷酸交换因子	粒细胞白血病
LCK	酪氨酸激酶	T细胞淋巴瘤
LMO1,LMO2	转录因子	T细胞淋巴瘤
MYCL	转录因子	肺癌
LYL-1	转录因子	急性T细胞白血病
LYT-10	转录因子，也称为NF-κB2	B细胞淋巴瘤
LYT-10/IGH	t(10;14)(q24;q32)易位形成的融合蛋白，靠近Cα1免疫球蛋白	
MAS	血管紧张素受体	乳腺癌
MDM-2	E_3泛素连接酶编码抑制TP53并导致TP53降解的蛋白质	肉瘤和胶质母细胞瘤
MLL	转录因子/甲基转移酶（也称为HRX和ALL1）	急性粒细胞白血病
MOS	丝氨酸/苏氨酸激酶	卵巢癌
MYB	转录因子	结肠癌和白血病
MYH11/CBFB	16号染色体倒位形成的融合蛋白	急性粒细胞白血病

癌基因	产物/功能	肿瘤类型
MYCN	细胞增殖和DNA合成	神经母细胞瘤、视网膜母细胞瘤、肺癌、淋巴瘤和白血病
OST	鸟嘌呤核苷酸交换因子	骨肉瘤、胰腺癌和肺癌
PAX-5	转录因子	B细胞淋巴瘤
PBX1/E2A	t(1;19)易位形成融合蛋白,转录因子	急性前B细胞白血病
PIM-1	丝氨酸/苏氨酸激酶	T细胞淋巴瘤、前列腺癌和乳腺癌
PRAD-1	编码细胞周期蛋白D1,参与细胞周期调控	乳腺癌和鳞状细胞癌
RAF	丝氨酸/苏氨酸激酶	多种癌症
RAR/PML	t(15;17)易位形成融合蛋白,视黄酸受体	急性早幼粒细胞白血病
HRAS	G蛋白,信号转导	膀胱癌、头颈癌和尿路上皮癌
KRAS	G蛋白,信号转导	肺癌、卵巢癌、膀胱癌、胰腺癌和结肠癌
NRAS	G蛋白,信号转导	乳腺癌、黑色素瘤和急性髓细胞性白血病
REL/NRG	2号染色体缺失形成的融合蛋白,转录因子	B细胞淋巴瘤
RET	细胞表面受体,酪氨酸激酶	甲状腺癌,多发性内分泌肿瘤综合征Ⅱ型
RHOM1, *RHOM2*	转录因子	急性T细胞白血病、胰癌和乳腺癌
ROS	酪氨酸激酶	肉瘤和非小细胞肺癌
SKI	转录因子	癌
SIS	生长因子	神经胶质瘤,纤维肉瘤
SET/CAN	9号染色体重排形成的融合蛋白	急性髓细胞性白血病
SRC	酪氨酸激酶	肉瘤、乳腺癌、结肠癌和肺癌
TAL1, *TAL2*	转录因子,TAL1也称为SCL	急性T细胞白血病
TAN-1	t(7;9)易位产生的*NOTCH*基因变异体	急性T细胞白血病
TIAM1	鸟嘌呤核苷酸交换因子	淋巴瘤和非小细胞肺癌
TSC2	GTP酶激活因子	肾脏和脑肿瘤和淋巴管肌瘤
TRK	受体酪氨酸激酶	结肠癌、甲状腺癌和非小细胞肺癌

三、癌基因的激活机制

癌基因的激活源于细胞原癌基因的遗传特性改变。这些遗传特性改变使细胞获得了一定的生长优势。人类肿瘤中癌基因的常见激活机制有5种：突变、基因扩增、染色体重排、病毒启动子与增强子的插入、表观遗传学修饰。这些机制通过改变原癌基因的结构或增加其表达量发挥作用。

（一）突变

突变的原癌基因通过其编码的蛋白质结构的改变而激活。这些变异通常涉及一些关键的蛋白质调节区域，导致突变蛋白质不受调控并出现持续性激活。各种基因突变类型，如碱基置换、缺失或插入等都有可能激活原癌基因。如反转录病毒癌基因常由于碱基缺失突变而被激活。此外，EGFR、KIT、ROS1、MET及TRK等癌蛋白常由于氨基末端配体结合区缺失而被激活。典型的癌基因突变是由错义突变导致的，即编码蛋白质中仅有一个氨基酸的变异。

在肿瘤的早期研究中，经常可以检测到原癌基因RAS家族（KRAS、HRAS、NRAS）的点突变，其中KRAS基因突变尤为常见。40%的肺腺癌、50%的结肠癌及70%~90%的胰腺癌中均存在KRAS基因突变。NRAS基因突变主要见于黑色素瘤和造血系统的恶性肿瘤。大部分甲状腺癌中同时存在KRAS、HRAS、NRAS基因突变，特别是在已分化的滤泡状甲状腺癌中，3种RAS基因突变的联合作用尤其显著。RAS基因源于膀胱癌细胞系，编码GTP结合蛋白家族成员。正常情况下，通过鸟嘌呤核苷酸交换因子与GTP酶激活蛋白调控是否与GTP结合，传递细胞分裂信号。当发生基因突变时，其自身的GTP酶失活，RAS蛋白持续结合GTP，导致细胞增殖为肿瘤细胞。

（二）基因扩增

一旦某些染色体区段（常含一个或多个癌基因及毗邻的遗传单位）出现多个拷贝时便会导致基因扩增（gene amplification），即基因组中某个基因拷贝数显著增加，进而引起基因表达增加，使得细胞生长失去正常调控。这种异常扩增会引起核型改变，并产生均质染色区（homogeneous staining region，HSR）（图10-4）和双微体（double minute，DM）（图10-5）等结构。均质染色区是缺少正常深、浅染色区带的染色体区段；双微体是染色体外成对存在的无着丝粒的微小遗传结构，在细胞中可存在多对，目前从分子水平亦将其称为染色体外DNA（extrachromosomal DNA，ecDNA）。均质染色区和双微体均代表基因组DNA的高度扩增，这种扩增为细胞生长提供了优势。

人类肿瘤核型中均质染色区与双微体频繁出现，这表明某些原癌基因的扩增是很常见的，其中3个原癌基因家族（MYC、EGFR及ERBB2）的扩增在人类肿瘤中占很大比例。

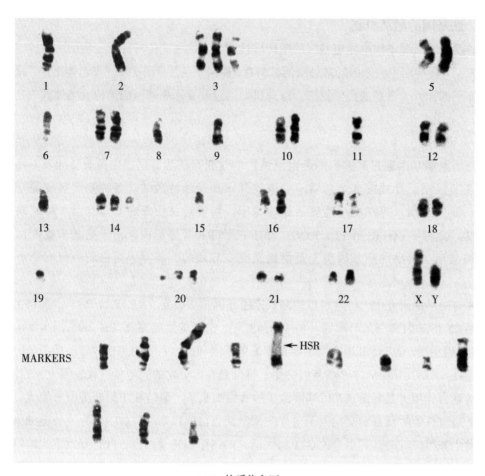

HSR.均质染色区。

▲ 图10-4　人类恶性肿瘤细胞染色体上的均质染色区（箭头示）

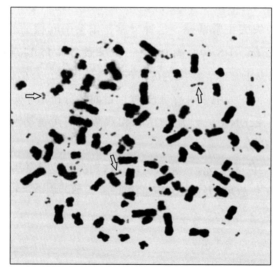

▲ 图10-5　人类恶性肿瘤细胞核型中的双微体（箭头示）

案例 10-1　　慢性髓细胞性白血病

患者，男性，47岁，因"乏力、消瘦、腹胀2个月"入院。体格检查：心肺未见异常，肝肋下1cm，脾肋下6cm。血细胞分析示血红蛋白129g/L，白细胞计数73×10⁹/L，血小板计数365×10⁹/L。外周血涂片示粒系明显增多，可见各阶段粒细胞。骨髓穿刺报告：骨髓增生明显活跃，以粒系为主。核型分析：46,XY,t(9;22)(q34;q11.2)。临床诊断为"慢性髓细胞性白血病"。

思考：

1. 慢性髓细胞性白血病的发病机制是什么？

2. 该病的靶向治疗药物是什么？作用机制是什么？

（三）染色体重排

在造血系统恶性肿瘤及实体瘤中经常可检测到染色体重排。重排形式多为染色体易位，其次是染色体片段插入。染色体重排主要通过两种机制致癌：原癌基因转录激活或产生融合基因。

1. 基因激活　原癌基因转录激活是指染色体重排导致原癌基因易位至强大的启动子、增强子等转录调控元件附近，使原癌基因的转录受转录元件控制，调节原癌基因异常表达并使细胞发生恶性转化。在 Burkitt 淋巴瘤中，有 70%~80% 的病例存在 t(8;14)(q24;q32)。这是原癌基因转录激活的典型案例，染色体重排使位于8q24.21的 MYC 基因受到位于14q32.33的免疫球蛋白重链的调节因子控制，导致编码调控细胞增殖的核蛋白 MYC 基因激活，促进了 Burkitt 淋巴瘤的发生。除此之外，MYC 基因也可因易位被免疫球蛋白轻链基因激活，导致 Burkitt 淋巴瘤，如发生在2p11.2上 κ 链的 t(2;8)(p12;q24) 及22q11.22上 λ 链的 t(8;22)(q24;q11) 染色体易位就属于这种情况。尽管染色体断裂点位置不同，但易位的结果是相同的，均可引起 MYC 基因表达的调节失控，导致细胞异常增殖。

在一些急性T淋巴细胞白血病（T-ALL）中，MYC 基因是由 t(8;14)(q24;q11) 易位激活，MYC 基因转录受14q11的T细胞受体基因α链的调节因子调控。

2. 基因融合　当染色体断裂点位于两个不同基因时，染色体重排可能形成融合基因，即一个基因的"头"和另一个基因的"尾"组成一种复合结构。一般来说，参与融合的两个基因均编码具有转化能力的融合原癌蛋白。在慢性髓细胞性白血病（CML）中，染色体发生 t(9;22)(q34;q11)，使位于9q34的 ABL1 基因与位于22q11的 BCR 基因融合在一起，形成了位于22号易位染色体上的 BCR-ABL 融合基因。BCR-ABL 融合基因编码相对分子质量为210kD的融合蛋白，该蛋白具有很高的酪氨酸激酶活性，可使骨髓肿瘤细胞克隆增多。在急性淋巴细胞白血病（ALL）中，有20%以上的病例存在 t(9;22)，其中 BCR 基因的断裂点与慢性髓细胞性白血病中的断裂点不同，这种融合蛋白相对分子质量为185kD。目前还不清楚 BCR-ABL 融合蛋白在两种血液肿瘤中差异很小，而导致的表型差异却如此之大的原因。基因融合有时也会形成融合转录因子，如在儿童急性淋巴细胞白血病中出现的 t(1;19)(q23;p13) 使 E2A 基因(19p13.3)与 PBX1 基因(1q23)发生融合。

（四）病毒启动子与增强子的插入

正常情况下原癌基因不表达或表达水平较低，当反转录病毒感染细胞后，病毒基因组所携带的长末端重复序列（long terminal repeat，LTR）内的启动子和增强子可插入细胞原癌基因附近或内部，使原癌基因过度表达或由不表达变为表达，导致细胞癌变。如禽白血病病毒DNA序列整合到宿主正常细胞的 *MYC* 基因附近时，可促使 *MYC* 基因的表达水平比正常个体高30倍以上，引起淋巴瘤。

（五）表观遗传学修饰

基因的表达水平除受到基因扩增、转录水平调控外，还与表观遗传学修饰相关，如核苷酸甲基化、组蛋白修饰、非编码RNA等。癌基因的调节区域及附近的CpG岛甲基化会稳定核小体间的结合，抑制基因的表达。当该区域发生低甲基化时，可能诱导原癌基因活化，促进肿瘤发生。如肝癌中 *AFP*、*FOS*、*MYC* 基因，胃癌中 *CCND2*、*HRAS* 基因，结直肠癌中 *MAGEA*、*MET* 基因，乳腺癌中 *SNCG/BCSG1* 基因等均发生了DNA低甲基化。组蛋白乙酰化、甲基化修饰，以及非编码RNA如微RNA（microRNA，miRNA）、长链非编码RNA（lncRNA）等调控基因的转录和表达。

第四节　肿瘤抑制基因

随着肿瘤研究的深入，人们发现正常细胞中除存在促进细胞恶性转化的原癌基因外，同时存在抑制肿瘤发生的基因——肿瘤抑制基因（tumor suppressor gene）。肿瘤抑制基因是一类存在于正常细胞中、与原癌基因共同调控细胞生长和分化的基因，也称抗癌基因（antioncogene）或隐性癌基因（recessive oncogene）。正常情况下，肿瘤抑制基因通过监控细胞分裂速率、修复错配的DNA和调控细胞死亡等途径抑制细胞生长，是一种保护性基因。当肿瘤抑制基因发生突变时，细胞会出现持续增长并最终形成肿瘤。自1986年首个肿瘤抑制基因 *RB* 被发现以来，目前已经报道了800余个肿瘤抑制基因。

一、肿瘤抑制基因的发现

20世纪初，Boveri在开展海胆卵操作实验（诱导多级有丝分裂和染色体异常分离）时，发现有丝分裂纺锤体，并偶然观察到异常有丝分裂会导致子代染色体缺失，产生与恶性肿瘤中低分化组织团块相似的异常细胞团块，由此推测染色体的不正确联合能够产生可遗传、有无限增殖能力的恶性细胞。同时，Boveri认为有毒物质、物理损伤、病原体、慢性炎症和组织修复等因素均可能间接促进染色体异常分离或染色体不平衡等情况的出现，进而导致肿瘤发生。除此之外，Boveri还提出一种组织中会出现不同类型的肿瘤、隐性等位基因丢失和肿瘤易感性的遗传率等问题。然而，由于缺少来自动物及人类核型研究的实验证据，这些假说在当时并没有引起重视。1942年，Charlest和Luce-Clausen在进行小鼠苯并芘致乳头状瘤的实验中发现成瘤要经过相当长的时间，认为肿瘤的发生可能与细胞中肿瘤抑制基因的失活有关，并提出肿瘤抑制基因的概念，但这些多数为观察性实验，未得到足够重视。1969年，Ephrussi和Harris的体细胞杂交实验使得寻找肿瘤抑制基因的研究拨云见日。他们发现小鼠恶性肿瘤细胞与正常细胞融合后形成的四倍体杂种细胞并无恶性表型，接种到特定宿主体内也不会生长肿瘤。然而四倍体细胞不稳定。在传代过程中，随着来自小鼠正常细胞的染色体逐渐丢失，杂种细胞的恶性表型逐步出现。由此，Harris等推测小鼠正常细胞中可能存在抑制肿瘤的基因，并提出肿瘤是一种隐性性状，在杂种细胞中因存在正常细胞的染色体（基因）而被抑制。随后一系列的研究结果也都支持此观点。后续的微细胞技术（将单个染色体从正常细胞转移到癌细胞）也证实了这一观点。

1971年，Knudson在进行视网膜母细胞瘤的流行病学研究时提出了著名的二次打击假说（two-hit hypothesis），也称二次突变学说（two mutation hypothesis），解释了遗传性与散发性视网膜母细胞瘤的遗传机制。两种类型的肿瘤都起源于同一基因两次以上的突变。遗传性视网膜母细胞瘤患者的第一次突变发生于生殖细胞，由此发育而来的所有体细胞都含有此突变，第二次突变发生于同一细胞中的另一等位基因，二次突变完成肿瘤的始动，使良性细胞转变为恶性细胞。遗传性病例发病早，常呈双侧与多灶性。散发性视网膜母细胞瘤病例的二次突变均发生在体细胞，而且是同一细胞中的两个等位基因先后发生才能完成肿瘤的始动过程。散发性病例发病较晚，多为单侧。此外，Knudson对其他几种儿童肿瘤（如肾母细胞瘤和多发性内分泌肿瘤等）的调查分析均支持二次打击假说（图10-6）。

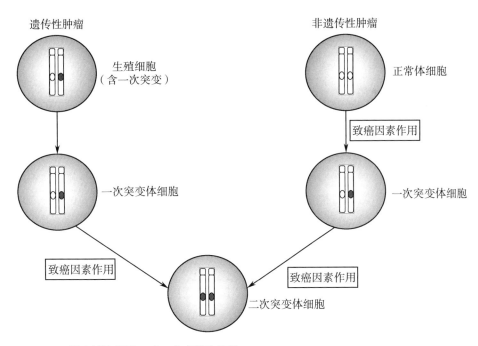

O：野生等位基因；　●：突变等位基因。

▲ 图10-6　Knudson二次打击假说示意图

1976年，Francke发现在遗传性视网膜母细胞瘤患者外周血淋巴细胞和皮肤成纤维细胞中都存在13q14缺失。1983年，Knudson将二次打击假说中抑制肿瘤发生的基因称为抗癌基因。同年，

Cavenee等发现散发性病例的肿瘤细胞中存在13q14杂合性丢失（loss of heterozygosity，LOH）。1985年，Cavenee等又在两个视网膜母细胞瘤家系中发现肿瘤细胞中丢失的是13号染色体上的正常等位基因。1986年，Friend证实*RB*基因突变会提高视网膜母细胞瘤的发病率。1987年，李文华等发表了*RB*基因的克隆、鉴定和序列，这是人类发现的第一个肿瘤抑制基因。

二、肿瘤抑制基因的分类及功能

在机体细胞复杂的生命历程中，肿瘤抑制基因担负着抑制细胞恶性转化，抑制肿瘤形成的重任。根据肿瘤抑制基因编码蛋白参与细胞生命过程的不同，可将其分为七类：① 转录调节因子；② 负调控转录因子；③ 周期蛋白依赖性激酶抑制因子；④ 信号通路相关抑制因子；⑤ DNA修复因子；⑥ 发育及凋亡相关的信号途径组分；⑦ 其他。基因组中的一些重要基因具有多重功能，同时分属不同类别，可按其主要功能进行分类。

（一）转录调节因子

转录调节因子通过调节转录因子活性间接控制转录过程，改变细胞代谢。这一类具有抑癌作用的转录调节因子能够抑制细胞生长、迁移、周期进程等多种生命过程，属于这一类的肿瘤抑制基因有*RB1*、*TP53*、*SMAD*家族、*TGFBR2*、*MAP2K4*和*VHL*等。

（二）负调控转录因子

基因转录具有正负两种调控形式。在正常细胞中，某些负调控转录因子能够抑制细胞生长分裂，抑制细胞发生恶性转化，从而抑制肿瘤的发生。属于这一类的典型肿瘤抑制基因有*WT1*等。

（三）周期蛋白依赖性激酶抑制因子

细胞周期的正常运行是细胞增殖的保证，当调节周期进程的激酶受到抑制时，细胞增殖也会受到影响。周期蛋白依赖性激酶抑制因子基于该机制发挥抑癌作用，其编码基因包括*CDKN2A*（*P16*）、*CDKN2B*（*P15*）、*CDKN1A*（*P21*）和*CDKN1B*（*P27*）等。

（四）信号通路相关抑制因子

细胞生长需要多种信号通路协同作用，有效抑制这些通路的功能，能够调控细胞增殖能力。当调节过程发生障碍时，细胞可能出现恶性增殖。属于这一类的肿瘤抑制基因有*PTEN*、*NF1*和*MCC*等。

（五）DNA修复因子

基因组在复制、转录等生命过程中常产生DNA损伤，若未能及时合理修复，可能会造成基因组不稳定，甚至导致细胞恶性转化。在该过程中起重要作用的基因都是抑制肿瘤发生的候选基因，如：① 参与同源重组修复的基因*BRCA1/2*、*ATM*、*FANC*家族、*WRN*和*BLM*等；② 参与碱基错配修复的基因*MSH2*、*MSH6*、*MLH1*、*PMS1*和*PMS2*等；③ 参与核苷酸切除修复的基因*XPA*、*XPB*、*XPC*、*XPD*、*XPF*、*XPG*和*ERCC1*等；④ 参与碱基切除修复的基因*XRCC1*、*PARP1*等。

（六）发育及凋亡相关的信号途径组分

细胞凋亡是维持机体细胞数量动态平衡的关键过程。当该过程出现功能障碍时，可导致肿瘤的发生。参与发育及凋亡相关信号途径的基因包括*DCC*、*APC*和*BAX*等。

（七）其他

研究发现一些基因发生功能异常时，会对细胞的增殖、迁移、黏附等多方面功能造成影响，进而增加肿瘤发生和进展的可能。如 *NM23* 基因家族，包括 *NM23-H1* 到 *NM23-H10* 共10个基因，该家族属于肿瘤转移相关抑制基因。其通过编码核苷二磷酸激酶（nucleoside diphosphate kinase，NDPK）参与多种生物学过程，影响细胞信号通路，经多途径抑制细胞的增殖、迁移。除此之外，*CDH1* 基因编码上皮钙黏素1（E-cadherin 1），与β联蛋白（β-catenin）形成的复合体是维持上皮细胞极性和完整性的重要功能单位，被认为是肿瘤细胞浸润和转移的抑制因子。

目前已经明确的肿瘤抑制基因及其功能见表10-3。

▼ 表10-3　部分肿瘤抑制基因的功能及相关肿瘤类型

肿瘤抑制基因	产物及功能	肿瘤类型
APC	肿瘤发生和发展相关特异性转录子的功能调控	家族性腺瘤和结直肠癌
BRCA1，*BRCA2*	DNA损伤修复	遗传性乳腺癌和卵巢癌综合征
CDKN2A	编码P16INK4a和P14ARF	脑肿瘤、黑色素瘤、胰腺癌综合征
DCC	Netrin-1受体，调节细胞增殖和肠道上皮细胞凋亡	结直肠癌
DPC4（*SMAD4*）	发育相关转录因子，参与肿瘤转移和侵袭	结直肠癌、胰腺肿瘤
MADR2/JV18（*SMAD2*）	介导生长因子受体信号，协助SMAD4运输入核	结直肠癌
MEN1	编码与转录因子、DNA修复蛋白和细胞骨架蛋白相互作用的Menin蛋白	多发性内分泌肿瘤综合征 I 型
MTS1	细胞周期蛋白依赖性激酶抑制剂，调控细胞周期由G_1期进入S期	黑色素瘤
NF1	RAS-GTP激活蛋白（RAS-GAP）	神经纤维瘤 I 型
NF2	ERM蛋白，通过组装蛋白复合物生成细胞质和膜并将其与肌动蛋白连接	神经纤维瘤 II 型
TP53	编码TP21的转录因子，可使细胞停滞在G_1期；TP53参与调控细胞大小、DNA完整性和染色体复制	膀胱癌、乳腺癌、结肠癌、食管癌、肝癌、肺癌、前列腺癌、卵巢癌、脑肿瘤、肉瘤、淋巴瘤和白血病
PTEN	脂质磷酸酶，蛋白磷酸酶活性，调节细胞增殖	多发性错构瘤综合征（Cowden综合征），增加乳腺癌和甲状腺癌风险
RB1	结合并抑制E2F转录因子，暂停细胞周期进程	视网膜母细胞瘤、肉瘤、膀胱癌、乳腺癌、食管癌、前列腺癌和肺癌
VHL	细胞周期调控，参与缺氧诱导因子的泛素化和降解	肾细胞癌
WRN	DNA解旋酶和核酸外切酶，参与DNA断裂修复	沃纳（Werner）综合征
WT1	转录因子，在发育中起至关重要作用	肾母细胞瘤

第五节　遗传性恶性肿瘤综合征

人类一部分恶性肿瘤的发生具有家族聚集性，即一个家族内有多个成员患有一种或几种肿瘤，称为遗传性恶性肿瘤综合征。随着肿瘤分子遗传学的进展，人们对其发生的分子机制有了更深刻的认识。目前认为，各种癌基因、肿瘤抑制基因，如生长相关基因、细胞周期调控基因、信号转导基因和细胞凋亡相关基因等发生的突变均是肿瘤发生的遗传学基础。遗传性恶性肿瘤综合征在人群中具有发病早、恶性程度高和多发等特点，符合孟德尔遗传。

一、常染色体显性遗传的恶性肿瘤综合征

（一）家族性视网膜母细胞瘤

1. 疾病概述　视网膜母细胞瘤（retinoblastoma）[OMIM#180200]是一种源于胚胎视网膜细胞的眼内恶性肿瘤，发病率为1/30 000~1/15 000，无种族、性别和地域差异，具有家族遗传倾向。该病多发生于儿童早期，常见于3岁以下儿童，可单眼、双眼先后或同时发病，是婴幼儿最常见的眼内恶性肿瘤，该病在成人中较罕见。

视网膜母细胞瘤的临床表现为早期眼底出现灰白色肿块，由于此时肿块仅在眼内生长，对外观无影响，患儿多无自觉症状，很难被家长发现。随着肿瘤不断增长，突入玻璃体或接近晶状体，导致瞳孔呈现黄白色光反射，临床表现为类似"猫眼"的白瞳征。因视力障碍而瞳孔散大、白瞳征或斜视被发现，也有的病例以青光眼、白内障或前房积血为首发症状。严重的病例会表现为肿块突出眼外的"牛眼"外观。视网膜母细胞瘤病例均呈现典型的面部特征：前额突出、鼻根低且宽、鼻短呈球状、嘴大、上唇薄、人中长及耳垂突出。

视网膜母细胞瘤可分为遗传性和非遗传性两大类，具体表现为三种情况。

（1）遗传性视网膜母细胞瘤约占40%。其中约85%为双眼发病，15%为单眼发病，外显率约为90%，遗传方式为常染色体显性遗传，患者发病早，多于1岁半以内发病，通常有家族史，多个病灶，易发生第二种肿瘤。这种类型是由患病或携带致病基因的父母遗传，或正常父母的生殖细胞突变所致。

（2）非遗传性视网膜母细胞瘤约占60%。一般为单眼发病，发病迟，多在2岁以后发病，通常没有家族史，单个病灶，不易发生第二种肿瘤。这种类型是由患者视网膜母细胞发生突变所致。

（3）遗传性视网膜母细胞瘤中约有5%为体细胞染色体变异所致。这类患者除视网膜母细胞瘤外，常伴有轻重不等的全身异常，主要表现为智力低下、发育迟滞，还可出现小头畸形、多指畸形及先天性心脏病。尽管不同病例缺失片段长度不同，但多累及13q14区域。

2. 发病遗传机制　该病由位于人类13q14.2的视网膜母细胞瘤基因（*RB1*）突变所致。*RB1*基因的突变类型包括：① 大片段缺失，缺失断裂点可出现在整个*RB1*基因内；② 碱基的插入缺失突变，位于基因编码序列，可引起阅读框移位；③ 点突变，包括错义突变和无义突变。目前，Knudson提出的二次打击假说为学术界多数学者认为的主要发病机制。

（二）肾母细胞瘤

1. 疾病概述 肾母细胞瘤（nephroblastoma）[OMIM#194070]又称Wilms瘤（Wilms tumor，WT），于1899年由德国医师Wilms首次描述。肾母细胞瘤在儿科肿瘤中占5%~6%，是婴幼儿泌尿系统最常见的恶性肿瘤。该病活婴发病率约为1/10 000，约75%的肾母细胞瘤在1~5岁发病，平均发病年龄为3.5岁。

肾母细胞瘤患儿主要表现为虚弱伴上腹季肋部肿块。多数患者在5岁前发病，偶见于成年人。肿块多呈圆形或椭圆形，橡胶样硬，表面光滑或呈轻度分叶状，边缘整齐，无压痛，部分患儿有腹痛、血尿、高血压、贫血和发热等症状。肾母细胞瘤恶性程度较高，生长速度快，发生转移时间早，常转移至肺、肝、胸膜、主动脉旁及肾门淋巴结等部位。

肾母细胞瘤发病方式分为遗传性和散发性，占比分别约为38%和62%。肾母细胞瘤可单侧或双侧发病。双侧肾母细胞瘤多为遗传性；而单侧发病的病例中约10%是遗传性，其余为散发性。家族性肾母细胞瘤呈现不同外显率和表现度的常染色体显性遗传方式。

2. 发病遗传机制 遗传性肾母细胞瘤具有遗传异质性，在不同家系或不同患者中常涉及*WT1*（11p13）、*WT2*（11p15）、*WT3*（16q）、*WT4*（17q12-q21）、*WT5*（7p）和*WT6*（4q12）等不同易感基因。这些基因在不同时期、不同阶段通过多种途径引起肿瘤发生。

肾母细胞瘤的发生机制有二次打击假说和肾源性剩余（nephrogenic rest）学说。二次打击假说与视网膜母细胞瘤相同。肾源性剩余学说是指某些个体肾脏组织中存在胚胎期肾组织，被认为是肾母细胞瘤的瘤前病变。目前这两种学说都有其局限性。

（三）家族性腺瘤性息肉病

1. 疾病概述 家族性腺瘤性息肉病（familial adenomatous polyposis，FAP）是一种以结肠和直肠多发息肉为特征的常染色体显性遗传恶性肿瘤综合征。该病分为经典型和衰减型。根据发病机制的不同，FAP主要分为四种类型，分别为FAP1、FAP2、FAP3和FAP4。FAP1[OMIM#175100]最为常见，发病率为1/15 000~1/10 000，约占全部结直肠癌病例的1%。

典型的家族性腺瘤性息肉病的肠内表现为多发性结直肠腺瘤性息肉，多发生在20岁之前。息肉开始生长的平均年龄是15岁，肠镜下可见成百上千的腺瘤性息肉，直径多小于1cm，基底宽；直径大于2cm的息肉常有蒂。患者的临床表现为腹痛、便血（脓血便、黏液血便或鲜血便）、腹泻、体重减轻、肠道出血、全身乏力、消瘦、贫血、肛门坠胀、里急后重、肠梗阻等。家族性腺瘤性息肉病患者早期临床症状较轻，如不进行预防性大肠切除，至40岁发生癌变的概率可达80%~100%。

2. 发病遗传机制 FAP1是由位于人类5q22.2的*APC*基因胚系突变所致。*APC*基因是一种肿瘤抑制基因，编码肿瘤抑制蛋白，并作为负调节因子参与Wnt信号传递，发挥抑制细胞过度分裂和分化，维持染色体数目正常的作用。FAP1家系中60%~70%存在*APC*基因突变，该基因的突变会影响肠细胞的正常生长和功能，促进细胞过度增长产生结肠息肉。

FAP2[OMIM#608456]是由位于人类1p34.1的*MUTYH*基因突变导致的常染色体隐性遗传病；FAP3[OMIM#616415]是由位于16p13.3的*NTHL1*基因突变导致的常染色体隐性遗传病；FAP4

［OMIM#617100］是由位于5q14.1的*MSH3*基因突变导致的常染色体隐性遗传病。

（四）林奇综合征

1. 疾病概述　林奇综合征（Lynch syndrome，LS）［OMIM#120435］是一种较常见的常染色体显性遗传病，于1966年由美国医师H.Lynch首次报道，又称遗传性非息肉病性结直肠癌（hereditary nonpolyposis colorectal cancer，HNPCC）。该病在结直肠癌中占2%~5%，人群发病率为1/1 000~1/200。林奇综合征最明显的临床特征是家族聚集性，发病年龄较早，多见于右半结肠，伴同时性或异时性的肠外恶性肿瘤，如子宫内膜癌、胃癌、卵巢癌等。该病发病时结直肠内没有大量的息肉病变，且致病基因与家族性腺瘤性息肉病转化的结直肠癌不同。

2. 发病遗传机制　DNA错配修复（mismatch repair，MMR）基因胚系突变是该病发生的主要原因。错配修复相关基因的主要功能是修复DNA碱基错配，维持基因组稳定，降低自发性突变。错配修复相关基因突变会导致MMR蛋白丢失，或影响错配修复蛋白功能，导致微卫星不稳定性（microsatellite instability，MSI），增加细胞恶性变风险，90%以上的林奇综合征患者存在微卫星不稳定性。错配修复基因主要包括*MLH1*、*MSH2*、*MSH6*及*PMS2*基因，前两者较多见。除此之外，*BRAF*基因突变及*EPCAM*基因缺失也可导致*MSH2*基因沉默，引起林奇综合征。

（五）遗传性乳腺癌-卵巢癌综合征

1. 疾病概述　遗传性乳腺癌-卵巢癌综合征（hereditary breast-ovarian cancer syndrome，HBOC）是指在一个家族的三级以内亲属中有2例或2例以上个体患有的原发性乳腺癌和/或卵巢癌。遗传性乳腺癌-卵巢癌综合征［OMIM#604370］［OMIM#612555］呈常染色体显性遗传，分别由*BRCA1*和*BRCA2*基因胚系突变引起，外显率较高。

与散发性乳腺癌相比，遗传性乳腺癌-卵巢癌综合征具有家族聚集性、发病年龄早（40岁以前即可发病）、双侧原发性等特点。携带*BRCA1*、*BRCA2*基因胚系突变的女性患有乳腺癌的风险分别为46%~87%、38%~84%。10年内患者发生另一侧乳腺癌的风险分别为21.1%、10.8%，为非*BRCA*基因突变个体的4~5倍。*BRCA1*、*BRCA2*基因突变与男性乳腺癌发病也相关，男性突变基因携带者患乳腺癌的风险分别为1.2%、8.9%。

女性罹患卵巢癌的终身风险为1%~2%。约18%的卵巢高级别浆液性癌与*BRCA1*基因胚系突变相关，约7%与*BRCA2*基因胚系突变相关。除乳腺癌和卵巢癌外，*BRCA1*和*BRCA2*基因胚系突变还会导致其他恶性肿瘤（如前列腺癌、胰腺癌及黑色素瘤）的发病率升高。

2. 发病遗传机制　遗传性乳腺癌-卵巢癌综合征主要由位于人类17q21.31的*BRCA1*基因［OMIM*113705］和位于13q13.1的*BRCA2*基因［OMIM*600185］胚系突变所致。*BRCA1*、*BRCA2*基因编码的蛋白质参与DNA双链断裂损伤修复、转录、细胞周期调控、凋亡等过程，能够抑制细胞发生恶性转化。当*BRCA1*、*BRCA2*基因发生碱基置换、碱基缺失或插入，大片段缺失等情况时，会造成蛋白质结构和功能缺陷，进而导致肿瘤发生。*BRCA1*、*BRCA2*基因突变分布于整条基因序列，很难找到热点突变。对于胚系突变，目前主要根据美国遗传学与基因组学学会（ACMG）指南来进行致病性判定。除此之外，目前还检测到位于人类17q22的*RAD51C*基因［OMIM*602774］和位于17q12的*RAD51D*基因［OMIM*602954］的胚系突变与该病的发生相关。

二、常染色体隐性遗传的恶性肿瘤综合征

一些以体细胞染色体断裂为主要表现的综合征多具有常染色体隐性遗传的特性，又统称为染色体不稳定综合征。

（一）Bloom综合征

1. 疾病概述　1954年，Bloom首次报道了Bloom综合征（Bloom syndrome，BLM/BS）〔OMIM#210900〕，这是一种常染色体隐性遗传病，又称为布卢姆综合征、侏儒面部毛细管扩张综合征。Bloom综合征比较罕见，目前在人群中的发病率仍未确定。

侏儒体型是Bloom综合征的特有体征，主要表现为比例相称的身材矮小。Bloom综合征患者对日光高度敏感，典型面容为面部毛细血管扩张性蝶形红疹，多集中于颊和鼻部；皮疹也可出现在其他日光暴露区，如手背和前臂，症状常较轻微；严重时可波及耳、颈和胸骨上区域，表现为以躯干为主要分布区的局限性咖啡斑或色素沉着。轻度颜面部畸形多表现为面部狭长、下颌小及耳鼻突出。此外，Bloom综合征的临床表现还包括免疫功能缺陷，主要表现为慢性感染；可有慢性肺部疾病、糖尿病等并发症，部分患者可见智力发育迟缓。

Bloom综合征患者中约50%可罹患肿瘤，最常见的类型是实体瘤（约53%）、白血病（11.3%）或淋巴瘤（25%）；Bloom综合征患者肿瘤发病年龄早，平均发病年龄约15岁；肿瘤是Bloom综合征患者常见的死亡原因。

2. 发病遗传机制　Bloom综合征是由位于人类15q26.1的*BLM*基因突变导致的，该病是一种典型的"染色体断裂综合征"，隐性的*BLM*基因突变导致遗传性染色体断裂和重排。*BLM*基因的编码产物是RecQ解旋酶（RECQL3），该酶能够维持DNA的结构和稳定性，防止姐妹染色单体发生过多交换。*BLM*基因突变后产生的截短蛋白丧失了DNA解旋酶的功能；或是发生错义突变影响该酶的激活，使其失去解旋酶功能，最终导致高频染色体断裂或染色体不稳定性增加。由于RECQL3蛋白发生缺失，Bloom综合征患者细胞的姐妹染色单体交换的频率约是正常人的10倍。Bloom综合征患者对阳光等DNA损伤因素高度敏感，这是由细胞修复DNA损伤的功能下降所致。基因的改变促进了细胞无序分裂，导致Bloom患者肿瘤的发生。

（二）范科尼（Fanconi）贫血

1. 疾病概述　1927年，瑞士儿科医师Fanconi发现了一种罕见的常染色体隐性遗传病，主要表现为贫血、先天畸形及骨髓脂肪化。1931年，该病被正式命名为Fanconi贫血（Fanconi anemia，FA）〔OMIM#227650〕。Fanconi贫血是一种先天性家族性再生障碍性贫血，又称先天性全血细胞减少症，发病率为1/160 000。

Fanconi贫血患者罹患再生障碍性贫血、骨骼异常、器官缺陷和肿瘤的风险增高。约90%Fanconi贫血患者的骨髓造血功能受损，导致再生障碍性贫血；患者儿童期患白血病的风险明显增高，尤其易患急性髓细胞性白血病；患者因贫血出现极度疲劳，因中性粒细胞减少而频发感染，因血小板减少出现凝血功能障碍。

2. 发病遗传机制　Fanconi贫血的分子基础是DNA修复基因突变。该病具有遗传异质性，目前已经确定22个基因的突变可以导致Fanconi贫血，其中21个基因位于常染色体，仅*FANCB*基

因位于X染色体，表现为隐性遗传。这22个相关基因参与DNA损伤的识别和修复过程，一旦其中1个基因发生突变则会导致损伤的DNA无法修复而引发肿瘤。80%~90%的Fanconi贫血是由*FANCA*、*FANCC*和*FANCG* 3个基因中的1个发生突变引起的。

（三）毛细血管扩张性共济失调综合征

1. 疾病概述　毛细血管扩张性共济失调综合征（ataxia telangiectasia，AT）[OMIM#208900]是一种罕见的常染色体隐性遗传性神经变性，由Louis于1941年首次报道。该病发病率为1/100 000~1/40 000，无种族和民族差异。

毛细血管扩张性共济失调综合征患者的首发症状为共济失调，由神经系统退行性变性所致。感染和肿瘤为本病的常见症状，该病患儿伴发白血病、淋巴瘤和乳腺癌等恶性肿瘤的概率比正常人高约100倍。1岁左右即可发病，发病初期表现为姿势、步态异常，龙贝格征阳性，双上肢意向性震颤和眼球震颤等，可伴有吞咽困难、膝反射消失，随着年龄增长，上述症状逐渐加重。10~20岁出现手足徐动、舞蹈样动作、发音不清及智力低下。患者很少存活过儿童期。

2. 发病遗传机制　*ATM*基因是毛细血管扩张性共济失调综合征唯一的致病基因，位于人类11q22.3，有66个外显子，编码由3 056个氨基酸残基组成的蛋白质。毛细血管扩张性共济失调综合征是指*ATM*基因突变造成ATM蛋白缺失，该蛋白对下游基因的调控作用丧失，阻碍DNA修复，进而导致染色体断裂、基因组不稳定并出现恶性肿瘤。

（四）着色性干皮病

1. 疾病概述　着色性干皮病（xeroderma pigmentosum，XP）[OMIM#278700]是一组罕见的常染色体隐性遗传病，主要临床特征为患者皮肤对日光，特别是对紫外线高度敏感，暴露部位的皮肤易发生色素沉着、萎缩、角化过度和癌变等。

着色性干皮病发病率较低，其中欧美人群的发病率约为1/1 000 000，东亚、中东和北非人群的发病率稍高一些，发病无性别差异。着色性干皮病共有8种亚型，其分布具有明显的地域差异。

2. 发病遗传机制　与着色性干皮病发病相关的基因包括7个DNA损伤修复基因（*XPA*、*XPB*、*XPC*、*XPD*、*XPE*、*XPF*、*XPG*）和1个DNA错配修复基因变异型（*XPV*）。这些致病基因均是核苷酸切除修复（nucleotide excision repair，NER）系统的关键因子，其突变导致的DNA切除修复酶功能缺陷是着色性干皮病的病因。

学习小结

肿瘤泛指一群生长失去正常调控的细胞形成的新生物，分为良性肿瘤和恶性肿瘤。肿瘤包括遗传性肿瘤和散发性肿瘤，分别由肿瘤相关基因的胚系突变和体细胞突变导致。其中遗传性肿瘤是由胚系突变引起的，占全部肿瘤的5%~10%。作为一种体细胞遗传病，肿瘤进展过程中突变持续发生，是克隆性进化的结果。肿瘤多是由癌基因和肿瘤抑制基因等肿瘤相关基因突变引发的，除此之外，还经常伴随着基因组的不稳定性或端粒酶的激活。癌基因的激活机制主要见于突变、基因扩增、染色体重排、病毒启动子与增强子的插入及表观遗传学修饰等。肿瘤抑制基因激活机制主要为二次打击假说。遗传性恶性肿瘤综合征中常见常染色体显性遗传的恶性肿瘤综合征，亦可见到常染色体隐性遗传的恶性肿瘤综合征。目前认为，肿瘤是通过一系列基因改变的积累而引发的，通过诱导增殖或调节细胞周期和/或程序性细胞死亡（凋亡）过程的错误，最终导致肿瘤的发生、发展。

（孙文靖　侯启昌）

复习参考题

一、选择题

1. 患儿，男，5岁，右眼出现灰白色肿块，突入玻璃体，瞳孔呈黄白色光反射。颅脑计算机断层扫描（CT）显示眼内占位病变。肿块组织基因检测到 *RB1* 基因突变，请判断患儿所患疾病最可能是以下疾病中的
   A. 遗传性视网膜母细胞瘤
   B. 非遗传性视网膜母细胞瘤
   C. 视神经胶质瘤
   D. 莱伯遗传性视神经病变
   E. 视网膜病变

2. 患者，男性，20岁，主诉全身乏力、腹泻、腹痛、便血、消瘦。肠镜显示成百上千个腺瘤性息肉。外周血基因检测到 *APC* 基因突变。患者父亲多年前因结肠癌去世。请判断患者所患疾病最可能是
   A. 溃疡性结肠炎
   B. 林奇综合征
   C. 家族性腺瘤性息肉病
   D. 克罗恩病
   E. 肾母细胞瘤

3. 患者，男性，40岁，主诉腹胀、腹泻、体重下降。胸腹部CT显示胃部占位性病变、右半结肠占位病变。肠镜未见息肉性病变。外周血基因检测到 *MSH2* 基因突变，家族中多人患有结直肠癌。请判断患者所患疾病最可能是
   A. 林奇综合征
   B. 家族性腺瘤性息肉病
   C. 溃疡性结肠炎
   D. 克罗恩病
   E. 肾母细胞瘤

4. 患者，女性，40岁，主诉最近发现乳房结节，并伴随乳房溢液。家族中有多例乳腺癌患者。基因检测到 *BRCA1* 基因突变。根据以上病史，请判断患者所患疾病最可能是
   A. 遗传性乳腺癌-卵巢癌综合征
   B. 乳腺增生
   C. 急性乳腺炎
   D. 散发性乳腺癌
   E. 慢性乳腺炎

5. 患者，男性，45岁，因"乏力、消瘦、腹胀2个月"入院。临床诊断为"慢性髓细胞性白血病"。骨髓穿刺核型分析显示46,XY,t(9;22)(q34;q11.2)。慢性髓细胞性白血病

的发病机制为

A. 基因突变

B. 基因扩增

C. 基因激活

D. 形成融合基因

E. 表观遗传学改变

答案：1. B；2. C；3. A；4. A；5. D

二、简答题

1. 为什么说肿瘤是一种体细胞遗传病?

2. 请简述肿瘤中染色体异常与肿瘤发生、发展之间的关系。

3. 请简述癌基因、肿瘤抑制基因及其与肿瘤发生、发展的关系。

4. 请简述二次打击假说的中心论点。

第十一章　　表观遗传学

学习目标	
掌握	表观遗传学的概念、主要方式及其作用机制。
熟悉	DNA甲基化、组蛋白修饰、以miRNA为代表的非编码RNA等发挥表观遗传学修饰的作用机制及其特点。主要基因组印记异常疾病的临床特征，及其分子遗传学机制。
了解	表观遗传学与环境的关系，靶向表观遗传学治疗疾病取得的重要进展。

经典遗传学认为表型特征的遗传差异是DNA序列的差异。然而，这一理论却难以解释同卵双生子在疾病易感性方面的差异，以及造成发育过程中分化细胞表型差异的原因，尤其是已分化细胞的表型特征如何能进一步通过细胞分裂被稳定地遗传到子代细胞。上述事实说明，还存在一种不同于基因的遗传因素对表型形成发挥着重要的调控作用，这一未知的调控因素后来被描述为表观遗传学（epigenetics），但在相当长的时间内并不清楚它是如何发挥作用的。

表观遗传学一词的渊源最早可以追溯到古希腊伟大哲学家亚里士多德的后成说（epigenesis），该假说认为器官发育和细胞分化是一个有序展开的过程。1942年，英国著名发育生物学家Waddington将"epigenesis"和"genetics"合并，创造出"epigenetics"一词，并提出了表观遗传学的理论雏形：基因与其产物之间的相互作用决定了表型，而表观遗传学的核心就是研究这种相互作用。1975年，Holliday进一步将表观遗传学明确为非DNA序列差异的核遗传。20世纪90年代以后，随着对DNA甲基化、组蛋白共价修饰机制的深入认识，才真正揭示了这种"非DNA序列"遗传的真实面目。目前，表观遗传学被定义为在基因的核苷酸序列不发生改变的情况下，基因的表达发生可遗传改变的现象。表观遗传学研究涉及的调控机制主要包括DNA甲基化、组蛋白修饰、非编码RNA（non-coding RNA，ncRNA）、RNA修饰（RNA modification）等。这些方式主要通过影响染色质的结构与功能来调节基因的表达水平。染色质结构的改变主要依靠重构酶来移动、移除或重组核小体，再通过和其他染色质结合蛋白一起引起DNA调控序列（如启动子、增强子、复制起点等）与其他辅助因子的结合，进而改变和影响DNA的各种活动如转录、复制、修复、重组。表观遗传学机制所涉及的这种染色质结构的动态改变常被称为染色质重塑（chromatin remodeling）。

第一节 表观遗传学修饰机制

一、DNA甲基化与去甲基化

（一）DNA甲基化

DNA甲基化是最早被发现，并被深入研究的表观遗传学调控机制之一。20世纪40年代发现哺乳动物细胞存在DNA甲基化。20世纪70年代发现在肿瘤发生过程中存在DNA甲基化异常。20世纪80年代Bestor等鉴定了第一个DNA甲基转移酶（DNA methyltransferase，DNMT）。此后，对于DNA甲基化的相关研究不断深入。

DNA甲基化是指在DNA甲基转移酶的催化下，以S-腺苷甲硫氨酸（S-adenosyl-methionine，SAM）作为甲基供体，将甲基共价结合到DNA序列特定碱基上的化学修饰过程（图11-1）。广义的DNA甲基化泛指所有发生在DNA上的甲基化修饰，主要包括5-甲基胞嘧啶（5mC）、6-甲基腺嘌呤（6mA）、4-甲基胞嘧啶（4mC）、7-甲基鸟嘌呤（7mG）等。5mC是真核生物中的主要类型，主要发生在CpG二联核苷酸的胞嘧啶第5位碳原子上，同时这也是目前哺乳动物DNA甲基化的唯一形式。哺乳动物基因组中的CpG以两种形式存在：一种是散在分布，另一种为集中分布。高度富含CpG的区域被称为CpG岛（CpG island），长度多在500~2 000bp，常位于基因的转录调控区附近。在哺乳动物中，60%~90%的CpG岛存在甲基化修饰。

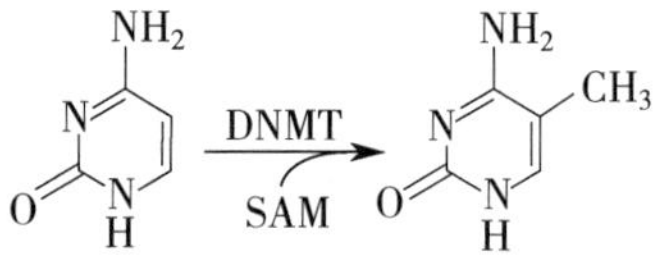

DNMT. DNA甲基转移酶；
SAM. S-腺苷甲硫氨酸。
▲ 图11-1　5-甲基胞嘧啶的形成

1. DNA甲基转移酶　在哺乳动物体内已发现3种公认有活性的DNA甲基转移酶，分别被命名为DNMT1、DNMT3a和DNMT3b。DNMT3a和DNMT3b主要负责对原本不存在甲基化修饰的DNA双链进行甲基化修饰，被称为从头甲基化（*de novo* methylation）。而DNMT1则主要针对DNA双链中已经有一条链发生甲基化而另一条链未甲基化的情况，催化DNA复制双链中的新合成链发生甲基化，称之为维持甲基化（maintenance methylation），也称保留甲基化（图11-2）。除上述3种DNMT外，科学家还克隆到*DNMT2*基因，

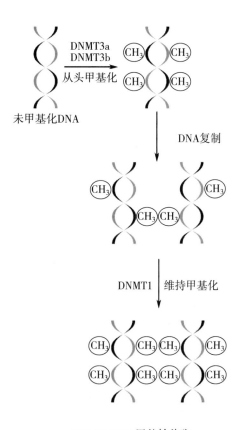

DNMT. DNA甲基转移酶。
▲ 图11-2　从头甲基化与维持甲基化

其编码产物缺少N端调节区，在体内和体外研究中均未能检测到DNA甲基转移酶活性，但最近被证实其具有tRNA甲基转移酶活性。此外，最近还发现存在于小鼠和大鼠中的一个*Dnmt3b*的重复基因*Dnmt3c*，该基因在精子发育过程中发挥主要作用。

2. DNA甲基转移酶的主要辅助因子　DNA甲基转移酶介导的DNA甲基化与其他一些辅助因子的协助密不可分。DNMT3L是一种与DNA甲基转移酶高度相似的核蛋白，但它缺乏DNA甲基转移酶的保守催化结构域，因此并不具有DNA甲基转移酶的功能，但却具有表观遗传调节功能。研究表明，DNMT3L可通过与DNMT3a和DNMT3b结合来增强其酶催化活性，被认为是建立母体基因组印记所必需。再例如，E3泛素连接蛋白酶UHRF1（ubiquitin like with PHD and ring finger domains 1）可与DNMT1形成复合物并将其招募到半甲基化的CpG位点，在DNA维持甲基化方面发挥作用。

案例11-1　靶向DNA甲基化治疗血液肿瘤

与正常细胞相比，肿瘤细胞的DNA甲基化模式存在显著改变：其逆转录元件、着丝粒及原癌基因常存在低甲基化；与肿瘤抑制基因相关的关键基因调控元件常过度甲基化。肿瘤抑制基因如*TP53*，DNA损伤修复基因如*BRCA1*等的过度甲基化就被发现与一些肿瘤的发生与发展密切相关。鉴于DNA甲基化是一个依赖于DNA甲基转移酶的化学反应过程，科学家据此尝试通过抑制DNA甲基转移酶的活性，逆转肿瘤细胞中肿瘤抑制基因的高度甲基化，从而实现抑制肿瘤细胞生长或杀死肿瘤细胞的目的。因此，DNA甲基转移酶抑制剂也就成为肿瘤药物研发的一个重要靶点。

目前所研发的DNA甲基转移酶抑制剂根据其结构的不同，主要分为核苷类和非核苷类两大类。核苷类抑制剂是一类以胞嘧啶核苷为原型的衍生物，属于竞争性抑制剂，其代表性药物包括阿扎胞苷、地西他滨等。而非核苷类药物不含胞嘧啶核苷结构，其代表性药物包括氨基苯甲酸类药物普鲁卡因、邻苯二酰胺类抑制剂PG108、三氧化二砷等。目前，DNA甲基转移酶抑制剂在血液肿瘤如骨髓增生异常综合征、慢性单核细胞白血病、急性早幼粒细胞白血病等的治疗中发挥着重要作用。

思考：

1. 三氧化二砷治疗急性早幼粒细胞白血病的作用机制与DNA甲基化有何内在联系？

2. 从作用机制来看，DNA甲基转移酶抑制剂在临床上会存在什么样的共性问题？如何克服？

（二）DNA去甲基化

相对于DNA甲基化而言，DNA去甲基化是指从DNA上移除甲基的过程。DNA去甲基化有以下两种方式。① 复制相关的DNA去甲基化：在DNA复制过程中，通过靶向干扰DNMT1并使之失活，导致新合成的DNA链未被甲基化，此种情况也被称为DNA被动去甲基化。② 主动去甲基化：这是一种在特定情况下将甲基从DNA上迅速移除的过程，主要由TET（ten-eleven translocation）双加氧酶所介导。TET双加氧酶可以将5mC迭代氧化生成5-羟甲基胞嘧啶（5hmC）、5-醛基胞嘧啶（5fC）和5-羧基胞嘧啶（5caC），再通过胸腺嘧啶DNA糖苷酶

（thymine-DNA glycosylase，TDG）介导的碱基切除修复途径将5mC重新变为未修饰的胞嘧啶。

（三）DNA甲基化调控基因表达

DNA的甲基化既可以发生在基因的启动子区，也可以发生于基因体内。一般认为，DNA甲基化可以抑制基因转录，主要通过两种方式：① 干扰转录因子与启动子区或其他顺式作用元件的结合；② 通过5mC结合蛋白招募转录阻遏物来间接抑制转录。

5mC的甲基通常位于DNA双螺旋结构的大沟中，因为其具有疏水性且能改变局部DNA的三维结构和染色质构象，所以可以影响包括转录因子在内的蛋白质与DNA的结合。例如，锌指蛋白CTCF（CCCTC-binding factor）的功能是与绝缘子（insulator）结合来抑制基因转录，其与DNA的结合就受甲基化的调控。5mC不仅能抑制DNA和蛋白的结合，有时也能吸引甲基胞嘧啶结合蛋白（methylcytosine-binding protein，MBP）与DNA的结合。这些MBP通常含有识别5mC的特殊结构域，常被分为锌指蛋白、SRA结构域蛋白和甲基化CpG结合区（methyl-CpG binding domain，MBD）蛋白三个家族。

KAISO（ZBTB33）是第一个被发现的能结合甲基化DNA的C2H2型锌指蛋白，其N端能招募核受体辅阻遏物（nuclear receptor corepressor，N-CoR）。SRA结构域蛋白目前发现有UHRF1和UHRF2。其中，UHRF1是DNMT1维持甲基化必不可少的辅助因子。MBD蛋白家族包括MECP2、MBD1、MBD2、MBD3、MBD4、MBD5、MBD6、SETB1、SETB2、BAZ2A（TIP5）、BAZ2B等成员，其中MECP2是第一个被鉴定的MBD蛋白，可通过其C端的转录抑制结构域（transcription repression domain，TRD）招募mSin3a辅阻遏物去抑制基因转录。

二、组蛋白修饰

核小体是染色体的基本结构单位，它包含的核心组蛋白（H3、H4、H2A和H2B）经146bp核苷酸缠绕形成八聚体。这些核心组蛋白的N端通常形成裸露在八聚体外面的尾巴，呈松散状态并存在大量的翻译后修饰。组蛋白的翻译后修饰是表观遗传学调控的另外一种重要机制。近年来，得益于质谱等鉴定技术的快速发展，目前已发现组蛋白存在乙酰化、甲基化、磷酸化、泛素化、小分子泛素相关修饰物蛋白（SUMO）化、ADP核糖基化、脱氨基作用、脯氨酸异构化、乳酸化、丙酰化、丁酰化、巴豆酰化、琥珀酰化、戊二酰化、二羟基异丁烯酰化、三羟基丁酰化、苯甲酰化等20多种修饰类型。本部分仅重点介绍乙酰化、甲基化、磷酸化这3种常见的组蛋白修饰方式。

（一）组蛋白乙酰化与去乙酰化

1. 组蛋白乙酰化　组蛋白乙酰化（histone acetylation）是指在组蛋白乙酰转移酶（histone acetyltransferase，HAT）催化作用下，将乙酰基从乙酰辅酶A上转移到组蛋白N端尾部较为保守的赖氨酸ε位氨基上的修饰过程（图11-3）。

组蛋白乙酰化修饰具有以下几方面功能。

（1）激活基因转录：其主要机制在于发生在赖氨酸上的乙酰化消除了赖氨酸的正电荷，从而会削弱组蛋白尾巴与带负电荷DNA磷酸骨架的静电作用力，造成染色质结构松散而开放，方便转录因子等与DNA的结合。

（2）参与30nm染色质二级结构的形成：组蛋白H4的N端能够与相邻核小体组蛋白H2A的7个酸性氨基酸发生相互作用，这一相互作用有助于30nm染色质纤维的形成。而H4K16的乙酰化可以影响H4与H2A的结合进而干扰30nm染色质纤维的形成。

（3）增强组蛋白和DNA的结合，促进核小体的组装：新合成的组蛋白常会在H3K56、H4K5、H4K8和H4K12位点发生乙酰化。这些乙酰化修饰会促进组蛋白与相关辅助因子的相互作用，进而增强组蛋白与DNA的结合，促进核小体的组装。此外，位于核小体球状结构内部的H4K91位点的乙酰化可通过影响H3–H4四聚体与H2A–H2B二聚体的结合来调控核小体的组装。

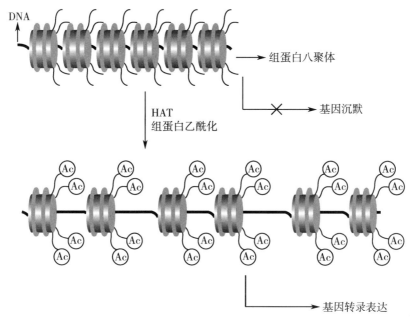

HAT.组蛋白乙酰转移酶；Ac.乙酰基。

▲ 图11-3　组蛋白乙酰化示意图

（4）抑制异染色质的形成：异染色质和常染色质在组蛋白乙酰化水平上存在显著差异，异染色质较常染色质的组蛋白乙酰化水平要低很多。异染色质的这种低乙酰化与其所结合的SIR（silent information regulator）蛋白有关，因为SIR具有组蛋白脱乙酰酶（histone deacetylase，HDAC）活性，而H4K16位点的乙酰化则可以阻止组蛋白脱乙酰酶活性，从而抑制异染色质结构的建立。

（5）影响DNA损伤修复：研究发现，组蛋白乙酰化可以调控修复途径的选择和复制叉前进。H3K56乙酰化可防止CAG/CTG重复序列缩短，对于保持DNA重复序列至关重要。如果H3K56不能发生乙酰化，则会诱发高频率的DNA自发损伤。此外，乙酰化位点还可以作为识别标记，被多种修复蛋白和染色质重塑蛋白识别并结合，保证DNA修复顺利进行。

2. 组蛋白乙酰转移酶与组蛋白脱乙酰酶　组蛋白乙酰化状态的形成与维持依赖于组蛋白乙酰

转移酶和组蛋白脱乙酰酶的动态相互作用。自1995年第一个组蛋白乙酰转移酶被鉴定以来，已有29种组蛋白乙酰转移酶先后在包括酵母、果蝇及人类等不同物种中被发现。这些组蛋白乙酰转移酶根据细胞定位，可被分为两大类。一类是分布于细胞质中的组蛋白乙酰转移酶，该酶缺少布罗莫（bromo）结构域，主要负责对那些在细胞质中新合成的、尚未组装的组蛋白进行乙酰化修饰，被修饰的组蛋白在进入细胞核并被包装到染色质时，会被组蛋白脱乙酰酶迅速脱去乙酰基。另外一类组蛋白乙酰转移酶主要分布于细胞核，其结构所含的bromo结构域能保证其准确识别并结合到组蛋白的赖氨酸底物上。根据功能差异，分布于细胞核的组蛋白乙酰转移酶又被分为GNAT、MYST、EP300/CBP等5个亚类（表11-1）。

▼ 表11-1　组蛋白乙酰转移酶的分类和亚型

家族	亚型	别名	乙酰化位点
细胞质（定位）	KAT1	HAT1	H4（5，12）
	HAT4	NAA60	H4（20，79，91）
GNAT	KAT2A	GCN5	H3（9，14，18，23，36）/H2B
	KAT2B	PCAF	H3（9，14，18）/H2B
MYST	KAT5	TIP60/PLIP	H4（5，8，12，16）
	KAT6A	MOZ/MYST3	H3（14）
	KAT6B	MORF/MYST4	H3（14）
	KAT7	HBO1/MYST2	H4（5，8，12）>H3
	KAT8	MOF/MYST1	H4（16）
EP300/CBP	KAT3A	CBP/CREBBP	H2A（5），H2B（12，15）
	KAT3B	EP300	H2A（5），H2B（12，15）
转录激活因子	KAT4	TAF1	H3>H4
	KAT12	TIFⅢC90	H3（9，14，18）
类固醇受体辅助激活因子	KAT13A	SRC1	H3/H4
	KAT13B	SCR3/AIB1/ACTR	H3/H4
	KAT13C	NCOA2	H3/H4
	KAT13D	CLOCK	H3/H4

注：基因名称中的K为赖氨酸的简写符号，AT为乙酰转移酶（acetyltransferase）的缩写形式。

组蛋白脱乙酰酶是一类能够将乙酰基从组蛋白赖氨酸ε位氨基上移除的酶。目前已经鉴定的组蛋白脱乙酰酶共有18种，根据其序列相似程度（同源性）、亚细胞定位及酶活性，常被分为4大类（表11-2）。组蛋白脱乙酰酶催化的去乙酰化主要发生于组蛋白N端的赖氨酸残基，去除乙酰化的组蛋白与DNA的结合将会更为紧密，而基因的表达活性也会因此而降低。

▼ 表11-2 组蛋白脱乙酰酶

分类	组蛋白脱乙酰酶（HDAC）	酶活性	亚细胞定位	组织分布
I	HDAC1	脱乙酰酶	细胞核	广泛分布
I	HDAC2	脱乙酰酶	细胞核	广泛分布
I	HDAC3	脱乙酰酶	细胞核	广泛分布
I	HDAC8	脱乙酰酶	细胞核/细胞质	广泛分布
IIa	HDAC4	脱乙酰酶	细胞核/细胞质	心脏/骨骼肌/脑
IIa	HDAC5	脱乙酰酶	细胞核/细胞质	心脏/骨骼肌/脑
IIa	HDAC7	脱乙酰酶	细胞核/细胞质	心脏/骨骼肌/胰腺/胎盘
IIa	HDAC9	脱乙酰酶	细胞核/细胞质	心脏/骨骼肌
IIb	HDAC6	脱乙酰酶	主要位于细胞质	心脏/肝脏/肾脏/胎盘
IIb	HDAC10	脱乙酰酶	主要位于细胞质	肝脏/脾脏/肾脏
III	SIRT1	脱乙酰酶	细胞核/细胞质	肾脏/骨髓/睾丸/胎盘
III	SIRT2	脱乙酰酶	细胞质	广泛分布
III	SIRT3	脱乙酰酶	细胞核/线粒体	广泛分布
III	SIRT4	ADP核糖基转移酶	线粒体	较广泛分布
III	SIRT5	脱乙酰酶	线粒体	广泛分布
III	SIRT6	琥珀酰化酶/脱乙酰酶	细胞核	广泛分布
III	SIRT7	脱豆蔻酰化酶/脱棕榈酰化酶/ADP核糖基转移酶/脱乙酰酶	核仁	广泛分布
IV	HDAC11	脱乙酰酶	细胞核	心脏/骨骼肌/肾脏/脑

低水平的组蛋白乙酰化常出现在一些疾病中。例如，大多数肿瘤中存在明显的H4K16低乙酰化，组蛋白低乙酰化常会导致抑癌基因（又称肿瘤抑制基因）沉默，进而促进肿瘤的发生和发展。因此，应用组蛋白脱乙酰酶抑制剂靶向组蛋白低乙酰化已经成为一种有效治疗肿瘤的手段。SAHA（又称Vorinostat）作为首个广谱组蛋白脱乙酰酶抑制剂于2006年被美国FDA批准用于皮

肤T细胞淋巴瘤（CTCL）的治疗。我国研发的亚型选择性组蛋白脱乙酰酶抑制剂西达本胺被批准用于外周T细胞淋巴瘤（2014年）和乳腺癌（2019年）的治疗。

（二）组蛋白的甲基化与去甲基化

组蛋白甲基化（histone methylation）修饰是指在组蛋白甲基转移酶（histone methyltransferase, HMT）的催化作用下，将甲基转移到H3和H4组蛋白赖氨酸和精氨酸残基上的修饰过程。目前已发现存在24个组蛋白甲基化位点，其中有17个位于赖氨酸，7个位于精氨酸。组蛋白上所发生的甲基化可分为单甲基化、二甲基化和三甲基化三个层次，其中，在赖氨酸残基上这三个层次的甲基化修饰都可以发生，而精氨酸残基上仅能发生单甲基化和二甲基化修饰。

1. 组蛋白赖氨酸甲基化与去甲基化

（1）组蛋白赖氨酸甲基化：在组蛋白赖氨酸已知的17个甲基化位点中，有6个位点的研究最为深入，分别是H3K4、H3K9、H3K27、H3K36、H3K79和H4K20。除H3K79外，其他赖氨酸甲基化位点均位于组蛋白N端的尾巴上。

相对于乙酰化修饰，组蛋白赖氨酸甲基化修饰要复杂得多，主要表现在以下几个方面：① 甲基化不会改变赖氨酸残基携带的电荷数，因此不能借助静电作用力来直接调节染色质折叠所需的核小体间相互作用，主要靠招募能识别特定甲基化修饰的蛋白质因子来影响染色质的结构与功能。目前已知克罗莫（chromo）结构域（HP1，PRC1）、PHD手指结构域（BPTF、ING2）、Tudor结构域（53BP1）和WD40结构域（WDR5）是在染色质重塑中被发现的、能够结合甲基化赖氨酸的组件。赖氨酸甲基化能够为上述酶类提供了一个结合表面，进而调节染色质凝集和核小体流动性。② 赖氨酸甲基化可以阻止那些能与非甲基化组蛋白相互作用蛋白质的结合，或直接抑制针对邻近其他残基的调节性修饰。③ 甲基化修饰具有更为复杂多样的功能，既可以转录激活（如H3K4me3），也可以转录抑制（如H3K9me3）；能在转录延伸过程中发挥作用，识别外显子并参与mRNA的剪接（如H3K36me3）；参与DNA损伤修复，如H3K36me2在DNA修复早期招募修复因子NBS1和Ku70参与修复活动。④ 发生在同一位点的不同层次甲基化具有显著不同的功能。

（2）组蛋白赖氨酸去甲基化：在很长一段时间内，组蛋白赖氨酸甲基化被认为是一种不可逆的催化修饰过程，主要原因在于C—N键是一种非常稳定的化学键，甲基化的组蛋白表现出几乎与组蛋白相同的寿命。直到2004年，Shi等鉴定出第一个赖氨酸特异性去甲基化酶1（lysine-specific histone demethylase 1，LSD1，也称KDM1A），才真正揭示了组蛋白赖氨酸去甲基化修饰的存在。LSD1是一类黄素腺嘌呤二核苷酸（FAD）依赖的胺氧化酶，其可在辅助因子FAD的协助下，通过氧化反应去除H3K4和H3K9上的单甲基化与二甲基化修饰。LSD1倾向于在发生去乙酰化的H3上反应，此过程需要与其他蛋白质因子构成复合物，通过相互协作去抑制基因转录。需要强调的是，LSD1不总是发挥转录抑制作用，通过置换与之形成复合物的蛋白因子的组成，LSD1可以转变为转录激活因子。例如，当LSD1与雄激素受体（androgen receptor，AR）结合时，则会增强AR下游调控基因的表达。在此情况下，LSD1负责H3K9而非H3K4的去甲基化。

第二类去甲基化酶是一类含有JmjC结构域的组蛋白去甲基化酶（JmjC-domain-containing histone demethylase，JHDM），这是一种亚铁离子Fe^{2+}和α-酮戊二酸盐依赖的双加氧酶，可以催化去除H3K4、H3K9、H3K27、H3K36、H4K20位点的单甲基化、二甲基化和三甲基化三个层次甲基化修饰。例如，JHDM成员KDM6B负责H3K27me2/3的去甲基化，进而激活肿瘤抑制基因*INK4A*的表达。

2. 组蛋白精氨酸甲基化与去甲基化

（1）组蛋白精氨酸甲基化：组蛋白精氨酸（缩写为R）可发生广泛的甲基化，形成单甲基（monomethylarginine，MMA）、对称二甲基（symmetric dimethylarginine，SDMA）和不对称二甲基（asymmetric dimethylarginine，ADMA）精氨酸三种修饰形式。组蛋白精氨酸甲基化是由蛋白质精氨酸甲基转移酶（protein arginine methyltransferase，PRMT）将S-腺苷甲硫氨酸的甲基转移至精氨酸的胍基氮原子上而形成的（图11-4）。在组蛋白中已发现的精氨酸甲基化位点包括H3R2、H3R8、H3R17/26、H4R3和H2AR3/29等。目前已发现9种蛋白质精氨酸甲基转移酶，根据催化产生的甲基化形式差异，通常将这些PRMT分为Ⅰ型、Ⅱ型和Ⅲ型。

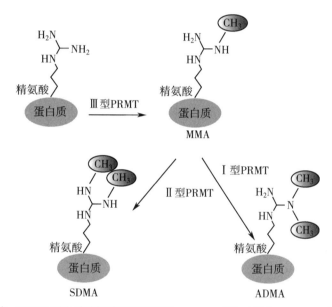

MMA. 单甲基；PRMT. 蛋白质精氨酸甲基转移酶；SDMA. 对称二甲基；ADMA. 不对称二甲基。

▲ 图11-4　组蛋白精氨酸甲基化修饰示意图

组蛋白精氨酸位点的甲基化在基因转录调控中发挥着重要作用，能影响细胞的多种生理过程，包括DNA修复、信号转导、细胞发育及肿瘤发生等。因具体甲基化位点的差异及辅助因子的不同，有的参与转录激活，有的参与转录抑制。例如，PRMT1的修饰位点主要位于组蛋白H4R3上，通常对基因转录起激活作用。而PRMT5可在组蛋白H3R8和H4R3进行对称二甲基化修饰，从而实现对特定靶基因表达的转录抑制。

（2）组蛋白精氨酸去甲基化：组蛋白精氨酸甲基化的去除也是其发挥调控作用的重要一环。已知催化组蛋白精氨酸去甲基化这一过程的酶主要有两个。一个是肽基精氨酸去亚胺基酶4（peptidyl arginine deiminase 4，PADI4），它能将蛋白质内单甲基化的精氨酸脱去甲基和亚胺基，进而转化为瓜氨酸，因此这一过程常被称为去亚胺基化（deimination）或瓜氨酸化（citrullination）。另一个酶是含有JmjC结构域的JMJD6（JmjC domain-containing 6 protein），它能够特异地将精氨酸上的甲基通过羟基化的过程转化为甲醛，从而实现针对甲基的去除。需要说明的是，相比于上文提到的组蛋白赖氨酸去甲基化酶，PADI4和JMJD6并不是真正意义上的组蛋白精氨酸去甲基化酶，目前还尚未鉴定出真正的组蛋白精氨酸去甲基化酶。

（三）组蛋白磷酸化与去磷酸化

组蛋白磷酸化修饰主要发生在丝氨酸（缩写为S）、苏氨酸（缩写为T）和酪氨酸（缩写为Y）残基上。组蛋白的磷酸化与去磷酸化处于动态平衡，由蛋白激酶（protein kinase，PK）和蛋白磷酸酶（protein phosphatase，PP）共同调控。蛋白激酶催化组蛋白尾端的氨基酸残基与磷酸基团结合；而蛋白磷酸酶的作用则相反，可以脱去氨基酸残基上的磷酸基团。

与较为稳定的甲基化修饰相比，组蛋白磷酸化是一种瞬时性、可诱导的修饰过程。磷酸基团所携带的负电荷会中和组蛋白的正电荷，造成组蛋白与DNA之间的亲和力下降，同时也能为其他蛋白因子与DNA的结合创造条件，进而调控基因的表达与染色体的功能。组蛋白磷酸化可参与DNA损伤修复、染色质凝集、染色体分离、细胞信号转导、物质代谢等重要事件，在细胞的分裂、分化与凋亡中起重要作用。组蛋白磷酸化对生物功能的调节具有可逆性，提示其还兼具染色质结构"开关"的功能（表11-3）。

▼ 表11-3　组蛋白磷酸化位点及其功能

组蛋白磷酸化位点	蛋白激酶	功能
H2AS6	RSK2	EGF信号通路
H2AS121	Bub1/NHK-1	DNA修复/减数分裂、有丝分裂
H2AS129	Mec1/ATM/ATR/DNA-PK	DNA修复
H2AY142（H2AX）	Mst1/WSTF	细胞凋亡/DNA修复
H2BS10/S14	Ste20/Mst1	细胞凋亡/减数分裂
H2BS32	RSK2	EGF信号通路
H2BS36	AMPK	转录激活
H2BY40/Y37	Swe1/Wee1	转录激活
H3T3	Haspin	有丝分裂
H3T6	PKCβ	保持转录激活状态
H3S10	AURKB/MSK1/ERK1/P38/Fyn/Chk1/PRK1/RSK2等	转录激活/染色质压缩/DNA修复（UVB反应）
H3T11	Mek1/Dlk1/PRK1/PKM2/Chk1	减数分裂、有丝分裂/转录激活/DNA损伤反应

组蛋白磷酸化位点	蛋白激酶	功能
H3S28	AURKB/ERK1/2/p38/MLTK-α/JNK1/2/MSK1	染色质凝集/减数分裂/有丝分裂/转录激活
H3Y41	JAK2	转录激活
H3T45	PKC-δ	细胞凋亡
H4S1	CKII/Sps1	DNA修复/减数分裂

注：EGF，表皮生长因子；UVB，紫外线B。

三、非编码RNA

非编码RNA是对那些不作为翻译蛋白质模板的RNA统称。人类基因组中仅有2%的区域编码mRNA，大部分基因组的转录产物最终并不翻译成蛋白质或多肽，而是作为非编码RNA存在。事实上，这些非编码RNA并不是无用的转录副产物，而在生命活动中扮演着重要的调控角色。

20世纪50年代，发现了转运RNA（tRNA）和核糖体RNA（rRNA）两类非编码RNA。1966年发现了核内小RNA（small nuclear RNA，snRNA），它位于真核细胞核内，是真核生物转录后加工过程中RNA剪接体（spliceosome）的主要成分，负责剪接前信使RNA（pre-mRNA）。1968年发现的核仁小RNA（small nucleolar RNA，snoRNA）除能指导rRNA的生物合成之外，还能够指导tRNA和mRNA的转录后修饰。1972年发现存在非蛋白编码功能的核不均一RNA（heterogeneous nuclear RNA，hnRNA）。此后，在细胞内还陆续发现一些具有基因转录调控作用的其他非编码RNA，主要包括外源双链RNA在细胞内被加工成形成的干扰小RNA（small interfere RNA，siRNA）、微RNA（microRNA，miRNA）、PIWI互作RNA（PIWI-interacting RNA，piRNA）、长链非编码RNA（long non-coding RNA，lncRNA）及环状RNA（circular RNA，circRNA）等。近年来大量研究表明，非编码RNA在表观遗传学的调控中发挥着重要的作用。下文将重点介绍目前研究较为深入的3种非编码RNA——siRNA、miRNA和lncRNA。

（一）siRNA与RNA干扰

1. RNA干扰　siRNA的发现源于对RNA干扰（RNA interference，RNAi）现象的深入研究，这是一种由特定双链RNA（double-stranded RNA，dsRNA）以序列依赖的方式所引起的转录后基因沉默现象。早在20世纪90年代，科学家就在植物中注意到这一现象，并认为这是植物细胞防御病毒及染色体不稳定（转座子移动）的内源性保护机制。直到1998年，Fire和Mello等通过将纯化的双链RNA注射到线虫中，发现并证实了基因转录后沉默效应的存在，才进一步揭示了相关机制。事实上，双链RNA进入细胞后，会被降解为21~24个核苷酸大小的小双链RNA片段，进而引起靶mRNA降解，使得相关靶基因的表达受到抑制。这些长度为21~24个核苷酸大小的小双链RNA片段被称为siRNA，而这种基因表达阻抑现象则被称为RNA干扰。

2. siRNA介导的基因沉默 现已证明，siRNA是RNA干扰的触发物，不同的siRNA可以引导不同水平的RNA干扰，不同种细胞中siRNA的寡核苷酸链的性质也有很大的不同。siRNA介导的RNA干扰是生物体对内、外源性病理性核苷酸及侵入微生物的抵抗反应，不仅在许多真核生物中存在，而且在进化中相对保守。

siRNA介导的基因沉默主要可分为以下两步。首先，由核酸酶Dicer切割长的双链RNA形成小片段碱基（21~24个核苷酸）的siRNA；随后，这些siRNA会进一步与Dicer酶和Argonaute蛋白等组成一个RNA诱导沉默复合物（RNA-induced silencing complex，RISC），并且siRNA随后会被一个内源激酶磷酸化并引起双链siRNA打开，进而让反义RNA引导RISC至其目标靶mRNA，使后者被核酸内切酶降解。

需要注意的是，随着研究的不断深入，最新证据还提示siRNA还能进入细胞核调控转录及选择性剪切和染色体分离等遗传事件。

（二）miRNA

1. miRNA的发现 miRNA是一类长度在22个核苷酸左右、能调节mRNA表达的非编码RNA。第一个被发现的miRNA是 *lin-4*，其研究可追溯至1993年在线虫中的相关发现：*lin-4* 缺失的线虫尽管年龄很大了，但皮肤发育依然和幼虫一样嫩；而 *lin-14* 缺失线虫的表现则恰好相反，幼虫已表现出严重的皮肤老化。这一现象提示 *lin-4* 和 *lin-14* 这2个基因的作用是相反的，在功能上是相互对抗的。进一步的研究揭示 *lin-14* 基因产物为蛋白，而 *lin-4* 编码1个只有21个核苷酸的非编码RNA。*lin-4* 编码的21个核苷酸RNA可与lin-14 mRNA的3′-非翻译区（3′-untranslated region，3′-UTR）以部分序列互补的方式（反义RNA-RNA）结合，进而抑制蛋白翻译。随着研究的不断深入，更多的miRNA被发现，它们广泛存在于动物、植物和微生物中，发挥着重要作用。根据最新的统计，在人类细胞中发现的成熟miRNA的种类已多达3 598个。

2. miRNA的生物合成途径 miRNA的经典生物合成主要包括以下5个步骤。① 转录生成初始miRNA（pri-miRNA）：细胞核中编码miRNA的基因在RNA聚合酶Ⅱ（RNA polymerase Ⅱ）的催化作用下转录产生pri-miRNA，通常为长度超过1kb的长核苷酸单链。pri-miRNA含有5′端7-甲基鸟苷帽子结构和3′端ployA尾，同时包含至少1个稳定的发夹结构。② miRNA前体（pre-miRNA）形成：pri-miRNA随后会在细胞核中被微处理复合物加工成65~70个核苷酸大小的发夹状小分子RNA，即pre-miRNA。微处理复合物为核糖核酸酶Drosha和微处理复合物亚基DCGR8（microprocessor comples subunit 8）构成的复合物。核糖核酸酶Drosha和Dicer一样，属于RNA聚合酶Ⅲ家族，是一类作用于双链RNA的核酸内切酶。③ pre-miRNA被转运到细胞质：经微处理复合物加工后的pre-miRNA在输出蛋白5（exportin 5，EXP5）的帮助下经核孔被运输到细胞质。④ pre-miRNA在细胞质中被进一步加工：在Dicer的酶切作用下剪掉茎环结构，释放出小分子RNA二聚物。⑤ miRNA诱导沉默复合物（miRNA-induced silencing complex，miRISC）的形成：经Dicer酶切形成的小分子RNA双链随后会结合到Argonaute蛋白上形成具有功能的miRNA诱导沉默复合物。

3. miRNA的功能 现已证明，miRNA可以调控细胞的增殖、分化、凋亡、新陈代谢等诸多生理过程，并与疾病的发生、发展、治疗及预后密切相关。同时，miRNA的表达也具有严格的组织特异性与时空差异性。

miRNA对与其序列互补的mRNA的表达水平具有调节作用，根据作用方式的不同可分为三类：① miRNA与靶mRNA不完全互补，主要通过与靶mRNA的3′-非翻译区结合来抑制蛋白翻译，不影响mRNA的稳定性，如经典的*lin-4*。② miRNA与靶mRNA完全互补，以类似siRNA的作用方式与靶mRNA结合并进而切割和降解后者，通过影响mRNA稳定性而非蛋白翻译发挥作用，如经典的*miR-39*、*miR-15*、*miR-16*等。③ miRNA兼具第一类和第二类的特点，当与靶mRNA完全互补时，直接通过靶向切割mRNA发挥作用；当与靶mRNA不完全互补时则通过与靶mRNA的3′-非翻译区结合来抑制蛋白翻译进而调控基因表达，如经典的*let-7*。此外，还有研究发现，miRNA可以参与调控基因启动子区的CpG岛甲基化水平，进而在转录水平调控靶基因的表达。

（三）lncRNA

lncRNA是指一类长度大于200个核苷酸并且不编码蛋白质的非编码RNA。日本学者Okazaki在针对小鼠cDNA文库进行测序时，首次发现并鉴别了这一类显著长于miRNA的非编码RNA的转录产物，并将其命名为长链非编码RNA（lncRNA）。lncRNA是一类和mRNA结构相似，并存在剪切、多聚腺苷酸化及5′端加帽的RNA。但lncRNA是缺乏开放阅读框的非编码RNA，其表达丰度要显著低于mRNA，其保守性也要比mRNA及其他非编码RNA低很多。

1. lncRNA的分类　根据lncRNA与相邻蛋白质编码基因的相对毗邻关系，可将其分为以下5个类别。① 正义lncRNA（sense lncRNA）：与蛋白编码序列的正义链重叠。② 反义lncRNA（antisense lncRNA）：与蛋白编码序列的反义链重叠。③ 双向lncRNA（bidirectional lncRNA）：位于编码基因转录起始位点相距超过1 000bp的反义链上，且两者转录方向相反。④ 基因内lncRNA（intronic lncRNA）：常位于转录本的内含子区内。⑤ 基因间lncRNA（intergenic lncRNA）：通常位于两条蛋白质编码基因的基因间隔区。

2. lncRNA的功能　lncRNA广泛表达于众多组织，并具有显著的组织分布特点和发育时空差异性。据统计，约78%的lncRNA为组织特异性表达，而mRNA的组织特异性表达仅占19%。同时，lncRNA的亚细胞定位上也呈现出多样化的特点，在细胞核、细胞质和细胞器均有分布，甚至某些lncRNA具有独特的亚细胞定位。就已报道的lncRNA而言，其功能也多种多样，能够在转录前、转录及转录后水平等多个层次调控基因的表达。

（1）lncRNA与DNA甲基化：一方面，lncRNA可参与DNA甲基化介导的基因转录失活过程。例如，由*DHRS4*基因反义转录产生的lncRNA AS1DHRS4可以通过招募DNA甲基转移酶来催化*DHRS4*基因启动子区的CpG岛发生甲基化，进而使*DHRS4*基因转录受到抑制。另一方面，lncRNA也可在DNA去甲基化介导的基因活化过程中发挥作用。例如，lncRNA Khps1a是由*SPHK1*基因的CpG岛翻译转录而成，而lncRNA Khps1a可通过与*SPHK1*基因中的组织依赖性差异甲基化区域相互作用，降低*SPHK1*基因的CpG岛的甲基化水平，进而上调*SPHK1*基因的表达水平。

（2）lncRNA与组蛋白修饰：lncRNA可以通过组蛋白修饰机制来沉默基因表达。例如，lncRNA HOTAIR是由发育相关*HOXC*基因簇转录产生的，可通过其5′端和3′端区域分别与PRC2和LSD1/CoREST/REST复合体相结合，并将后者招募到*HOXD*基因簇并引起H3K27发生三甲基化、H3K4发生去甲基化，最终导致*HOXD*基因簇内长达40kb范围基因表达沉默。

lncRNA还可以通过组蛋白修饰机制来激活基因表达。例如，lncRNA HOTTIP是由生长发育相关*HOXA*基因簇5′端转录产生的，其可以募集WDR5/MLL复合物并催化组蛋白H3K4发生三甲基化，从而激活*HOXA*基因簇5′端多个基因表达。

（3）lncRNA与染色质重塑：lncRNA也可通过染色质重塑来发挥作用。染色质重塑涉及核小体重组、转位等一系列改变，能够改变和影响DNA转录调控顺式作用元件与反式作用因子的结合，进而影响目的基因的表达。研究发现，lncRNA ANRIL可通过与PRC1和PRC2的相互作用，引起*INK4A–ARF–INK4B*基因簇发生异染色质化，进而抑制*p16^{INK4}*和*p15^{INK4B}*的表达。

（4）lncRNA参与转录与转录后调节：lncRNA除了通过经典表观遗传学机制发挥作用，还可以直接参与对靶基因的转录及转录后水平调控。主要表现在以下几个方面：① lncRNA能够通过与启动子区的结合来干预基因的表达。例如，一个从二氢叶酸还原酶（dihydrofolate reductase，*DHFR*）基因上游转录的lncRNA可通过与*DHFR*的主要启动子形成稳定的RNA–DNA三链复合物防止转录因子ⅡB（TFⅡB）的结合，从而抑制DHFR的基因表达。真核生物染色体中存在众多的此类三链复合物，这种调节基因表达的机制实际上代表了一种控制启动子使用的普遍方法。② lncRNA作为转录辅助因子，通过与RNA聚合酶、转录因子、转录延伸因子等的结合来调控基因转录。例如，来自*DLX5*和*DLX6*基因之间的超保守增强子区的lncRNA Evf2，可作为转录辅助激活因子招募转录因子DLX2到这一超保守增强子区并诱导*DLX5*基因表达。③ lncRNA可在转录后水平影响mRNA的剪接。研究发现，lncRNA MALAT1可通过与丝氨酸/精氨酸剪接因子的结合来调节后者的活性（磷酸化水平），影响后者在亚核结构核散斑（nuclear speckle）中的分布，进而影响pre-mRNA的剪接。④ lncRNA影响mRNA的转运。lncRNA NEAT1对于细胞核亚结构小体paraspeckle的形成与组装至关重要，而亚核结构paraspeckle会介导mRNA的核滞留。⑤ lncRNA影响mRNA的稳定性与降解。lncRNA 1/2-sbsRNA可通过与mRNA 3′-UTR Alu元件的不完全互补结合，借助STAU1途径实现对靶mRNA的降解。而lncRNA GHET1在与IGF2BP1结合后，可进一步介导Myc mRNA与IGF2BP1结合，并最终表现为促进Myc mRNA的稳定性。

四、RNA修饰

RNA修饰泛指发生在RNA上的各种修饰，可以发生在mRNA、tRNA、rRNA、snoRNA、miRNA、lncRNA等各种类型RNA的A、U、C、G碱基上。其中发生在RNA核苷上的甲基化修饰是RNA修饰的最主要方式之一，占RNA修饰总量的2/3。RNA甲基化修饰广泛存在于古核、原核和真核生物中，主要包括6-甲基腺嘌呤（m^6A）、1-甲基腺嘌呤（m^1A）、3-甲基胞嘧啶

（m^3C）、5-甲基胞嘧啶（m^5C）、7-甲基鸟嘌呤（m^6G）等。其中m^6A是真核生物RNA中存在的最为广泛的一类甲基化修饰，是mRNA上प्र发生5′帽子结构外发生最多的一种转录后修饰，也是当前研究得最为深入的一种修饰机制。故此处仅重点介绍m^6A。

发生在RNA水平的甲基化依赖于多种特异性RNA甲基转移酶、去甲基化酶及甲基结合蛋白等的调控。催化m^6A的甲基转移酶以复合物形式发挥作用，其组分包括METLL3、METLL14、WATP及KIAA29蛋白。目前发现的催化m^6A发生主动去甲基化的酶主要为FTO和ALKBH5，二者同属人的ALKB双加氧酶蛋白家族。目前发现和鉴定了5种m^6A结合蛋白，分别是YTHDF1、YTHDF2、YTHDF3、YTHDC1、YTHDC2，同属含有YTH结构域的蛋白家族。

m^6A的生物学功能主要体现在通过与特定m^6A结合蛋白的识别，降低mRNA的稳定性，增强蛋白质翻译，调控mRNA剪接，或促进mRNA出核等来发挥作用。

第二节　与表观遗传学相关的遗传现象与疾病

近年来，随着表观遗传学相关研究的不断深入，引发了人们对于遗传概念的新思考。有学者甚至提出，关于遗传的机制和原理必须重新定义。与此同时，基于表观遗传学机制的相关发现，不仅帮助人们初步揭示了一些特殊遗传现象如基因组印记（genomic imprinting）、X染色体失活的内在原因，同时也促使人们重新开始审视基因差异表达在发育过程中的作用机制。而尤为重要的是，随着一些表观遗传学修饰机制所致遗传病的病理机制被不断阐明，越来越多的证据也进一步凸显出表观遗传学在疾病发生发展中所起到的重要作用。

一、基因组印记

按照孟德尔遗传定律，来自父亲和母亲两方的等位基因对等表达，而大部分基因的表达也符合这一规律。但是，在哺乳动物中也发现一些基因的表达不是对等的，只选择性表达父亲或母亲一方的基因，而另一方的基因处于关闭状态。这种基因根据亲代来源不同，被作为印记来控制其表达的遗传现象被称为基因组印记，也称遗传印记（genetic imprinting）或亲本印记（parental imprinting）。其中，只表达父方基因而母方基因不表达，称母方印记（maternal imprinting）；只表达母方基因而父方基因不表达，称父方印记（paternal imprinting）。

（一）基因组印记的发现

基因组印记现象最早是在一种被称为蕈蚊科昆虫中被发现的：母亲来源的X染色体具有表达活性，而父亲来源的等位基因则处于沉默状态。1984年，McGrath和Surani在小鼠中进行细胞核移植实验时进一步发现，父方和母方原核是胚胎发育所必需的，而两个原核均来自父方或母方的胚胎是不能正常发育的。随后，人们进一步发现这种印记是基因特异性的。1991年，3个实验室相继在小鼠中发现了父方表达的印记基因 *Igf2*（insulin–like growth factor 2），以及母方表达的印记基因*Igf2r*（insulin-like growth factor-2 receptor）和*H19*。到目前为止，有200多个印记基因在小鼠中被发现，其中90多个印记基因在人类中被鉴定（表11-4）。据估计，哺乳动物中印记基因的比例约为1%。

▼ 表11-4　在人类中鉴定的印记基因举例

基因名称	染色体定位	印记状态
DIRAS3	1p31.3	母方印记
TP73	1p36.3	父方印记
IGF2	11p15.5	母方印记
IGF2R	6q25.3	父方印记
H19	11p15.5	父方印记
RB	13q14.2	父方印记
WT1	11p13	母方印记
CDKN1C	11p15.5	父方印记
MEST	7q32.2	母方印记
SNRPN	15q11.2	母方印记
KCNQ1OT1	11p15.5	母方印记
MIR296	20q13.32	母方印记
SANG	20q13.32	母方印记

（二）基因组印记的特点

研究发现，印记基因在染色体上的分布与功能发挥具有以下几方面特点：① 超过80%的印记基因成簇分布于不同的染色质区域，形成约16个印记簇（imprinted cluster）。尽管印记基因的调控机制目前还不是很明确，但已在其中7个染色体印记簇中发现印记调控区（imprinting control region，ICR），也称印记中心（imprinting center，IC）。印记调控区主要有以下两个主要特点：第一是每个印记簇中所有编码蛋白的印记基因倾向于同时表现为父源性或母源性表达；第二是每个印记簇还会编码一条非编码RNA，通常转录自印记基因的反义链。尤为重要的是，只有当转录非编码RNA的印记调控区发生缺失时，才能引起印记丢失。这一现象也充分说明了非编码RNA在调控基因组印记过程中的重要性。② 基因组印记具有时空性与组织特异性。印记基因通常只在特定发育阶段发挥作用，而在其他发育阶段则表现为父源和母源基因共同表达的特点。同时，印记基因也并非在所有组织中都表现出印记表达的特点，仅在某些特定组织器官表现为印记遗传。例如，*KCNQ1OT1*基因在心脏以外的组织均表现为母方印记。需要特别注意的是，个别印记基因在发育所有阶段及所有器官表现为印记遗传。例如，人类的*H19*（父方印记）和*SNRPN*（母方印记）印记基因。③ 印记基因在哺乳类动物间具有一定的保守性。目前，印记基因的功能主要集中在小鼠和人类，已发现的多数印记基因在人类和小鼠中表现出较高的一致性。④ 少数印记基因（约占15%）的表达产物为非编码RNA。比如，*H19*、*XIST*等。

（三）印记基因的表达调控机制

基因组印记的形成和维持与非编码RNA、DNA甲基化及组蛋白修饰密切相关。

1. 非编码RNA与基因组印记 研究发现，只要将印记调控区敲除，使得该区域编码的非编码RNA不能被转录表达，基因组印记状态便会消失。大部分印记基因簇都被发现至少存在一个非编码RNA，这些非编码RNA一般都由印记调控区转录产生，并进一步通过顺式或反式作用机制来影响染色质结构，进而调控基因表达。例如，非编码RNA Airn是父源印记基因*Igf2r*反义链转录产物，能反过来沉默400kb范围内分布的3个基因（*Igf2r*、*Slc22a2*、*Slc22a3*）的表达。

2. DNA甲基化与基因组印记 研究发现，印记基因簇都带有一个DNA差异甲基化区域（differentially methylated region，DMR），这种甲基化印记状态仅在一种配子中建立，并且只在一条亲本染色体中保持。特异性等位基因沉默与特异性区域内的DNA甲基化有关。例如，*Igf2*基因和与之毗邻的*H19*基因分别为母方和父方印记基因，该印记调控区位于*H19*启动子区上游，含有4个甲基化敏感的CTCF因子结合位点。而CTCF因子结合到其中的DMR1（differentially methylated region 1）和核基质附着区3（matrix attachment region 3，MAR3）会介导染色体绝缘效应，阻断*Igf2*基因启动子与*H19*基因下游增强子的相互作用。因而，在未甲基化的母源等位基因区域，CTCF因子通过与*H19*基因组印记调控区内特定甲基化位点的结合，会抑制*Igf2*基因的转录表达，反之*H19*基因因为临近增强子而能够被转录表达。与此同时，父源染色体上的印记调控区因为被甲基化而无法与CTCF因子结合，下游的增强子因此能够发挥作用，故*Igf2*基因能够转录表达，反之*H19*基因则因为启动子区发生甲基化而不表达。

3. 组蛋白修饰与基因组印记 印记基因簇可通过lncRNA来招募或抑制染色体重塑复合物如G9A，进而引起印记基因特定区域发生区域特异性的组蛋白修饰。例如，在小鼠E6.5到E8.5期胚胎发育过程中发现，单单依靠DMR的甲基化无法改变*Igf2r–Airn*印记簇的双等位基因表达，还必须借助组蛋白甲基化使父源染色体上的非编码RNA Airn转录才能进而实现对于*Igf2r*基因的抑制，并最终实现单母源等位基因表达。此外，在*Dlk1–Dio3*印记基因簇中，降低母源DMR的组蛋白甲基化，能够导致*Dlk1–Dio3*变为双等位表达。研究还发现，DMR维持甲基化同样也受组蛋白修饰的影响。

（四）基因组印记异常疾病

基因组印记异常会导致两个等位基因同时表达，或因突变导致有活性的等位基因失活，是许多遗传病发生的原因。迄今已发现数十种人类遗传病与基因组印记异常有关，如Beckwith–Wiedemann综合征（又称贝–维综合征）、Prader–Willi综合征、Angelman综合征及Russell–Silver综合征（RSS）等。

1. Beckwith–Wiedemann综合征 Beckwith–Wiedemann综合征（Beckwith–Wiedemann syndrome，

BWS）［OMIM#130650］又称巨大舌－脐膨出综合征或过度生长综合征（overgrowth syndrome）。Beckwith-Wiedemann综合征的发病与基因组印记异常有关。

（1）疾病概述：舌巨大、脐膨出、过度生长是Beckwith-Wiedemann综合征的三个重要特征。患者在妊娠期就可见胎盘过大、脐带过长和羊水过多。出生后头部会表现出五官粗糙、大囟门、面中部发育不全、巨舌、眼睛突出、耳垂线形皱褶等特征。本病的发病率约为1/13 700，无性别差异。85%为散发，15%为家族性遗传。

（2）发病遗传机制：Beckwith-Wiedemann综合征的发病与11p15.5印记基因聚集区中*IGF2*基因和*CDKN1C*（cyclin-dependent kinase inhibitor 1C）基因（也称*P57*、*KIP2*）两个印记基因的错误表达有关。在正常情况下，*IGF2*基因为父源基因表达（母方印记），而*CDKN1C*基因为母源表达（父方印记）。而在患者中，*IGF2*基因发生印记丢失，导致父方和母方的基因均表达，造成*IGF2*基因过度表达；同时，父方和母方的*CDKN1C*基因均发生印记而都不表达。在胚胎发育过程中，父源表达的基因（母方印记）一般对于生长具有促进作用，而母源表达的基因（父方印记）则对于生长具有抑制作用。因此，在Beckwith-Wiedemann综合征患者中，*IGF2*基因的过度表达及*CDKN1C*基因的不表达最终造成胚胎过度生长。

在家族性Beckwith-Wiedemann综合征中，*CDKN1C*基因突变较为普遍，60%的患者具有*CDKN1C*基因突变。此外，10%的患者还发现存在印记基因*H19*高甲基化，55%~60%患者的*KCNQ1OT1*基因5'端常发生去甲基化。

2. Prader-Willi综合征与Angelman综合征　Prader-Willi综合征［OMIM#176270］又称为Prader-Labhar-Willi综合征、隐睾－侏儒－肥胖－智力低下综合征。该病在1956年由Prader等首次报道。

Angelman综合征［OMIM#105830］又称天使综合征或快乐木偶综合征。最早由Harry Angelman在1965年报道并命名。

（1）疾病概述：Prader-Willi综合征患者神经行为异常、生长发育迟缓、身材矮小、手足小、智力低下、肌张力低下。婴儿期喂养困难，儿童期后常因暴饮暴食等而过度肥胖。患者头部常见上唇薄、耳畸形等特征。此外，患者还存在性腺发育不良、性功能减退、第二性征发育不良等问题。Prader-Willi综合征的发病率为1/22 000~1/10 000，绝大多数为散发。

Angelman综合征患者脸上常常带着笑容，同时伴有严重运动障碍（僵直且颤抖的步伐、抽搐）、智力低下、共济失调、语言错乱等特征。Angelman综合征新生儿患病率为1/50 000~1/24 000，绝大多数为散发。

（2）发病遗传机制：人类15q11-q13染色体缺失会在临床上引起两种表型完全不同的染色体病，即Prader-Willi综合征和Angelman综合征。当缺失的是父源的15q11-q13片段时，会导致Prader-Willi综合征；当缺失的是母源的15q11-q13片段时，则会导致Angelman综合征。

Prader-Willi综合征是首个被报道与基因组印记有关的疾病。Prader-Willi综合征发病的遗传学机制有以下4种：① 父源染色体15q11-q13关键区域缺失，约占70%；② 母源单亲二体，即患者含有2条母源15号染色体，约占25%；③ 父源染色体15q11–q13关键区域发生基因突变，约占<5%；④ 染色体易位，15号染色体与其他染色体发生不平衡结构重排所致，约占<1%。研究发现，15q11–q13至少存在*SNRPN*、*PAR1*、*PAR5*、*PAR7*、*IPW*等印记基因，并表现为父源性表达。其中，*SNRPN*位于印记基因聚集区域中心位置，被认为在Prader–Willi综合征的发病过程中扮演重要角色。当父源性*SNRPN*基因缺失或功能缺陷时，患者便会表现出Prader–Willi综合征的表型。

Angelman综合征的发生与患者母源性15q11–q13区编码的一种泛素蛋白连接酶E3基因（*UBE3A*）有关。*UBE3A*基因导致Angelman综合征发生的机制有以下4种：① 母源*UBE3A*基因缺失，占70%；② 父源单亲二体，占2%；③ 印记调控区发生微缺失，占2%~3%；④ 基因突变，占25%。父源单亲二体Angelman综合征患者的15号染色体均来自父方，故患者的染色体结构和数目并无异常。印记调控区控制着等位基因在不同组织的差异性表达，*UBE3A*基因在印记调控区的控制下在颅内仅表达母源基因，若印记调控区缺陷则可导致患者颅内*UBE3A*基因不表达。

二、X染色体失活

XY/XX性别决定系统中的雌性和雄性体细胞内X染色体的数量是不相等的。以哺乳动物为例，雌性体细胞拥有两条X染色体，其中的一条会在胚胎发育早期发生失活，称X染色体失活，以此来平衡雌性与雄性间的基因表达剂量。关于X染色体失活的研究历史可以追溯到1949年加拿大学者Barr和他的学生Bertram在雌性猫的神经元细胞核中发现的X小体（又称Barr小体），它实际上是一个失活的X染色体。1961年，英国遗传学家Lyon基于小鼠中的研究发现进一步提出著名的Lyon假说来解释X染色体失活。

X染色体失活是哺乳动物性别剂量补偿的特有机制，基于雌性两条X染色体中的一条被失活造成基因转录沉默来实现。目前发现，X染色体失活有两种形式：一种是随机X染色体失活；另一种是印记X染色体失活（imprinted X chromosome inactivation）。在印记X染色体失活中，父本遗传的X染色体总是被选择性失活。

（一）X染色体失活的分子机制

X染色体失活是通过X染色体失活中心（X inactivation center，XIC）调控的。人类XIC位于Xq13.2，该区域富含DNA重复序列，编码蛋白质的基因相对很少。XIC决定哪条X染色体发生失活，其作用的发挥依赖于*Xist*、*Tsix*等开关的作用。

1. X染色体失活的开关Xist和Tsix　　*Xist*（X–inactive specific transcript）基因位于XIC，其编码产物Xist是一种长链非编码RNA，长约17kb。Xist RNA偏好与转录出自己的那条X染色体结合，并从XIC区域开始向两边延伸直至覆盖在整个染色体上，并最终通过招募相关沉默因子引起该条X染色体失活。*Tsix*基因位于*Xist*下游15kb处的反义链上，Tsix RNA为Xist RNA的反义RNA，对Xist RNA起负调控作用。在能转录Tsix RNA的X染色体上，所表达的Tsix RNA通过与Xist RNA结合，使后者被降解。因此，表达Tsix的X染色体通常是未发生失活的那一条。

2. X染色体失活的过程　X染色体失活是通过一系列步骤实现的。① 计数：必须存在至少两个拷贝的XIC，失活才能发生。计数过程确保只有一条X染色体在二倍体细胞中保持活性。② 选择：两条X染色体同时转录Xist RNA，这是X染色体失活所必需的。同时，通过Tsix RNA的不对称表达，确定哪条X染色体失活。Tsix的转录及其进一步与Xist RNA结合只发生于未来仍具基因表达活性的X染色体（Xa）中。相反，在接下来发生失活的X染色体（Xi）中，Tsix RNA的转录则被抑制，导致Xist RNA能够被累积下来。③ 启动：在发生失活的X染色体上，Xist RNA启动X染色体失活。④ 扩散：稳定的Xist RNA覆盖在X染色体上并向两侧延伸。⑤ 稳定：覆盖在X染色体表面的Xist RNA为进一步DNA甲基化和组蛋白修饰提供了锚点，帮助异染色质形成，最终导致转录沉默并确保X染色体失活状态的维持。

（二）X染色体失活逃逸

尽管哺乳类动物中大多数X连锁基因的表达受到X染色体失活的影响，但是仍有少数X连锁基因可以逃避X染色体失活对其作用，仍在失活的X染色体上表达，这些基因被称为X染色体失活逃逸（X chromosome inactivation escaper）基因，而这一现象则被称为X染色体失活逃逸。需要说明的是，基因逃逸现象并不是一种普遍现象，约15%的人类和3%的小鼠X染色体基因会发生X染色体失活逃逸。

（三）X染色体失活相关遗传病

X染色体的数目和结构异常会引起遗传病的发生，其背后仍然涉及表观遗传学异常的作用。以Turner综合征为例，为什么缺失一条X染色体却可以引起这么多缺陷，而男性只有一条X染色体却并无问题？这提示失活的那条X染色体对于女性细胞仍是有重要功能的。X染色体失活逃逸可以部分解释上述情况。此外，一条X染色体对于女性生殖细胞的发育是不够的，某些X连锁的双等位基因的同时表达是生殖细胞发育所必需的。男性虽然只有一条X染色体，但是其Y染色体的假常染色体区所存在的24个基因却是Turner综合征患者所没有的。

一条X染色体相比于另一条X染色体更容易失活的现象，被称为X染色体失活偏倚。在X连锁智力低下（X-linked mental retardation，XLMR）患者中，具有活性的X染色体常携带有致病突变。

三、DNA甲基化异常疾病

（一）Rett综合征

Rett综合征（Rett syndrome，RTT）[OMIM#312750]也称雷特综合征，由奥地利学者Rett在1966年首先报道。Hagberg在1983年首次在国际学术刊物以Rett综合征命名此病。

1. 疾病概述　Rett综合征是一种进行性神经系统发育异常疾病。根据本病的临床表现，Rett综合征可分为典型和非典型两大类。典型Rett综合征主要累及女性，发病率为1/15 000~1/10 000。患儿在出生时表现正常，但6~18月龄时开始逐渐显现出头部发育缓慢、语言功能倒退、手部目的性运动技能消退及刻板动作（如绞手、拍手、搓手）、智力低下、严重的精神运动发育迟滞及倒退、呼吸功能障碍及自闭倾向。随着孩子的长大，会出现更为严重的智力低下、惊厥，甚至失去行走能力。非典型Rett综合征根据表型差异，通常又分为顿挫型（约占80%）、保留语言功能型、晚发退化型、先天性变异型、早发惊厥型5种类型。

本病具有较为独特的遗传特征，大多数为散发病例，家族性病例仅占整体的0.5%~1%。

2. 发病遗传机制 典型Rett综合征的致病基因为*MECP2*［OMIM*300005］。*MECP2*基因定位于Xq28。已证实90%~95%的典型Rett综合征患儿存在*MECP2*基因突变，而非典型Rett综合征患儿该基因突变的检出率为40%~50%。研究发现，MECP2可通过与DNA相互作用来介导靶基因转录抑制。MECP2包含两个重要结构功能域：一个是由85个氨基酸构成的甲基化CpG结合区（MBD）；另一个是由104个氨基酸构成的转录抑制结构域（transcription repression domain，TRD）。MECP2的MBD会识别靶基因启动子区的单一对称型甲基化CpG，随后通过TRD招募转录抑制因子Sin3A和组蛋白脱乙酰酶共同组成转录抑制复合物，抑制下游靶基因的表达。

先天性变异型Rett综合征（congenital variant of Rett syndrome）［OMIM#613454］的致病基因为*FOXG1*（forkhead box G1）［OMIM*164874］，定位于14q12。*FOXG1*基因的编码产物为转录抑制因子。

早发惊厥型Rett综合征被认为与*CDKL5*（cyclin-dependent kinase-like 5）［OMIM*300203］基因突变有关。该基因定位于Xp22.13，与*MECP2*基因位点存在部分重叠。*CDKL5*基因编码产物具有激酶活性，能够催化MECP2蛋白磷酸化。

（二）Tatton-Brown-Rahman综合征

1. 疾病概述 Tatton-Brown-Rahman综合征（Tatton-Brown-Rahman syndrome，TBRS）［OMIM#615879］，是一种表现为过度生长和智力低下的综合征，患者常表现为身材高大、轻度到中度智力低下，以及独特面容。同时也可伴有关节过度活动、肥胖、肌张力减退、脊柱侧凸、无热惊厥、行为和精神问题（其中以孤独症谱系障碍最常见）。2014年由Tatton-Brown和Rahman等首先报道此病。

2. 发病遗传机制 引起本病的原因是*DNMT3A*基因突变，故也被称为DNMT3A-过度生长综合征。突变主要发生在DNMT3A的三个功能结构域中。在TBRS患者中，大多数被报道的*DNMT3A*基因致病性变异都是新发变异，但也有部分是家族遗传，并表现为常染色体显性遗传。

3. 其他DNA甲基化异常遗传病举例 此外，还发现*DNMT1*突变与遗传性感觉和自主神经病IE型（hereditary sensory neuropathy type IE，HSN1E）［OMIM#614116］、常染色体显性小脑共济失调伴耳聋和发作性睡病（autosomal dominant cerebellar ataxia，deafness，and narcolepsy，ADCADN）［OMIM#604121］这两种罕见的神经退行性变性疾病的发生有关。*DNMT3B*基因突变可以引起免疫缺陷-着丝粒不稳定-面部异常综合征（immunodeficiency-centromeric instability-facial anomalies syndrome 1）［OMIM#242860］（简称ICF综合征1）。

此外，大量研究证明，肿瘤细胞的DNA甲基化谱与正常细胞存在显著差异，肿瘤细胞常表现为全基因组范围内较为广泛的低甲基化和局部的高甲基化特征，引起癌基因高表达和肿瘤抑制基因表达被抑制，进而在肿瘤发生与发展进程中发挥作用。目前已有2款以DNMT为靶点的表观遗传药物被批准用于骨髓增生异常综合征等血液系统恶性肿瘤的治疗。

四、组蛋白修饰异常相关遗传病

（一）Rubinstein-Taybi综合征

Rubinstein-Taybi综合征（Rubinstein-Taybi syndrome，RSTS）又称鲁宾斯坦-泰比综合征、Rubinstein综合征，由Rubinstein和Taybi在1963年首先报道。

1. 疾病概述　Rubinstein-Taybi综合征是一种罕见的涉及多器官和系统异常的先天性神经发育迟缓综合征。患者身材矮小，有中度到重度的学习困难，并以小头畸形、拇指和/或踇趾粗短等为典型特征，故也俗称为大拇指综合征。患者常表现出特殊面容，出现不同程度的高眉弓、长睫毛、睑裂低斜、睑下垂、宽鼻梁、鼻隔长、拱状腭等异常，亦可见异常微笑样或鬼脸样表情。此外，患者有较高的罹患肿瘤风险。Rubinstein-Taybi综合征的发病率为1/125 000~1/100 000，以散发为主。Rubinstein-Taybi综合征包括2种亚型：Rubinstein-Taybi综合征1型（Rubinstein-Taybi syndrome 1，RSTS1）[OMIM#180849]和Rubinstein-Taybi综合征2型（Rubinstein-Taybi syndrome 2，RSTS2）[OMIM#613684]。RSTS2较RSTS1的病情要轻。

2. 发病遗传机制　RSTS1的致病基因是 *CREBBP* [OMIM*600140]，定位于16p13.3。*CREBBP*基因突变占Rubinstein-Taybi综合征的50%~70%。RSTS2的致病基因是 *EP300* [OMIM*602700]，定位于22q13.2，*EP300*基因突变仅占Rubinstein-Taybi综合征的3%~8%。EP300和CREBBP是组蛋白乙酰转移酶，可通过与多个转录因子结合来参与激活相关靶基因表达。*EP300*和*CREBBP*基因突变导致其所具有的组蛋白乙酰转移酶活性降低或丧失，从而引起相关靶基因表达受到抑制，进而造成细胞增殖分裂和胚胎发育异常。

（二）生殖器-髌骨综合征

生殖器-髌骨综合征（genitopatellar syndrome，GTPTS）[OMIM#606170]，由Goldblatt于1988年首次报道。

1. 疾病概述　生殖器-髌骨综合征是一种罕见的遗传病，发病率<1/1 000 000，符合常染色体显性遗传。生殖器-髌骨综合征以生殖器畸形、髌骨缺失、智力低下为主要特征。此外，还可表现出臀部和膝盖屈曲挛缩，胼胝体发育不全伴小头畸形，肾盂积水或者多发性肾囊肿等异常。

2. 发病遗传机制　生殖器-髌骨综合征的致病基因为 *KAT6B* [OMIM*605880]，定位于10q22.2，编码一个广泛表达的组蛋白乙酰转移酶。KAT6B能够使组蛋白H3的14位赖氨酸发生乙酰化，从而激活相关基因的转录表达。*KAT6B*基因突变会引起组蛋白乙酰转移酶活性丧失。已发病的大多数患者均为*KAT6B*基因致病突变的携带者。

学习小结

　　DNA被称为"生命之书"，但"DNA并非宿命"，因为相同的DNA可以对应不同的遗传表型，这就是表观遗传学。表观遗传学是研究基因序列之外、控制基因表达的可遗传规律的遗传学分支学科。表观遗传学的核心在于基因的表达调控机制，主要研究如何借助DNA甲基化、组蛋白修饰、非编码RNA、RNA修饰等机制在转录前（染色体重塑）、转录及转录后水平调控基因的表达。X染色体失活、基因组印记及印记异常遗传病的发生均与表观遗传学异常有关。此外，越来越多的证据也显示，表观遗传不仅在发育、衰老、凋亡过程中发挥重要作用，还与肿瘤、自身免疫性疾病、代谢性疾病、心血管疾病、神经精神疾病等复杂性疾病的发生和发展密切相关。因此，深入研究表观遗传学分子机制，不仅有助于揭示上述疾病的发病机制，而且有助于开发出更多基于表观遗传学的诊断方法、靶向干预技术及药物。

（胡劲松）

**复习
参考题**

一、选择题

1. 组蛋白发生乙酰化时，乙酰基主要来自

   A. 乙酰胆碱

   B. 精氨酸

   C. DNMT1

   D. SAM

   E. piRNA

2. 组蛋白精氨酸二甲基化形式有

   A. 1种

   B. 2种

   C. 3种

   D. 4种

   E. 5种

3. 参与X染色体失活的*XIST*基因，其编码产物为

   A. 转录因子

   B. 转录抑制因子

   C. DNA甲基结合蛋白

   D. miRNA

   E. lncRNA

4. 首先创造表观遗传学（epigenetics）一词的学者是

   A. Waddington

   B. Holliday

   C. Allis

   D. Jenuwein

   E. Reinberg

5. 患儿，5岁10个月，体重增长过快3年。患儿2岁后突然食量增大，体重增长加速。患儿出生体重3.5kg，身长52cm。出生后人工喂养，12月龄能翻身，20月龄能坐和爬，21月龄会扶站，2岁能独走。语言发育落后，现仍吐字不清。脾气暴躁，性格较固执。体格检查：身高110cm，向心性肥胖，颈部见黑棘皮，特殊面容（长颅、窄面、杏仁眼）。小手、小足，手背饱满，手指呈锥形、尺侧缘弧度消失。应用甲基化特异性多重连接探针扩增技术（MS-MLPA）进行检测，发现15q11.2-q13区域拷贝数正常但

表现为母源单亲二体。请问此患儿很可能患的遗传病是

A. Beckwith–Wiedemann综合征

B. Tatton–Brown–Rahman综合征

C. Rett综合征

D. Prader–Willi综合征

E. Angelman综合征

答案：1. A；2. B；3. E；4. A；5. D

二、简答题

1. 何谓表观遗传学？表观遗传与经典遗传学的区别与联系体现在哪些方面？

2. 表观遗传学主要通过哪些机制调控表型遗传？

3. 何谓基因组印记？基因组印记对于生长发育的重要意义体现在哪里？

4. 请简述Prader–Willi综合征的分子遗传学病理机制。

第十二章　发育遗传学

　　发育遗传学（developmental genetics）是研究生物体发育过程中遗传机制的一门遗传学分支学科。发育的研究有着悠久历史，早在2 000多年前，我国的《黄帝内经》一书中就已经描述了男性和女性各发育阶段的特点；同时期的亚里士多德在《关于动物的起源》一书中对鸡蛋发育为小鸡的过程进行了详细的描述。随着发育生物学、分子生物学、基因组学和生物信息学等学科的发展，现代发育遗传学已经发展成为一门由这些学科与遗传学相互结合、相互渗透的新兴交叉学科，旨在探讨发育中基因表达的调控机制，分析基因和性状发育之间的关系，以阐明发育的遗传调控机制。

　　人体的发育是细胞中的遗传信息依照精确的时空顺序，并且与环境相互作用逐步表达的结果。在发育过程中，当遗传物质突变及环境因素致使遗传信息的表达程序出现错误时，就会导致人体某些器官结构和功能异常，发生出生缺陷或疾病乃至死亡。因此，掌握包括正常个体宫内发育机制在内的发育遗传学知识，熟知基因功能的异常是如何影响发育的，明确环境因素对发育过程的影响，将有助于执业医师正确诊断、评估、治疗和预防出生缺陷，为患儿双亲和其他亲属计算精确的再发风险。

第一节　发育的基本过程

　　发育（development）是指多细胞生物从单细胞受精卵到成体所经历的一系列有序的发展变化过程。医学上，发育通常指人从生殖细胞发生开始，到个体成熟，再到个体衰老死亡的全过程，通常包括胚前发育、胚胎发育（又称胚胎发生）和胚后发育（又称出生后发育）三个阶段。下面将以人类为例，讲述发育的基本过程。

一、胚前发育

胚前发育（pre-embryonic development）主要指配子发生过程，包括精子发生和卵子发生，是个体发育过程中最重要的起始活动。配子发生通常分为4个主要时相：① 生殖细胞的起源及迁徙至性腺；② 性腺中的生殖细胞通过有丝分裂进行增殖；③ 性腺中的生殖细胞通过减数分裂使其中的染色体数目减半；④ 配子成熟，最终形成精子和卵子。

虽然精子发生和卵子发生有许多相同之处，但仍存在明显的不同。精子发生的减数分裂过程在青春期才开始，并且该过程持续存在于男性的整个生命历程。精子发生期间没有减数分裂的停滞，整个过程大约2周便可完成。最终，1个精原细胞产生4个精子。而卵子发生的减数分裂过程在女性出生前就开始了，并且停留在减数分裂Ⅰ的前期。之后要等到青春期甚至绝经期前，才有可能被募集，重新启动并完成减数分裂Ⅱ，其间等待的时间长达十几年至几十年。卵母细胞在完成减数分裂Ⅰ后并没有接着完成减数分裂Ⅱ，而是再一次停滞，停留在减数分裂Ⅱ的中期；排卵后，如果能够与精子相遇并成功受精，才会继续完成减数分裂Ⅱ，否则会走向退化。经过漫长的过程，一个卵原细胞只能产生一个卵细胞。成熟精子明显比精原细胞小得多，因为精子在发生过程中逐步丢弃自身的细胞质；而成熟卵子比卵原细胞大许多，因为在其发生过程中，不但要储存能量，还要产生及储存蛋白质和核酸的前体物质。个体发育中很多重要的物质由雌性合成，分布于卵子中，不仅给受精卵的早期分裂提供营养，而且控制受精卵发育成多细胞生物体。

二、胚胎发育

胚胎发育（embryonic development）是指从单细胞的受精卵发育成由多种细胞、组织和器官组成的足月胎儿的一系列复杂过程。

大约在受精后30小时，受精卵开始进行有丝分裂（又称为卵裂），此时产生的子细胞称为卵裂球。大约在受精后第3天，形成由12~16个卵裂球组成的形如桑葚的实心胚胎，称为桑葚胚（morula）。受精后第4天，桑葚胚进入子宫腔，并在子宫腔内继续分裂，卵裂球急增至100个左右，形成胚泡（blastocyst），又称为囊胚（blastula）。胚泡中央出现一腔，周围由扁平的滋养层细胞包绕；腔的一端有一团细胞，称为内细胞团（inner cell mass）。胚泡在子宫中漂浮大约2天后（受精后第6天），开始植入。在第2周，胚泡完成植入。植入是胚泡与子宫内膜上皮接触、黏附、融合、穿透、侵入，以及包埋于子宫黏膜基质的过程，是胚胎进一步发育的必要条件。

之后，胚泡的内细胞团增殖，开启了胚胎发育的图式形成阶段。图式形成（pattern formation）是指在发育过程中控制胚胎细胞的行为，使其在正确的空间位置上形成特定结构蓝图的过程，包括胚胎身体前后端和背腹面的确立，以及细胞在不同胚层中的分配等。大约在受精后第8天，形成二胚层胚盘，在第3周形成由外胚层、中胚层和内胚层三个胚层构成的原肠胚（gastrula）。于第3周初期，在二胚层的背面出现原条，由此确立了胚胎的颅尾轴（又称前后轴）、背侧和腹侧、左侧和右侧。

图式形成后，胚胎发育进入形态发生（morphogenesis）阶段，即细胞经过复杂的增殖、变形、迁移、黏附、分化、凋亡等活动，胚层沿特定取向延伸、卷合和分化，形成各种管腔，管腔的局部膨大则构成各种空腔，最终形成胚胎的各种组织、器官和个体形状的过程。在该阶段，三个胚层逐渐分化成为胚胎的各种组织和器官（图12-1）。人类主要器官和系统都在第4~8周形成，在此期间，胚胎对致畸因子（如药物和病毒）极为敏感。如果此时胚胎暴露于致畸因子，可能导致重大出生缺陷的发生。因此，孕妇在此期内应特别防范，避免接触致畸因子。随着组织和器官的形成，胚胎的形状也发生了变化，从胚盘逐渐变形为圆柱形的胚体，并且形成体节和上下肢芽。第8周时，胚胎有了明显的人类外观。从第9周至出生，各器官和系统继续发育成熟。

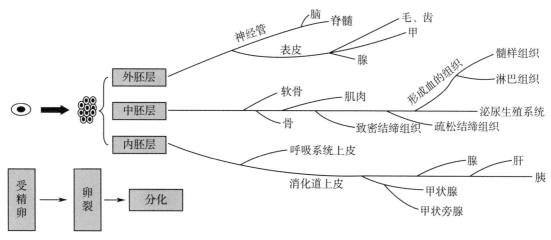

▲ 图12-1　三个胚层逐渐分化为胚胎的各种组织和器官图解

三、胚后发育

胚后发育（post-embryonic development）是指个体出生后的生长、衰老和死亡过程。对人类来说，包括新生儿期、儿童期、青春期、成人期几个阶段，成人期又可进一步分为青年期、中年期和老年期。

第二节　发育的调控机制

发育是一个非常复杂的过程，受到严格而精细的调控。人类发育遗传学研究存在严肃的伦理问题和较大的局限性，因此，发育机制的研究对象主要是模式生物，对发育机制的认识大多来源于对模式生物的研究结果。

一、发育的细胞生物学机制
（一）增殖、分化、迁移和凋亡

个体发育过程可简单概括为5种细胞生命活动的精妙综合，它们是细胞分裂、细胞分化、细胞迁移、细胞黏附和细胞凋亡。这一过程高度程序化，各事件按严格时空顺序有步骤、分阶段地依次展开，并相互协调，共同控制着发育过程。

1. 细胞增殖 通过细胞分裂增加细胞数量的过程称为细胞增殖（cell proliferation）。细胞增殖是生物繁殖的基础，也是维持细胞数量平衡和机体正常功能所必需。发育过程中，生殖细胞形成、卵裂、细胞分化、图式形成、形态发生等事件都是在细胞增殖的基础上完成的。

2. 细胞分化 胚胎幼稚细胞转变为具有特殊形态结构、生理功能和生化特性的细胞的过程称为细胞分化（cell differentiation）。细胞分化是发育的核心，受精卵能分化为所有类型的胚胎细胞，形成上皮细胞、肌细胞和血细胞等多达200余种不同类型的细胞。细胞分化的实质是基因组时空表达模式的特化。另外，细胞分化还可以受环境所诱导。

3. 细胞迁移 一个细胞或一群细胞从一处移动到另一处的过程称为细胞迁移（cell migration）。表现为机体在空间上体积的扩张。通过细胞迁移和细胞黏附，同类或不同类细胞有序地组合形成组织、器官、系统乃至完整机体。

4. 细胞凋亡 由死亡信号诱发的、受调节的细胞死亡过程称为细胞凋亡（apoptosis），是细胞生理性死亡的普遍形式。细胞凋亡是许多结构的形态发育所必需的流程，可使个体细胞保持一定的数量和处于正确的位置。例如在人的胚胎早期，手指和足趾间有组织相连，然后这些组织通过细胞凋亡才将胎儿的手指和足趾完全分开。

（二）信号通路的交互作用

发育过程需要细胞整合许多内源性和外源性的信号以保证正常发育的实现。这些信号控制细胞的增殖、分化和迁移，决定发育中器官的最终大小和形状。而这些信号通路的紊乱可能导致人类发育障碍和出生缺陷。参与早期胚胎发育的信号通路主要有Wnt、Hh、TGF-β–Smad、成纤维细胞生长因子（FGF）、Notch、JAK–STAT、酪氨酸激酶受体和视黄酸等信号通路，下面简单介绍参与早期胚胎发育的2种信号通路。

1. Wnt信号通路 Wnt信号通路在许多发育进程中起着关键的调控作用，例如控制胚胎轴向的正常发育、决定细胞极性、传递生长和发育信息等。中枢神经系统、雌性生殖管道、乳腺、肾、肢端、毛发及牙的发育都需要Wnt信号通路的参与。Wnt信号通路的失调将会导致胚胎夭折或发育缺陷的产生。如位于12q13.12的 *WNT1* 基因［OMIM*164820］突变会引起XV型成骨不全。

2. Hh信号通路 Hh信号通路是一条广泛存在于果蝇和人类等多个物种中高度保守的信号通路，参与胚胎发育过程中细胞增殖、细胞决定及多种组织的图式形成，尤其是与头面部、毛发、肢芽的形态发生及神经管的形成密切相关。GLI3、PTCH1、CREBBP是Hh信号通路的3种蛋白质，*GLI3* 基因［OMIM*165240］突变可导致Greig头多指/趾综合征（又称格雷格头多指/趾综合征）［OMIM#175700］和4型轴前多指/趾［OMIM#174700］。*PTCH1* 基因［OMIM*601309］突变可导致痣样基底细胞癌综合征［OMIM#109400］和7型前脑无裂畸形［OMIM#610828］。*CREBBP* 基因［OMIM*600140］突变可导致Rubinstein–Taybi综合征1型［OMIM#180849］，表型与Greig头多指/趾综合征和痣样基底细胞癌综合征相似。

二、发育的分子遗传机制

胚胎发育过程始终受遗传信息控制。调控胚胎发育的遗传信息有两类：DNA编码序列所提供的经典遗传学信息和表观遗传信息（详见第十一章）。正常发育取决于这两类遗传信息彼此协调、准确无误地运行，任何一类遗传信息的异常都可能导致出生缺陷的发生。

基因是发育过程中主要的调控因子。以果蝇发育为例，在最初阶段，母体效应基因确定极性和胚轴，随后依次激活分节基因、同源框基因，再调节下游更多的基因表达，从而在发育的不同时空形成特定的基因表达组合，构成一个复杂、立体的调控网络，控制胚胎发育的过程。

（一）母体效应基因与胚轴确立

在发育早期，机体必须决定身体各个部分和器官的相对方向，即建立3个胚轴（又称为体轴）：头至尾的轴线（又称颅尾轴或前后轴）、背腹轴、左右轴（为心脏准确发育和内脏定位所必需）。

果蝇胚胎发育之初，最基本的问题就是上述3个轴的确立。其胚轴确立的机制是母体效应基因（maternal-effect gene）产物的差异定位。母体效应基因是一类在卵子发生过程中表达的基因。其表达产物蛋白质或mRNA被称为母体因子，于受精后调控胚胎发育。母体效应基因之间的协作决定未来胚胎外、中、内胚层的命运和分节的命运。母体效应基因的突变将导致额外出现或丢失头、尾、背部或腹部结构。这表明有一个或更多的mRNA浓度梯度系统的存在。

在人类，受精激活了基因的表达，也使母体效应基因的mRNA开始降解。至4细胞期，母体效应基因的产物对胚胎发育的控制逐渐被胚胎细胞的表达产物所取代。因此，母体效应基因对人胚胎发育的作用主要局限在前几次卵裂，对胚轴形成的作用不大。现在认为，人类胚胎胚轴确立的决定因素是受精卵中极体的位置和精子进入的位点，它们决定了卵裂的方向和内细胞团的位置，从而决定了植入点的位置、胚层的取向和脐的位置。背腹部、头尾和左右的形态分化是受精后第3周原条细胞增生、迁移和分化的结果。其分子机制可能是一方面在植入阶段，*LEFTY1*、*LEFTY2*、*GALNT11*和*ZIC3*等基因发生极性表达，另一方面其产物mRNA含有结合微管的3'端非翻译区特异序列，可以伴随微管的生长、运动和细胞分裂而向胚胎的一端集中。两方面作用的结果是形成胚胎中其产物mRNA浓度的极性分布，导致mRNA产物的差异定位。*ZIC3*基因[OMIM*300265]、*GALNT11*基因[OMIM*615130]、*LEFTY2*基因[OMIM*601877]突变可引起左右轴畸形和多种内脏畸形。

（二）分节基因与体节形成

体节（somite）是脊椎动物在胚胎发育过程中沿身体前后轴形成的一定数目的暂时性结构，随着胚胎的继续发育，每个体节分化成为生骨节、生皮节和生肌节。人的第1体节于受精后第20天出现，之后以每天3对的速度向尾部进展，共形成42~44对体节。直到发育后期，人类胚胎的尾巴才完全消失。

果蝇胚胎的分节过程主要由分节基因（segmentation gene）调控。分节基因是在胚轴形成过程中，能把早期胚胎沿前后轴分为一系列重复的体节原基的基因。分节基因的突变可使胚胎缺失某些体节或体节的某些部分。

人类*NOTCH*基因编码一类进化上高度保守的细胞表面受体，影响细胞正常形态发生的多个过程，调节细胞、组织、器官的分化和发育。*NOTCH*基因在形成体节后段高表达。*NOTCH1*基因［OMIM*190198］的不同突变可导致亚当斯-奥利弗（Adams-Oliver）综合征5型［OMIM#616028］和1型主动脉瓣病［OMIM#109730］。

（三）*Hox*基因与胚胎发育

*Hox*基因（Hox gene）又称同源异形基因（homeotic gene），是一类能启动多种途径的基因。在胚胎体节划分确定以后，*Hox*基因负责确定每一个体节的特征结构，因而，一种胚节可发育成为一种特殊的成体表型。*Hox*基因突变可导致体节的一种发育形式被另一种不同的发育形式取代，如使果蝇的触角发育成腿，发生同源异形现象。

许多动物都有*Hox*基因。*Hox*基因在进化上十分保守，都含有一段180bp的同源框（homeobox，Hox）序列。这段序列编码含60个氨基酸残基的同源域。Hox蛋白是发育过程中控制基因表达的转录因子，其同源域能与DNA特异性结合，调控相关基因的表达。

各种动物的*Hox*基因数目各异，例如果蝇有8个，哺乳类有近40个。染色体上紧密连锁、分布*Hox*基因的区域称为*Hox*基因簇（Hox gene cluster）。果蝇只有1个*Hox*基因簇，称为*HOM-C*。哺乳类有4个*Hox*基因簇，编号为A~D。每簇有13个基因座（有的基因座上没有基因）。人类的A、B、C、D 4个*HOX*基因簇分别位于7p15.2、7q21.32、12q13.13和2q31.1，其中*HOXA*基因簇有*HOXA1*［OMIM*142955］等11个基因，*HOXB*基因簇有*HOXB1*［OMIM*142968］等10个基因，*HOXC*基因簇有*HOXC4*［OMIM*142974］等9个基因，*HOXD*基因簇有*HOXD1*［OMIM*142987］等9个基因（图12-2）。

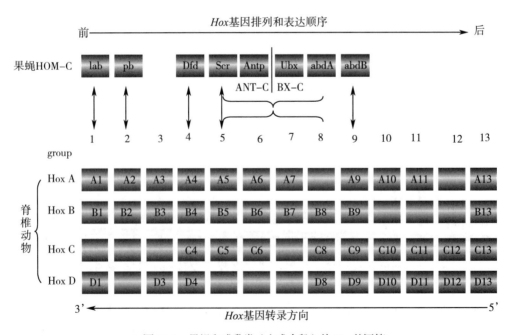

▲ 图12-2　果蝇和哺乳类（人或小鼠）的*Hox*基因簇

*Hox*基因的表达遵循严格的时空共线性（spatiotemporal colinearity）和后部优势原则，即*Hox*基因在染色体上的排列顺序决定了其在胚胎发育中表达的顺序和位置。位于*Hox*基因簇3′区编号较小的*Hox*基因首先于胚胎发育早期在胚轴近端表达，促进细胞增殖和迁移，控制胚轴近端的发育；而位于5′区编号较大的*Hox*基因于胚胎发育稍晚期在胚轴稍远端依次表达，促进细胞分化和凋亡，控制胚轴远端和神经外胚层末端的发育。*Hox*基因表达的时空共线性主要由表观遗传机制控制。

*Hox*基因家族的成员在哺乳动物的发育过程中，参与了躯干前后轴的模式化、神经系统的发育、肢体发生的位置、各个重要器官系统的形成和转化等多个过程。

*Hox*基因家族中不同成员的突变、过表达或缺失等均会导致多种畸形或疾病的发生。对小鼠的研究表明：敲除*Hoxa1*基因后，小鼠菱脑节发育异常，神经管不闭合；敲除*Hoxb4*基因后，第2颈椎发育为寰椎，使小鼠具有两个寰椎。人类*HOX*基因突变导致的出生缺陷或遗传病见表12–1。

▼ 表12–1　常见的与人类*HOX*基因突变相关的出生缺陷或遗传病

突变基因	OMIM编号	出生缺陷或遗传病（OMIM编号）
HOXA1	*142955	Athabaskan脑干发育不全综合征（#601536）
HOXA2	*604685	先天性小耳畸形–听力障碍–腭裂（AR）（#612290）
HOXA11	*142958	1型尺桡骨融合与无巨核细胞血小板减少（#605432）
HOXA13	*142959	Guttmacher综合征（#176305）和手–足–子宫综合征（#140000）
HOXB1	*142968	3型先天性遗传性面部麻痹（AR）（#614744）
HOXC13	*142976	毛发指甲型外胚层发育不良9型（#614931）
HOXD10	*142984	先天性垂直距骨（#192950）
HOXD13	*142989	D型短指（#113200），E1型短指症（#113300），V型并指（#186300），短指–并指–少指综合征（#610713）

注：OMIM，人类孟德尔遗传在线版；AR，常染色体隐性遗传。

除表12–1所列举的与*HOX*基因相关的出生缺陷和遗传病外，在人类白血病、乳腺癌、结肠癌、肾癌、胶质细胞瘤和骨肉瘤中均检测到*HOX*基因的异常表达，例如*HOXA9*基因［OMIM*142956］和*HOXA10*基因［OMIM*142957］的表达失衡与髓细胞性白血病的发生有关。

（四）*Pax*基因与胚胎发育

*Pax*基因（paired box gene）也是一个进化上保守的基因，广泛存在于动物体内，在脊椎动物中共包含9个成员（*Pax1~Pax9*），编码的Pax蛋白属于螺旋–转角–螺旋蛋白，是一组极为重要的转录调控因子。同一器官或细胞系的正常生长发育常受到2~3个*Pax*基因亚家族成员的协同调控，各成员间相互交叉作用的同时又各有侧重点。在胚胎发育的器官形成中，*Pax*基因的功能主要包括：① *Pax1*基因和*Pax9*基因影响胸腺、甲状旁腺及骨骼系统的发育；② *Pax2*基因与*Pax8*

基因影响泌尿生殖系统的发育；③ *Pax8* 基因参与甲状腺发育；④ *Pax5* 基因参与B淋巴细胞形成；⑤ *Pax3* 基因影响神经嵴细胞和黑素细胞的生长；⑥ *Pax3* 基因和 *Pax7* 基因调控骨骼肌的发育；⑦ *Pax4* 基因和 *Pax6* 基因影响胰腺和胃肠道发育；⑧ *Pax6* 基因参与眼的形成。

人类 *PAX* 基因的突变将导致某些发育过程紊乱而出现畸形。*PAX* 基因的非正常表达会导致多种器官组织发育畸形，某些肿瘤的发生也与其中的一些成员过量表达有关。人类 *PAX* 基因突变导致的出生缺陷或遗传病见表12-2。

▼ 表12-2　常见人类 *PAX* 基因突变所致的出生缺陷或遗传病

突变基因	OMIM编号	出生缺陷或遗传病（OMIM编号）
PAX1	*167411	2型耳-面-颈综合征（#615560）
PAX2	*167409	7型局灶节段性肾小球硬化（#616002），肾-视神经乳头缺损综合征（#120330）
PAX3	*606597	颅面-聋-手综合征（#122880），2型横纹肌肉瘤（#268220），1型 Waardenburg 综合征（#193500），3型 Waardenburg 综合征（#148820）
PAX4	*167413	2型糖尿病（#125853），9型青少年成熟期糖尿病（#612225），酮症倾向糖尿病（#612227）
PAX5	*167414	3型急性淋巴细胞白血病易感（#615545）
PAX6	*607108	视神经缺损（#120430），眼缺损（#120200），无虹膜（#106210），前段发育不全5型（#604229），迟发性角膜营养不良白内障（#106210），中央凹发育不良（#136520），角膜炎（#148190），视神经发育不全（#165550）
PAX7	*167410	2型横纹肌肉瘤（#268220）
PAX8	*167415	甲状腺不发育或发育不全引起的先天性甲状腺功能减退症（#218700）
PAX9	*167416	3型选择性牙发育不全（#604625）

注：OMIM，人类孟德尔遗传在线版。

（五）性别决定基因与性分化

虽然胚胎的性别在受精时就已经决定，但早期胚胎都能发育出两性的原始生殖管道，并无性别差异。人类胚胎发育到第4周时出现中肾，第5周时中肾内侧细胞和外围陷入的原始生殖细胞共同形成生殖嵴，到第6周初发育成两套生殖管道，即中肾管〔又称沃尔夫管（Wolffian duct）〕和副中肾管〔又称米勒管（Müllerian duct）〕。这时的胚胎尚无性别差异，中肾管能发育为男性生殖系统，副中肾管则能发育为女性生殖系统。接下来的性分化是一个复杂的过程，涉及多个性别决定基因的共同参与。人类性别决定基因有 *SRY*、*SOX9*、*FGF9* 及 *NR0B1* 等，常见人类性别决定基因及其功能见表12-3。

正常情况下，*SRY* 基因位于Y染色体上，于受精第6周开始表达，诱导支持细胞（Sertoli cell）和睾丸间质细胞（Leydig cell）的形成。支持细胞分泌抑制因子，使副中肾管退化；而睾丸间质细胞分泌睾丸激素，使中肾管发育为男性生殖系统。女性胚胎细胞中没有Y染色体和 *SRY* 基因，因此中肾管退化，副中肾管得到发育，形成女性生殖系统。

▼ 表12-3　常见人类主要的性别决定基因

基因	基因定位及OMIM编号	已知的主要功能
SRY	Yp11.2 [*480000]	胚胎发育早期决定性腺分化和睾丸形成，在性分化中起开关作用
SOX9	17q24.3 [*608160]	胚胎发育早期决定性腺分化及睾丸形成，SRY通过SOX9来调控睾丸发育；为SRY的同源基因
FGF9	13q12.11 [*600921]	在睾丸细胞增殖、支持细胞分化及中肾细胞迁移中发挥作用，为SRY的下游基因
DMRT1	9p24.3 [*602424]	决定性腺分化和睾丸的形成
WT1	11p13 [*607102]	在间质细胞形成睾丸的过程中发挥作用
SF1	11q13.1 [*601516]	WT1的下游基因，在睾丸和肾上腺的发育中发挥作用
WNT4	1p36.12 [*603490]	潜在的卵巢决定基因，抑制雄性性分化、抑制雄激素合成
NR0B1	Xp21.2 [*300473]	"抗睾丸"基因，在睾丸中的表达下调，在卵巢中表达恒定

注：OMIM，人类孟德尔遗传在线版。

各性别决定基因在特定的时间和空间上严格定量表达，共同调控性分化过程。这一过程中任何基因表达时空甚至剂量的变化均可能导致性分化异常。已知其突变与睾丸发育障碍相关的基因有SOX9、SRY、WNT4、WT1、ART、ATRX、CBX2、DHH、DMRT1、GATA4、MAMLD1、MAP3K1、NR0B1、NR5A1和WWOX等。而其突变与卵巢发育障碍相关的基因有MAMLD1、NR5A1、SOX9、RSPO1、SOX3、SRY和WNT4等。

（六）表观遗传与发育

胚胎发育是遗传因素和环境因素相互作用而产生特异表型的编程过程，具有很强的可塑性。表观遗传通过DNA甲基化、组蛋白修饰、非编码RNA调控和染色质重塑等，协同调控基因表达，参与早期发育编程，如非编码RNA调节Hox基因活性。这些微RNA通过抑制或减少不同Hox蛋白的合成，影响躯干前后轴、神经系统和肢体的发育。如果早期胚胎发育编程受到饮食或外源物等多种环境因素的影响，将会改变基因与转录因子的结合活性，以及DNA甲基化和组蛋白修饰，从而调节基因的表达，影响其表型，甚至增加肥胖、糖尿病、心血管疾病和神经系统疾病等成年疾病的易感性。

第三节　出生缺陷

出生缺陷（birth defect）或先天性畸形（congenital malformation），是胚胎发育紊乱造成的形态、结构、功能、代谢、行为等方面的异常。这些异常可于出生时就表现出来，也可在出生后一段时间才显现。目前已知的出生缺陷有8 000~10 000种，最常见的是先天性畸形、染色体异常、遗传代谢性疾病、功能异常如盲、聋和智力低下等。

世界卫生组织（WHO）估计，我国出生缺陷发生率约为5.6%，每年新增出生缺陷约100万例。近50%的婴儿死亡可归咎于正常发育过程的错乱。除了致死，出生缺陷还是造成受累个体慢性病、智力低下和其他功能障碍等的主要原因。

一、出生缺陷的类型

出生缺陷的分类方式多种多样，目前应用最广泛的是按照WHO出版的《疾病和有关健康问题的国际统计分类》第十次修订本（ICD-10），根据畸形发生的部位进行分类。在ICD-10中，先天性畸形被列为第十七章——先天性畸形、变形和染色体异常，编码为Q00~Q99，并按照发生部位的不同进行了相应的分类编码，共分为11大类（表12-4）。

▼ 表12-4　ICD-10中的先天性畸形、变形和染色体异常的分类编码

分类	编码	分类	编码
神经系统先天性畸形	Q00~Q07	生殖器官先天性畸形	Q50~Q56
眼、耳、面和颈部先天性畸形	Q10~Q18	泌尿系统先天性畸形	Q60~Q64
循环系统先天性畸形	Q20~Q28	肌肉骨骼系统先天性畸形和变形	Q65~Q79
呼吸系统先天性畸形	Q30~Q34	其他先天性畸形	Q80~Q89
唇裂和腭裂	Q35~Q37	染色体异常，不可归类在他处者	Q90~Q99
消化系统的其他先天性畸形	Q38~Q45		

二、出生缺陷的发生机制

（一）导致出生缺陷的因素

造成出生缺陷的主要因素为遗传因素、环境因素或二者的相互作用。2006年美国发布的《全球出生缺陷报告》指出：由遗传物质变异导致的出生缺陷约占40%；由单纯环境因素引起的出生缺陷占5%~10%；原因不明或两者相互作用的出生缺陷约占50%，但患者家系的再发风险明显高于群体的总发病率。

1. **遗传因素**　遗传物质基因或染色体的改变将引起胚胎发育异常，导致出生缺陷发生。

（1）基因突变：基因是发育过程中的主要调控因子，因此基因突变使发育过程中相关基因功能异常，将导致多种出生缺陷的发生（见本章第二节）。单基因病、多基因病、线粒体病等均为基因功能异常的不同表现形式。

（2）染色体畸变：由于染色体畸变会涉及多个基因的增减或位置改变，破坏了基因组平衡，染色体畸变常累及多个器官，患者常表现为多器官的发育畸形、智力低下等一系列严重的临床症

状（详见第四章）。

2. 环境因素　影响胚胎发育的环境有三类：① 胚胎所处的微环境，包括羊水、胎盘、胎膜等；② 母体自身的内环境，包括母体所患疾病、代谢和营养状况等；③ 母体周围的外环境。而造成出生缺陷的环境因素主要包括物理因素、化学因素和生物因素等。

（1）物理因素：主要包括电离辐射、高温、噪声等。电离辐射是一切能引起物质电离的辐射总称，包括X线、γ射线、α粒子等，可使DNA分子的断裂频率和各种错误性修复概率增加，引起基因突变，造成严重的出生缺陷，如胚胎死亡、小头畸形、泌尿生殖系统畸形等。妊娠期高热可干扰神经上皮细胞的正常增殖、迁移和黏着过程，使神经生长因子及其受体减少，导致神经管畸形等出生缺陷甚至胚胎死亡。若孕妇长期处于高强度噪声环境中，可引起紧张、精神焦虑、内分泌失调，使子宫胚胎环境恶化，导致胎儿畸形甚至流产。另外，噪声可对细胞分裂和DNA合成造成不良影响，从而损害胎儿听觉发育，引起内耳损伤，甚至造成脑萎缩、脑细胞死亡等。

（2）化学因素：农药、重金属、有机溶剂、药物等化学物质均可能导致出生缺陷。汞可通过胎盘屏障，与胚胎细胞中的核酸结合，延迟细胞分裂和成熟，从而影响胚胎发育，导致先天性脑病。若孕妇定期吸入甲苯，会导致胎儿畸形，发生与胎儿酒精综合征相似的畸形表现。另外，妊娠期间母体若接触化学性药物，有可能使胚胎发生不可逆的损伤，出现死胎、胎儿生长迟缓或结构与功能的缺陷等。多数抗肿瘤药、抗惊厥药，包括甲氨蝶呤、苯妥英钠等，可对胎儿产生致畸作用。抗生素，如四环素、链霉素、庆大霉素等，也有一定的致畸作用。FDA根据药物对胎儿的危害性将妊娠期用药分为A、B、C、D、X五类（危害性依次增大，X类是妊娠期禁用药物），以便对孕妇的药物使用提供安全性指导。

案例12-1　　反应停事件与孕妇用药

各种致畸剂造成的出生缺陷取决于致畸剂暴露的胎龄、各组织对致畸剂的致畸倾向，以及妊娠期间的暴露水平。20世纪50年代末，沙利度胺（thalidomide，又称反应停）最先在德国上市，作为镇静镇吐药，很受晨起头晕呕吐的孕妇欢迎。但是在短短的几年里，全球46个国家中发现超过1万例新生儿畸形，如海豹肢畸形（phocomelia）（患儿的上肢、下肢特别短小，甚至没有臂部和腿部，手足直接连在身体上，其形状酷似"海豹"）。随后的流行病学调查和大量的动物实验证明这些畸形是患儿的母亲在妊娠期间服用沙利度胺所致。此后，孕妇禁用沙利度胺。这就是著名的反应停事件，是服用药物造成出生缺陷最典型的例子。

思考：

1. 德国制药商已研究了该药对妊娠大鼠的影响，未发现有问题，不会引起畸胎。为什么孕妇仅服用单次剂量的本品，对未出生的胎儿会引起严重的出生缺陷和死亡？

2. 沙利度胺为谷氨酸衍生物，查阅文献，试解释沙利度胺镇静止痒、免疫调节及抗炎、抑制血管生成和抗肿瘤的作用机制，以及与致畸相关的作用机制。

（3）生物因素：致病微生物感染可造成出生缺陷，如弓形虫、巨细胞病毒、风疹病毒、疱疹病毒和梅毒螺旋体感染。母体感染后，经过胎盘感染胚胎或胎儿，影响胚胎发育，对胎儿造成伤害。妊娠期母体感染巨细胞病毒，可导致大量细胞死亡及处在S期和M期细胞的阻滞，还可以引起胎盘功能不足及侵犯胎儿组织器官，导致胚胎发育异常、发育受限和胎儿多器官功能损伤。风疹病毒可破坏胚胎细胞的有丝分裂，干扰组织器官的生长发育，导致自发流产、死产、心脏畸形、先天性白内障等。

（4）母亲疾病及营养等其他因素：包括疾病、营养、不良生活方式和心理因素等。孕妇患有糖尿病可导致子代发生小头畸形、心脏缺陷、肾积水等。孕妇缺乏叶酸可能导致后代神经管缺陷。妊娠期酗酒、吸烟等均可能导致胎儿宫内发育迟缓，从而导致出生缺陷。孕妇在妊娠早期遭受突然的心理打击，可能导致胎儿颅骨畸形和心脏结构缺陷。

3. 遗传因素和环境因素的相互作用　多数出生缺陷是遗传因素和环境因素共同作用、相互影响的结果。这种相互作用包括两个方面：一方面致畸因子作用于遗传物质，改变基因或染色体，导致出生缺陷发生；另一方面，胚胎或母体的基因型将影响和决定胚胎或母体对环境致畸因子的易感程度。例如，在同一地区、同一自然条件下同时妊娠的孕妇，同时感染风疹病毒后，有的胎儿会出现出生缺陷，有的则正常发育。

（二）人胚胎发育的致畸敏感期

出生缺陷的发生除受致畸因子的性质和胚胎的遗传构成等因素影响外，还与胚胎受致畸因子作用时所处的发育阶段相关。致畸因子作用于不同发育时期的胚胎，不仅引起反应的程度不同，而且所累及的器官和发生的畸形类型也有很大差别。因此，了解胚胎发育的致畸敏感期是对出生缺陷作出正确诊疗和预防的前提。

受精后0~2周不是畸形易发期，此期的细胞处于最初的分裂增殖阶段，受致畸因子作用后表现出"全"或"无"的现象：一种情况是整个胚胎受损死亡而发生早期自然流产；另一种情况是仅有少量胚胎细胞在致畸因子作用下死亡，其余细胞仍正常分裂增生，维持胚胎正常发育。但也有例外，如卵裂期发生染色体不分离可产生嵌合型染色体畸变及相应畸形。在12~32细胞期，若某种因素将桑葚胚细胞分开，则可形成同卵双（多）生子；若未完全分开，则可形成各种形式的联胎和畸胎瘤。

受精后第3~8周为致畸敏感期，此期的胚胎细胞分化明显，产生器官原基和形成胚体，最容易受到致畸因子干扰而发生器官的形态结构异常。不同器官有致畸敏感期，这导致同一种致畸因子作用在不同时期可引起不同器官的畸形（图12-3），如第3~4周易发生神经管畸形。此外，由于各器官系统的致畸敏感期有重叠，可出现多种畸形并存的情况。

受精后第9周至胎儿出生这一时期为器官系统生长期，各器官的重要分化过程已经完成，所以对致畸因子的敏感性迅速下降。虽然该时期不是致畸敏感期，但致畸因子仍能引起少数器官发生结构上的畸形，如外生殖器和神经系统的异常（图12-3）。这是因为在这一时期，小脑、大脑皮质和泌尿生殖系统仍在继续分化成熟，对致畸因子仍有一定的敏感性。

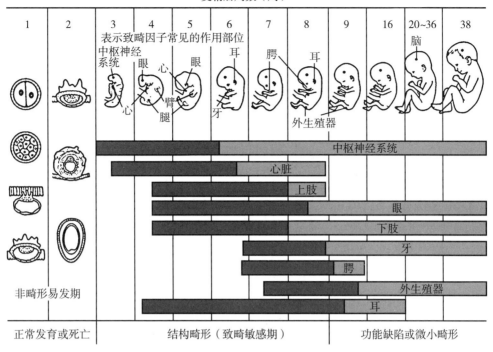

▲ 图12-3　胚胎发育时期与畸形发生的关系示意图
黑线代表致畸敏感期，可发生严重结构畸形；白线代表可发生功能缺陷和其他非严重畸形。

（三）导致出生缺陷的机制

每个人都有程度不等的发育瑕疵，如胎记、视力、面容等方面的不如意，严重的发育缺陷即为畸形。判断某一致畸因素对胚胎或胎儿是否造成损害，应从致畸因子的作用机制、接触剂量、接触致畸因子时的胎龄、各组织对致畸因子的致畸倾向、与其他物质的联合作用，以及胎儿和母亲的基因型等多个方面进行综合分析，才能作出客观评价。出生缺陷的发生机制可分为以下几类。

1. 形成过程受阻　器官形成时有许多形态变化过程，若其中某一步骤受阻则可造成相应的出生缺陷。如前、后神经孔未闭合，将会导致神经管缺陷。

2. 迁移异常　器官形成过程中有细胞迁移和器官定位的变化，若上述过程出现异常将导致畸形。例如睾丸未降至阴囊，将导致隐睾。

3. 诱导作用异常　胚胎发育中存在诱导和被诱导的关系。如脊索诱导神经管的发生，若同时出现两个脊索，就可能诱导出两个神经管，从而导致双头畸形。

4. 发育滞留　由组织分化异常而导致的一类畸形，发生时间较晚。如结肠发育期，若肌间神经节细胞未及时分化出来，结肠不蠕动并极度膨大，形成巨结肠。

5. 吸收不全　胚胎发育过程中，某些结构形成后要经历一个再吸收的过程，即细胞凋亡过程。细胞凋亡使不该存在的结构消亡，若这些结构的细胞凋亡异常，将导致出生缺陷的发生，例如食管闭锁、肛门闭锁、并指/趾等都是由再吸收不全而导致的出生缺陷。

三、出生缺陷的监测及预防

（一）出生缺陷的监测

出生缺陷的监测是指连续、系统地对人群中所发生的出生缺陷相关资料进行收集、整理、分析和利用的过程。监测的目的在于及时发现致畸因素，有针对性地提出干预措施，从而降低出生缺陷的发生率。

目前，世界各国常规约监测26种出生缺陷。国际上最初的出生缺陷监测系统是20世纪60年代人们在经历了反应停事件后，于1964年在英格兰－威尔士和瑞典建立。出生缺陷所包含的病种非常多，各国根据自己的具体情况制定适宜本国的出生缺陷监测项目。我国的出生缺陷监测工作起步于20世纪80年代，目前已建立了以医院为基础、监测期为妊娠满28周至出生后7天的出生缺陷监测系统，形成了覆盖全国各省（自治区、直辖市）的监测网络，基本掌握了我国主要出生缺陷发生的时空、人群和种类变化趋势。2000—2020年期间，先天性心脏病、多指/趾、总唇裂（唇裂伴或不伴腭裂）、先天性脑积水、并指/趾、马蹄内翻足、尿道下裂等疾病是我国围产儿排前10位的高发畸形（表12-5）；出生缺陷发生率顺位也有所改变，曾经长期占据前4位的神经管缺陷在2015年已降到第10位以后，2005年以来，先天性心脏病发生率开始位居第1。

目前，我国重点监测围产儿中23类常见的结构畸形、染色体异常及少部分遗传代谢性疾病（如苯丙酮尿症和先天性甲状腺功能减退症等），其中检测的常见结构畸形和染色体异常为无脑畸形、脊柱裂、脑膨出、先天性脑积水、腭裂、唇裂、唇裂伴腭裂、小耳、其他外耳畸形、食管闭锁或狭窄、直肠肛门闭锁或狭窄、尿道下裂、膀胱外翻、马蹄内翻足、多指/趾、并指/趾、肢体短缩、先天性膈疝、脐膨出、腹裂、联体双胎、唐氏综合征及先天性心脏病。

▼ 表12-5　我国围产期出生缺陷发生率顺位　　　　　　　　　　　　　　　　　　　　单位：1/万

顺位	2000年	2005年	2010年	2015年	2020年
1	总唇裂（14.07）	先天性心脏病（23.96）	先天性心脏病（28.82）	先天性心脏病（66.51）	先天性心脏病（173.20）
2	多指/趾（12.45）	多指/趾（14.66）	多指/趾（15.91）	多指/趾（18.07）	多指/趾（23.06）
3	神经管缺陷（11.96）	总唇裂（13.73）	总唇裂（13.17）	总唇裂（7.41）	并指/趾（7.89）
4	先天性心脏病（11.40）	神经管缺陷（8.84）	神经管缺陷（6.48）	马蹄内翻足（6.20）	尿道下裂（6.71）
5	先天性脑积水（7.10）	先天性脑积水（7.52）	先天性脑积水（6.00）	先天性脑积水（5.30）	马蹄内翻足（5.37）
6	肢体短缩（5.79）	肢体短缩（5.76）	马蹄内翻足（5.08）	并指/趾（5.17）	总唇裂（5.16）

顺位	2000年	2005年	2010年	2015年	2020年
7	马蹄内翻足（4.97）	尿道下裂（5.24）	尿道下裂（4.87）	尿道下裂（5.10）	腭裂（3.47）
8	尿道下裂（4.07）	马蹄内翻足（5.06）	并指/趾（4.81）	小耳（3.03）	直肠肛门闭锁或狭窄（3.45）
9	并指/趾（3.95）	并指/趾（4.94）	肢体短缩（4.74）	直肠肛门闭锁或狭窄（2.89）	先天性脑积水（3.32）
10	直肠肛门闭锁或狭窄（3.43）	小耳（3.60）	小耳（3.09）	肢体短缩（2.86）	小耳（3.30）

（二）出生缺陷的预防

出生缺陷一方面造成胎儿或婴儿死亡，另一方面导致大量的儿童患病或长期残疾。如何有效地预防出生缺陷，已成为各国政府高度重视的问题。WHO针对出生缺陷的预防和控制，提出了三级预防的策略。

1. 一级预防　又称病因预防，是妊娠前及妊娠早期（又称围孕期）阶段的综合干预。主要包括以下措施：① 健康教育，通过广泛的健康教育和宣传，提高出生缺陷干预措施的知晓率；② 选择最佳生育年龄，减少35岁以上高龄妇女妊娠比例和无计划妊娠比例；③ 推广妊娠前及妊娠早期合理保健，包括合理营养、避免接触各类有害因子、谨慎用药、改正不良的生活习惯等；④ 控制孕妇感染和慢性疾病，以防发生由此导致的出生缺陷；⑤ 推广增补小剂量叶酸，预防神经管缺陷的发生；⑥ 对有出生缺陷家族史的人群开展妊娠前遗传咨询，帮助他们制订合理的婚育计划。

2. 二级预防　又称产前干预，是指通过妊娠期筛查和产前诊断识别胎儿的严重出生缺陷，进行早期干预（例如终止妊娠或宫内治疗），以减少缺陷胎儿的出生。

3. 三级预防　又称出生后干预，是指针对新生儿疾病的早期筛查、早期诊断和及时治疗，以避免或减少致残，提高患儿的生活质量。如唇腭裂患儿越早进行手术修复，治疗效果越佳。

四、常见的出生缺陷

（一）先天性心脏病

1. 疾病概述　先天性心脏病（congenital heart disease，CHD）简称先心病，是胚胎期心脏及大血管发育异常，或出生后应自动关闭的通道未能闭合（在胎儿属正常）而引起的一组心脏局部解剖结构异常的疾病，可以导致死胎、死产、早产、新生儿死亡、青少年时期死亡和功能残疾，其病死率和致残率较高。先天性心脏病是最常见的新生儿出生缺陷之一，在我国活产儿中的发病率为0.7%~1%。1995—2000年，我国新生儿及1岁以下儿童的发病率呈指数级上升，随后呈平稳下降趋势，但2010—2013年与2014—2015年，1岁以下儿童的发病率有两次呈指数级上升，随后呈指数级下降，在2019年下降至近30年来最低值。

先天性心脏病有多种分类方法。临床主要根据左、右两侧及大血管之间有无分流分为三类：① 左向右分流型（潜伏发绀型），该型患儿在心房、心室或大动脉之间存在异常通道，早期体循环（左心系统）压力高于肺循环（右心系统），故血液由左向右分流，患者无发绀症状；但随着病情进展出现梗阻性肺动脉高压后，血液由右向左分流，患者则出现持续性发绀。剧烈哭闹、屏气或任何病理因素导致右侧压力增高超过左侧时，也可因血液从右向左分流而出现暂时性发绀。该类型先天性心脏病多为间隔缺损（房间隔缺损、室间隔缺损等）和动脉导管未闭，其中又以室间隔缺损最为常见。② 右向左分流型（发绀型），该型患者的心脏解剖结构异常，使右心大量静脉血流入左心体循环，出现持续性发绀。该型先天性心脏病多有复杂的心血管畸形，如法洛四联症、完全型大动脉转位等。③ 无分流型（非发绀型），是左、右两侧或动、静脉之间无异常通路或分流的先天性心脏病，患者一般无发绀症状。此型先天性心脏病多有心血管梗阻性缺陷，如肺动脉狭窄、主动脉缩窄、先天性主动脉瓣狭窄、先天性二尖瓣狭窄等。

先天性心脏病常孤立发生，症状千差万别，最轻者可以终身无症状，直至体格检查时发现，重者出生即出现严重症状如缺氧、休克甚至夭折。先天性心脏病也可合并其他器官畸形，可见于多种遗传综合征，如唐氏综合征、猫叫综合征、Turner综合征、Marfan综合征和Noonan综合征（又称努南综合征）等。当先天性心脏病作为遗传病的症状之一时，染色体畸变或基因突变可能为其主要病因。

少数类型的先天性心脏病有自愈的可能，例如腹部和肌部限制性室间隔缺损；而有的则随着年龄的增大，并发症逐渐增多，病情也逐渐加重。产前诊断是预防先天性心脏病的有效方法，多数可在产前通过超声心动图诊断。由于先天性心脏病可合并其他器官畸形或者是遗传病的症状之一，有些先天性心脏病确诊后还需要做其他检查，如胎儿核型分析。先天性心脏病的治疗主要有介入治疗和手术治疗。介入治疗大致有两类：一类是用球囊扩张的方法解除血管及瓣膜的狭窄，如主动脉瓣狭窄；另一类是用各种记忆金属材料封堵异常的缺损，如房间隔缺损、室间隔缺损等。外科手术治疗先天性心脏病的方法有多种，需要根据心脏畸形的种类和病理生理改变程度等综合因素来确定手术方案。手术时机的选择也很重要，选择合适的手术时机是先天性心脏病手术成功并取得良好预后的关键。

2. 发病遗传机制 心血管系统是胚胎中第一个发挥功能的系统。在胚胎发育的第3周出现原始的心血管系统，心脏在第21或第22天开始跳动。先天性心脏病是胚胎期遗传因素、环境因素或者两者相互作用引起的。其中，遗传因素包括单基因遗传缺陷、多基因遗传缺陷和染色体畸变。例如，20%~40%的室间隔缺损是由染色体异常或单基因病导致的，包括21三体、13三体、18三体及22q11.2微缺失等染色体异常，和室间隔缺损1型［OMIM#614429］、室间隔缺损2型［OMIM#614431］、室间隔缺损3型［OMIM#614432］、Holt-Oram综合征（又称遗传性心血管上肢畸形综合征）［OMIM#142900］等单基因病。这4种单基因病都为常染色体显性遗传病，其中室间隔缺损1型由 GATA4 基因［OMIM*600576］突变所致，室间隔缺损2型由 CITED2 基因

［OMIM*602937］突变所致，室间隔缺损3型由*NKX2-5*基因［OMIM*600584］突变所致，Holt-Oram综合征由*TBX5*基因［OMIM*601620］突变所致。

导致先天性心脏病的环境因素主要包括宫内感染（如感染风疹病毒）、饮酒、吸烟、大剂量放射性物质接触及妊娠早期服用不当药物（如服用抗癫痫药）等。

（二）神经管缺陷

1. 疾病概述　神经管缺陷（neural tube defect，NTD）是由神经管的发生和分化紊乱而导致的出生缺陷，是最严重的一组畸形，包括无脑畸形、脑膜脑膨出、脊柱裂、脊髓脊膜膨出等多种类型，是自然流产、围产儿死亡的主要原因之一。

若神经管前端未闭合或闭合不全，将导致无脑畸形（anencephaly）和颅裂（cranium bifidum）畸形。无脑畸形的患儿眼眶上部直至颅顶、后枕部缺损。颅裂畸形又分为隐性颅裂和显性颅裂。隐性颅裂只有颅裂，没有脑膜或脑组织膨出；而显性颅裂是在颅裂的基础上，有脑膜或脑组织膨出。

若神经管尾端闭合障碍，将引起脊柱裂。根据发育不全的程度、内容物及解剖特点，可将脊柱裂分为4型：隐性脊柱裂、脊膜膨出、脊髓脊膜膨出和开放性脊髓脊膜膨出。隐性脊柱裂只有少数几个椎弓未在背侧中线闭合，椎管开放，但无脊膜或脊髓膨出，其外有皮肤覆盖且表面常有一小撮毛发，患者多无症状。脊膜膨出是指不仅椎管开放，而且患处常形成一个大小不等的皮肤囊袋，囊袋中有脊膜和脑脊液。若囊袋中不仅有脊膜和脑脊液，还有脊髓，则为脊髓脊膜膨出。开放性脊柱裂是脊柱和脊髓完全分裂，椎弓、脊膜、皮肤、肌肉等均缺损，神经组织暴露在外。

神经管缺陷常导致死胎和死产，患儿出生后如果能存活，除单纯隐性颅裂和无症状的隐性脊柱裂无须治疗外，其他可根据实际情况考虑手术治疗。产前诊断是预防患儿出生的有效措施。

2. 发病遗传机制　神经管是中枢神经系统的原基，由三胚层胚胎后部的神经板和神经沟发育而成。神经板中央向脊索凹陷的部分称为神经沟，沟两侧的边缘隆起称为神经褶。在胚胎发育的第4周，两侧神经褶靠拢、闭合形成神经管。之后，神经管发育为脑和脊髓，以及松果体、视网膜等。如果神经管的发生和分化障碍，将导致神经管缺陷。神经管缺陷的病因比较复杂，包括遗传因素、环境因素或者两者相互作用。神经管缺陷是多基因遗传，也有些染色体异常和单基因病可合并神经管缺陷。例如13三体和18三体等染色体异常，以及Jarcho-Levin综合征（又称雅霍-莱文综合征）［OMIM#277300］和Meckel综合征（又称梅克尔综合征）［OMIM#249000］等单基因病都可能合并脊柱裂。

营养和环境因素对神经管缺陷的发生也起着重要作用，例如叶酸缺乏、高热和某些致畸药物等。

妊娠前及妊娠早期补充叶酸可降低神经管缺陷的发生率。母亲高热会增加胎儿神经管缺陷的发生风险，因此妊娠期应尽量避免用过热的水洗浴或其他造成一过性体温增高的情况。

复习参考题

一、选择题

1. 患者，男，3岁。剧烈活动后气促，无明显发绀。自幼反复呼吸道感染。体格检查：血压90/40mmHg，胸骨左缘第2肋间可闻及粗糙响亮的连续机器样杂音，第4肋间可闻及4/6级粗糙的全收缩期杂音伴震颤，肺动脉瓣第二音（P_2）亢进，可闻及股动脉枪击音。胸部X线片显示左心房及左、右心室增大，肺动脉段膨隆。其他未见异常。诊断：室间隔缺损及动脉导管未闭。下列关于先天性心脏病的说法错误的是

   A. 是最常见的新生儿出生缺陷之一
   B. 由胚胎期遗传因素、环境因素或者两者相互作用引起
   C. 该患儿的先天性心脏病是孤立发生的
   D. 该患儿可以考虑手术治疗
   E. 该患儿的先天性心脏病属于无分流型

2. 孕妇，女，40岁，G_1P_1。妊娠23周超声系统产前筛查，发现胎儿鼻骨缺失，室间隔缺损，颈后皮肤层厚约8mm。当日行胎儿超声心动图检查，发现胎儿室间隔缺损3.3mm，左心房、左心室都小于右心房、右心室；升主动脉及主动脉弓细小，升主动脉内径约3.2mm，主动脉弓横部内径约2.1mm，弓峡部内径约1.6mm，左锁骨下动脉内径约1.3mm，降主动脉远端内径约3.0mm。超声心动图提示胎儿室间隔缺损，主动脉弓缩窄，建议进一步做胎儿染色体检查。羊膜腔穿刺标本检测结果显示21号染色体q11.2-q22.3重复，提示胎儿患唐氏综合征。关于该病例，下列说法错误的是

   A. 胎儿的先天性心脏病与染色体畸变相关

B. 胎儿的先天性心脏病不是孤立发生的

C. 孕妇及家属可以考虑终止妊娠

D. 胎儿的先天性心脏病合并其他器官畸形

E. 再发风险为1

3. 患者，女，27岁。停经6周时曾有发热、皮肤红疹，就诊检查发现耳后淋巴结肿大，未进行治疗痊愈。停经8周时血清学检查风疹病毒（RV）IgM（＋），IgG（－）。停经24周时首次产检，超声提示胎儿患先天性白内障、室间隔缺损。此时复查RV IgM（－），IgG（－）。追问病史，妊娠前1个月RV IgM（－），IgG（－）。关于该病例，下列说法正确的是

A. 胎儿心脏畸形与风疹病毒感染有关

B. 风疹病毒感染属于导致出生缺陷的母亲疾病及营养等其他因素

C. 胎儿先天性白内障与风疹病毒感染无关

D. 风疹病毒感染主要影响胚胎的

胚轴确立

E. 妊娠前无风疹病毒感染，就不会影响胚胎发育

4. 孕妇，30岁，妊娠19周。体格检查未见异常。血清学筛查示甲胎蛋白（AFP）升高。超声提示胎儿腰骶部脊柱裂伴混合性包块膨出、羊水过多，初步诊断胎儿为脊髓脊膜膨出。接下来建议对胎儿做进一步检查，以下检查不在建议之列的是

A. 详细的超声检查

B. 脑电图检查

C. MRI检查

D. 染色体检查

E. 基因突变检查

5. 胚胎对致畸剂最敏感的时期，是受精后

A. 第5~6天

B. 第2周

C. 第6周

D. 第3~8周

E. 第10周

答案：1. E；2. E；3. A；4. B；5. D

二、简答题

1. 请举例阐述基因在发育过程中的时空调控机制。

2. 何为出生缺陷？导致出生缺陷的主要影响因素有哪些？

3. 出生缺陷预防的三级策略是什么？

第十三章　遗传病的诊断

<table>
<tr><td colspan="2" align="center">学习目标</td></tr>
<tr><td>掌握</td><td>遗传病的细胞遗传学诊断方法和价值；基因诊断的策略和常用方法；遗传病产前诊断的方法与应用。</td></tr>
<tr><td>熟悉</td><td>遗传病的常规临床诊断和系谱分析及症状前诊断；基因诊断技术的应用；胚胎植入前的遗传学诊断；遗传病的蛋白质水平诊断。</td></tr>
<tr><td>了解</td><td>遗传病的一般检查和皮肤纹理分析。</td></tr>
</table>

遗传病的诊断（diagnosis of genetic disease）是指临床医师根据患者的症状、体征及各种实验室的辅助检查结果并结合遗传学分析，对患者是否患有某种遗传病及其遗传方式作出判断的过程。它是开展遗传咨询和遗传病预防工作的基础。遗传病的种类繁多，临床症状错综复杂，涉及多个组织、器官和系统，所以除一般诊断方法外，还需辅以遗传学的特殊诊断方法，如系谱分析、细胞水平的染色体检查、生物化学水平的酶和蛋白质的分析及分子水平的基因诊断等。因此，对于遗传病的诊断不但要求医师具有临床知识和技术，还必须掌握遗传病的发病原因、发病规律并和遗传实验室密切配合，方可作出有效的诊断。

第一节　遗传病的临床诊断

遗传病的诊断与其他疾病一样，需要遵循和参考普遍性诊断原则，即通过对病史、症状、体征、实验室检查和集体诊断所获得的资料进行归纳分析，确立诊断。

一、常规临床诊断

（一）病史采集

病史是分析、诊断疾病的重要依据。由于遗传病大多有家族聚集现象，病史采集的准确性尤为重要，除一般病史外，应着重采集以下几方面。

1. 家族史　家族史在遗传病诊断中有着重要作用，详细的家族史信息有助于进行遗传病的诊断。家族史包括家庭中各成员的健康状况，有无相同或相似病史，发病年龄，病程特点等。应特别询问患者父系及母系各家庭成员是否有患同一种疾病的情况。应特别注意患者和代述人所提供的家族各成员的症状、体征和关系的准确性。

2. 婚姻史 包括了解婚龄、婚次、配偶家庭健康情况，特别注意是否有近亲婚配情况。如有两次以上婚姻，要特别注意不同婚姻后代的不同患病情况。

3. 生育史 包括询问生育年龄、子女数目及健康情况，有无流产、死产和早产、畸胎、新生儿死亡或患儿等情况。除询问上述情况外，还应了解患儿是否曾有产伤、窒息，妊娠早期有无患病毒性疾病和接触过致畸因素等。

（二）症状和体征

遗传病除有和其他疾病相同的体征外，又有其特异性症候群，可为初步诊断提供线索。如苯丙酮尿症患儿常伴有智力低下和特殊腐臭尿；唐氏综合征患儿伴有智力低下、眼距宽、眼裂小、张口伸舌及皮肤纹理异常等体征。大多数遗传病在婴儿期或儿童期就可能出现相应的体征和症状。因此，除了解现在的症状和体征外，还应注意了解生长发育情况、智力增进情况，以及性器官、第二性征的发育状况等。

关于器官畸形，应区别畸形是由于内因（遗传因素）使发育过程异常而引起的器官或部分器官的形态缺陷，还是由于外因（环境因素）破坏或干预了原来正常发育过程而引起的形态缺陷，如创伤、感染及药物引起的畸形。

当然，由于遗传病普遍存在遗传异质性，单凭症状和体征资料就作出病因诊断是很困难的，须加强辅助检查才能提高遗传病的诊断水平。

二、系谱分析

系谱分析是指在调查患者及家族各成员的发病情况后，按一定规律绘制一个图解并进行分析。系谱分析经过回顾性分析，确定该病遗传方式。首先，有助于区别遗传病或非遗传病、单基因病或多基因病、显性或隐性、常染色体遗传病或性染色体遗传病；其次，有助于遗传异质性疾病的发现和不符合孟德尔遗传方式遗传病的鉴别。

系谱分析应该注意以下几个方面：① 系谱本身的全面、准确、可靠性；② 外显不全而使系谱呈现隔代遗传；③ 延迟显性；④ 新的突变产生；⑤ 显性和隐性的相对性；⑥ 家系小而选样偏倚的现象；⑦ 辨别孟德尔遗传病、非孟德尔遗传病和一些特殊的遗传现象，如遗传印记和动态突变等。

三、一般检查

一般检查包括临床中常用的各种实验室检查，如血常规、心电图、肌电图、血液生化；影像学检查，如X线检查、磁共振成像（MRI）检查等手段。以上这些检查结果为遗传病的诊断提供依据。

四、皮肤纹理分析

皮肤纹理（简称皮纹）是指人的手指、手掌、足趾和足掌表面嵴纹和皮沟形成的纹理图形。

嵴纹是指皮肤表面凸起的条纹，皮沟是指嵴纹之间的凹陷部分。人类皮纹于胚胎发育的第14周形成，一旦形成终身不变，是遗传因素与环境因素共同作用的结果，具有个体特异性。随着对染色体病的深入研究，发现皮纹变化与某些染色体异常、先天性疾病及不明原因的综合征有一定的关系。人群中皮纹的变化比较广泛，有时正常人也会出现某些染色体病患者所具有的特殊皮纹改变。因此皮纹分析在遗传病诊断上只能作为参考，必须结合临床诊断及其他实验室检查才能作出正确诊断。

五、症状前诊断

遗传病的诊断可分为现症患者诊断、症状前诊断及产前诊断。症状前诊断即在症状出现之前确认其是否患有遗传病。症状前诊断有利于早期发现遗传病，对于遗传病的治疗和预防有着积极意义。

第二节　遗传病的细胞遗传学诊断

细胞遗传学诊断主要适用于染色体综合征的诊断。它可以从形态学的角度直接观察染色体数目、结构等是否出现异常。主要包括以下四种检查方法。

一、染色体检查

染色体检查亦称核型分析，是确诊染色体病的主要方法。随着先进技术的应用及高分辨染色体显带技术的运用，染色体检查能更准确地判断和发现染色体数目和结构异常。但染色体检查通常应结合临床表现进行分析才能得出正确诊断。

除取患者的外周血和身体的各种组织细胞进行现症患者的染色体检查外，还可取胎儿的皮肤、脐带血、受精卵卵裂细胞、绒毛和羊水中胎儿脱落细胞进行产前的染色体诊断。

染色体检查适应证可归纳为下列几个方面：① 智力发育不全、生长迟缓或伴有其他先天畸形者；② 家族中已发现染色体异常或先天畸形的个体；③ 有染色体异常，如平衡易位、嵌合体等的夫妇；④ 复发性流产的妇女及其丈夫；⑤ 原发性闭经和女性不孕症者；⑥ 无精子症和男性不育症；⑦ 有两性内外生殖器畸形者；⑧ 产前筛查提示胎儿染色体病高风险的孕妇及高龄孕妇（35岁以上）；⑨ 有较长时间、较大剂量涉嫌或致畸致突变物质的接触者；⑩ 恶性肿瘤，尤其是恶性血液病患者。

二、性染色质检查

性染色质检查主要用于两性畸形或性染色体数目异常疾病的初步诊断，但需依靠染色体检查进行确认。

正常女性细胞中有两条X染色体，其中一条有活性，另一条无转录活性，在间期细胞中呈异固缩而形成一个约1μm大小的贴近核膜内缘的浓染小体，称为X染色质（X chromatin），又称X小体、Barr小体。可取口腔上皮、阴道、膀胱黏膜、皮肤、羊膜、脐带等细胞，应用硫堇或甲基紫染色后在显微镜下检查X染色质。无论细胞中有几条X染色体，只有一条有活性，其余的均固缩为X染色质失去活性。X染色质数目加1即为细胞中X染色体数目。女性细胞核中有一个X染色质，核型为46,XX；有两个X染色质，核型为47,XXX。

在男性间期细胞核中，应用荧光染料染色后可见一个约为0.3μm大小的强荧光小体，即Y染色质（Y chromatin）或Y小体。它是Y染色体长臂异染色质区与荧光染料结合的产物，代表Y染色体的数目。如正常男性细胞核中可见一个Y染色质，XYY综合征患者细胞核中可见两个Y染色质。

由此可见，检查X、Y染色质数目可对性染色体数目异常作出初步诊断。

三、荧光原位杂交技术

应用标记的DNA探针与载玻片上的染色体或间期细胞的DNA或RNA杂交，研究核酸片段的位置和相互关系的方法称为原位杂交。用生物素、地高辛等标记DNA探针，原位杂交后，用荧光生物素和抗体进行免疫检测和放大杂交信号，使探针杂交区域发出荧光，这种原位杂交称为荧光原位杂交（FISH）（图13-1）。

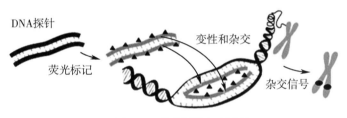

DNA探针　荧光标记　变性和杂交　杂交信号

▲ 图13-1　荧光原位杂交原理

FISH技术在染色体病的诊断中有重要作用，尤其是与目前以羊水为标本的染色体检查相比，FISH技术耗时短，在分裂中期细胞数量少的产前诊断中有明显优势。对发病率较高的数目异常染色体病，如：21、18和13号染色体及X、Y染色体的数目变化，可采用着丝粒重复序列DNA作为探针，不仅可以确定分裂细胞中这些染色体的数目，对分裂间期细胞中的染色体数目，也可准确作出诊断。如采用21号染色体的涂染探针，根据标记区域的大小可检测出唐氏综合征的发生（图13-2）。采用双色FISH、多色FISH结合染色体涂染的方法，可

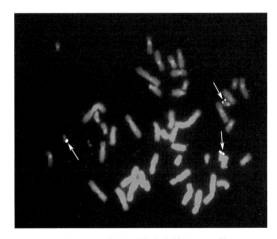

▲ 图13-2　荧光原位杂交检测21三体，箭头示杂交信号

检测染色体缺失、插入、易位及扩增等结构异常，提高了染色体病的检出率和准确性。

四、微阵列比较基因组杂交技术

微阵列比较基因组杂交（array-comparative genomic hybridization，array-CGH）技术是将DNA克隆或cDNAs做成微阵列，本质上是一种同时进行的FISH实验，所用的克隆多达数百（图13-3）。array-CGH基于与细胞核分裂中期比较基因组杂交（CGH）相同的原理，对照者（或参考者）的全基因组DNA与待测者（或患者）的全基因组DNA分别用两种不同的荧光基团标记，这两种被标记的全基因组DNA作为探针与微阵列上的核酸靶点竞争性杂交。测定微阵列每个靶点上两种信号的荧光比例，反映待测基因组DNA在相应的序列或基因上的拷贝数变化。array-CGH能在全基因组水平和/或高分辨率基础上检测染色体拷贝数的变化，目前主要应用于遗传学和肿瘤学研究。随着研究的深入，array-CGH等高通量基因检测技术有可能作为临床检验技术用于肿瘤相关基因、肿瘤耐药基因的检测，疾病的个体化治疗，遗传病的发现等方面。

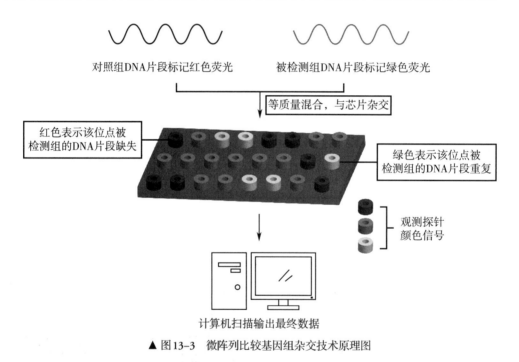

▲ 图13-3　微阵列比较基因组杂交技术原理图

第三节　遗传病的蛋白质水平诊断

基因突变引起的单基因病往往表现在蛋白质的质和量的改变或缺如。因此，酶和蛋白质的定量、定性分析是诊断某些单基因病或遗传性代谢病的主要方法。

一、酶和蛋白质的分析

基因突变可导致表达调控异常或翻译后加工修饰缺陷，使酶蛋白缺如或功能异常。检测酶和蛋白质的材料主要来源于血液和特定的组织、细胞，如肝、皮肤成纤维细胞、肾、肠黏膜、尿、粪便、阴道分泌物等。通过酶活性检测可诊断某些遗传性代谢病（表13-1）。应注意的是，一种酶缺乏不一定在所有的组织中都能检出，例如苯丙氨酸羟化酶必须用肝活检，在血细胞则无法检出。

▼ 表13-1 常见通过酶活性检测的遗传性代谢病

疾病	遗传性缺陷酶	采样组织、细胞
白化病	酪氨酸酶	毛囊
苯丙酮尿症	苯丙氨酸羟化酶	肝
组氨酸血症	组氨酸酶	指/趾甲屑
高苯丙氨酸血症	二氢蝶啶还原酶	皮肤成纤维细胞
瓜氨酸血症	精氨酸代琥珀酸合成酶	皮肤成纤维细胞
精氨酸琥珀酸尿症	精氨酸代琥珀酸酶	红细胞
同型胱氨酸尿症	丙氨酸、丁氨酸、胱硫醚合成酶	红细胞
半乳糖血症	半乳糖-1-磷酸尿苷酰转移酶	红细胞
黑矇性痴呆	氨基己糖酶	白细胞
糖原贮积病 I 型	葡萄糖-6-磷酸酶	肠黏膜
戈谢（Gaucher）病	β-葡萄糖苷酶	皮肤成纤维细胞
进行性假肥大性肌营养不良	肌酸激酶（又称肌酸磷酸激酶）	血清
胱硫醚尿症	胱硫醚酶	肝、白细胞、成纤维细胞

二、代谢产物的检测

遗传性代谢病是由于酶缺陷导致一系列生化代谢紊乱，从而使代谢中间产物、底物、终产物或旁路代谢产物发生变化。因此，检测某些代谢产物质和量的改变，可间接反映酶的变化而作出诊断。例如，进行性假肥大性肌营养不良（DMD）患者可检测血清中肌酸激酶活性，苯丙酮尿症患者可检测血清苯丙氨酸或尿中苯乙酸浓度而作出判断等。表13-2是用于尿检测的一些简便方法。

方法	检测物	阳性反应	呈阳性反应的遗传性代谢病
10%三氯化铁试验	苯丙酮酸	绿色	苯丙酮尿症、尿黑酸尿症、组氨酸血症、高酪氨酸血症
2，4-二硝基苯肼试验	α-酮酸	黄色沉淀	苯丙酮尿症、枫糖尿病、组氨酸血症、高酪氨酸血症
靛红反应	脯氨酸、羟脯氨酸	尿滤纸呈深蓝色	高脯氨酸血症、脯氨酸尿症、羟脯氨酸血症
银硝普钠试验	同型胱氨酸	紫色	同型胱氨酸尿症
碘反应	胱氨酸、（同型）半胱氨酸、胱硫醚、甲硫氨酸	尿滤纸不脱色	胱氨酸尿症、同型胱氨酸尿症、胱硫醚尿症、肝豆状核变性
邻-联甲苯氨反应	铜	尿滤纸呈蓝色	肝豆状核变性
尿糖定性试验	半乳糖、葡萄糖	由绿色转黄色	半乳糖血症、果糖不耐受症、特发性果糖尿症、乳糖不耐受症、戊糖尿症
甲苯胺蓝试验	硫酸软骨素	尿滤纸呈紫色	黏多糖贮积症各型、Marfan综合征

第四节　遗传病的基因诊断

一、基因诊断的特点

分子生物学技术极大地丰富了对人类遗传病的分子病理学研究，对DNA的复制、基因的表达和调控功能的认识，开辟了在基因水平上对遗传病的诊断方法，同时也提供了从DNA水平对遗传病进行基因诊断的手段。基因诊断（gene diagnosis）是利用DNA分析技术直接从基因水平检测遗传的基因缺陷而作出诊断。它与传统诊断方法的主要差别在于直接从基因型推断表型。基因诊断既克服了基因表达的时空限制，也不受取材的细胞类型和发病年龄的局限，可直接分析相关个体的基因，检测特定基因是否存在缺失、插入、点突变等，可以越过产物（酶和蛋白质）直接检测基因的结构，不仅可以在发病前作出症状前基因诊断，也可以对有遗传病风险的胎儿作出产前基因诊断，此外，还可以进行携带者的检出，在遗传病的诊断中发挥着巨大作用。

二、基因诊断的策略和常用方法

（一）基因诊断策略的选择

基因诊断可根据致病基因及突变性质是否已知来制订其相应策略。

1. 直接诊断　直接基因诊断是直接检查致病基因本身的异常，它通过使用基因本身或紧邻的DNA序列作为探针，或通过PCR扩增产物，探查基因有无点突变、缺失等异常及其性质。它适用于检测已知基因异常的疾病。对于基因序列、结构、功能、突变类型都清楚的，且发生于候选基因内的突变的检测，可以采用直接诊断的策略。

2. 间接诊断 当致病基因虽然已知但其异常也尚属未知时，或致病基因本身尚属未知时，也可以通过对受检者及其家系进行连锁分析，以推断受检者是否获得了带有致病基因的染色体。连锁分析是基于紧密连锁的基因或遗传标记通常一起传给子代，因而通过考察相邻DNA标记是否传给了子代，从而可以间接地判断致病基因是否也传给了子代。连锁分析多使用基因组中广泛存在的各种DNA多态性位点，特别是以基因突变部位或紧邻的多态性位点作为标记。如限制性片段长度多态性（RFLP）、可变数目串联重复序列（VNTR）、单核苷酸多态性（SNP）等均可作为遗传标记，用于间接诊断遗传病。

（二）基因诊断的常用方法

1. 分子杂交及相关技术 核酸分子杂交是基因诊断的最基本方法之一。其基本原理是根据碱基互补原则，互补的DNA单链在一定条件下结合成双链，即分子杂交。这种结合是特异性的，它不仅能在DNA和DNA之间进行，也能在DNA和RNA之间进行。当用一段已知基因的核苷酸序列作为探针与变性后的单链基因组DNA混合时，如果两者的碱基互补配对并结合成双链，表明被检测的基因组DNA中含有已知的基因序列。因此，双链的探针在使用前必须分开，即需要经DNA解链或变性后，具有互补碱基序列的单链探针与单链靶DNA才能再结合，即DNA复性或退火。复性后可形成同源双链（互补的DNA探针结合或互补的靶DNA结合）和异源双链（探针的DNA单链与互补的靶DNA链结合）（图13-4）最终通过杂交结果判断基因组DNA的序列情况。

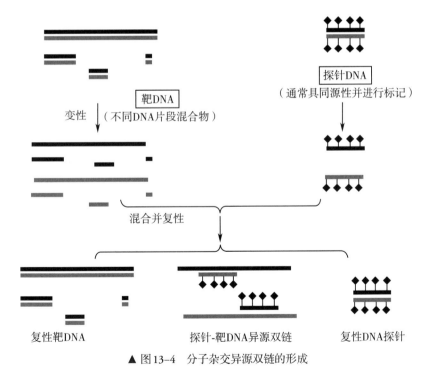

▲ 图13-4 分子杂交异源双链的形成

2. 聚合酶链反应 聚合酶链反应（polymerase chain reaction，PCR）的原理是基于DNA的半保留复制特性。按照预检测DNA的5′和3′端碱基顺序各合成一段长17~20个碱基的寡核苷酸作为引物（primer），以待检测的DNA为模板，加入4种单核苷酸（dNTP）、引物和耐热聚合酶（Taq酶）。在较低的温度时，引物将与变性后待扩增的DNA链复性结合，然后在聚合酶的作用下，利用溶液中的核苷酸原料，不断延伸合成新的互补链。如此按照变性（92~95℃）→复性（40~60℃）→延伸（65~72℃）的顺序循环20~40个周期，就可以得到大量的DNA片段。理论上在短短的2~3小时内，循环20~25个周期可使DNA扩增100余万倍（图13-5）。

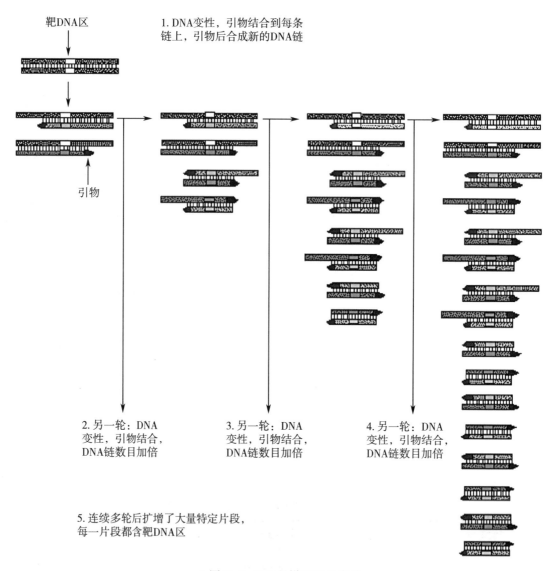

▲ 图13-5　PCR扩增DNA示意图

　　PCR特异度强，灵敏度高，极微量的DNA即可使作为扩增的模板得到大量的扩增片段。毛发、血痕甚至单个细胞的DNA即可供PCR扩增之用。因此，它可用于病原体DNA的检查、肿瘤残留细胞的检出、罪犯或个体遗传物质的鉴定及遗传病的基因诊断等。随着PCR技术的发展，衍生了多种PCR技术，如反转录PCR（RT-PCR）、多重巢式PCR技术、实时荧光定量PCR等。现今几乎所有的基因突变检测技术都是基于PCR的发展，为遗传病的基因诊断提供了更好的方法。但PCR存在产物污染的问题，故如果在临床中使用PCR技术进行检测，则需要严格遵守PCR检测的操作规范。

3. 基因芯片技术　基因芯片（gene chip）又称DNA微阵列（DNA microarray），是指将大量（通常点阵密度高于400/cm^2）探针分子固定于支持物上后与标记的样品分子进行杂交，通过检测每个探针分子杂交信号的强弱进而获取样品分子的数量和序列信息。其原理是将若干探针固定在固体支持物如玻片上，将不同来源的组织标本用不同颜色荧光标记，并在芯片上进行杂交，通过计算机分析获得基因表达信息（图13-6）。它是集物理学、化学、计算机科学和生物学等多学科交叉渗透产生的高新技术。

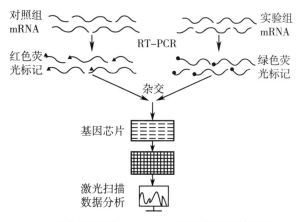

mRNA.信使核糖核酸；RT-PCR.反转录聚合酶链反应。

▲ 图13-6　生物芯片检测基因表达

4. DNA测序　DNA测序（DNA sequencing）是测定核苷酸序列的基本技术，现代生命科学研究的核心技术之一，不仅为遗传信息的揭示和基因表达调控提供重要数据，而且在疾病基因检测与诊断等临床应用研究中发挥着重要作用。通过DNA测序能了解到DNA片段的精确序列及其变化，进而揭示遗传信息变化（详见第二章第二节）。

三、基因诊断技术的应用

（一）分子杂交技术在基因诊断中的应用

1. Southern印迹杂交　Southern印迹杂交是一种通过琼脂糖凝胶电泳和酶解技术，将筛选出的DNA样本在膜上进行定向转移，并与特定探针杂交的技术，可以用于检测和分析目标DNA序列。

α地中海贫血主要是由α基因缺失引起的，缺失的α基因可以有1~4个。正常基因组DNA用 *Bam*H Ⅰ切割，可以得到1个14kb的片段，而缺失1个α基因时切点向5′端移位，得到一条10kb的片段（图13-7）。因此，当用α基因探针与基因组DNA进行Southern杂交时，在正常人可见一条双份的14kb带；在α地中海贫血缺失1个α基因时，可见1条14kb和1条10kb的带，而在α地中海贫血缺失2个α基因时，则可见1条单拷贝的14kb带；血红蛋白H病时缺失3个α基因，只有1条10kb的带；而巴氏胎儿水肿综合征时缺失4个α基因，则无任何杂交带。

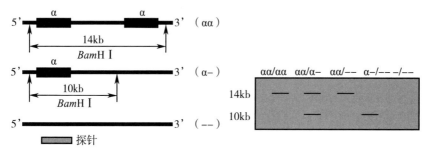

▲ 图13-7　Southern印迹杂交检测α地中海贫血基因缺失

2. Southern印迹–RFLP　碱基的变异可能导致酶切点消失或新切点出现，从而引起不同个体DNA在用同一限制性内切酶酶切时DNA片段长度出现差异，这种由核酸内切酶切点变化所导致的DNA片段长度的差异，称为限制性片段长度多态性（restriction fragment length polymorphism，RFLP）。RFLP反映了常见的个体间DNA核苷酸的可遗传性变异。它按照孟德尔方式遗传，可由RFLP结合Southern印迹杂交检出。

例如，血友病A是X连锁隐性遗传病，由于凝血因子Ⅷ缺乏，患者呈多发出血倾向。用Ⅷ因子cDNA探针（p1.8）和限制性内切酶 *Bgl* Ⅰ 消化基因组DNA，经Southern印迹杂交，可对患者和携带者作出明确诊断。图13-8中Ⅱ₄为先证者，该家系Southern印迹杂交结果分析表明，母亲（Ⅰ₁）两条X染色体分别具有20kb和5kb的等位片段（基因），先证者Ⅱ₄从母亲处得到具有5kb等位片段的那条X染色体。其弟Ⅱ₅为正常个体，他得到母亲有20kb等位片段的那条X染色体，从而说明患者母亲（Ⅰ₁）具有5kb等位片段的那条X染色体携带病基因。Ⅱ₁和Ⅱ₂为5kb等位片段的纯合子，他们必然从母亲处得到带有致病基因的那条X染色体，是致病基因的携带者，因为父亲（Ⅰ₂）虽有5kb的等位片段，但是正常人。Ⅱ₃为20kb/5kb杂合子，说明获得母亲的20kb片段和父亲的5kb片段从而是正常个体。检测结果提示Ⅱ₁和Ⅱ₂为携带者，如果妊娠，则必须进行产前诊断。

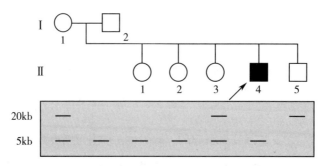

▲ 图13-8　*Bgl* Ⅰ酶对血友病A家系的RFLP连锁分析

（二）聚合酶链式反应技术在基因诊断中的应用

1. PCR 基因缺失时可导致靶DNA模板的缺失，使用特异性引物扩增时得不到相应的扩增产物，因此可以直接检测缺失。此时一定要设置内参对照，以排除因引物设计不理想而造成的扩增不成功（图13-9）。

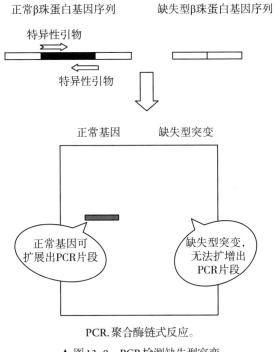

▲ 图13-9　PCR检测缺失型突变

2. PCR-等位基因特异的寡核苷酸（ASO）探针斑点杂交　当基因的突变部位和性质已完全明了时，可以合成等位基因特异的寡核苷酸（allele-specific oligonucleotide，ASO）探针，用同位素或非同位素标记来进行诊断。探针通常为长20bp左右的核苷酸。用于检测点突变时一般需要合成两种探针，一种与正常基因序列完全一致，能与之稳定杂交，但不能与突变基因序列稳定杂交；另一种与突变基因序列一致，能与突变基因序列稳定杂交，但不能与正常基因序列稳定杂交。这样就可以把只有一个碱基发生了突变的基因区别开来（图13-10）。结合PCR-ASO技术，先将含有突变点的基因有关片段进行体外扩增，然后再与ASO探针进行斑点杂交。

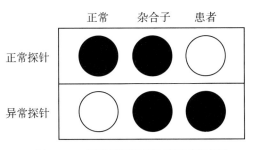

▲ 图13-10　等位基因特异性寡核苷酸探针

以苯丙酮尿症（PKU）的产前诊断为例，苯丙酮尿症是由苯丙氨酸羟化酶（*PAH*）基因突变所致。由于突变部位和性质已完全明了，可以合成寡核苷酸探针，用^{32}P标记来进行诊断。此时需要两种探针，一种与正常*PAH*基因序列完全一致，能与之稳定杂交；另一种与突变基因序列一致，能与*PAH*突变基因序列稳定杂交，但与正常*PAH*基因序列杂交不稳定。根据杂交结果，就可以把发生了突变的*PAH*基因检测出来。图13-11中II$_2$诊断为正常胎儿。

3. PCR-RFLP诊断法　血友病A致病基因位于X染色体上，为X连锁隐性遗传病，设计合成特异性PCR引物，经PCR扩增后产物应用*Bcl* I酶切，经聚丙烯酰胺凝胶电泳后可见142bp、99bp和43bp DNA片段，结合系谱对家系中II$_2$诊断和III$_1$产前诊断，图13-12为血友病A家系和PCR产物酶切后电泳结果。

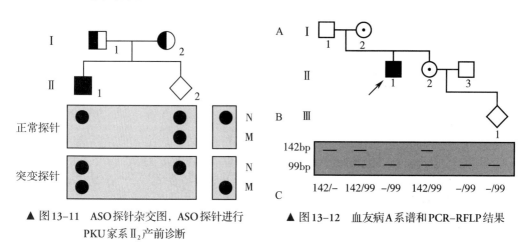

▲ 图13-11　ASO探针杂交图，ASO探针进行　　　　▲ 图13-12　血友病A系谱和PCR-RFLP结果
　　　　　　PKU家系II$_2$产前诊断

家系中父亲I$_1$正常，只有一条142bp DNA片段，母亲I$_2$表型正常，有142bp和99bp DNA片段。II$_1$是先证者，只有99bp DNA片段，分析认为是从母亲传来而发病，证明母亲的99bp片段与致病基因连锁。II$_2$有142bp和99bp两种DNA片段，99bp片段是从母亲处得到的，142bp片段只能从父亲传来，因而是携带者。III$_1$只有99bp片段，如果是女孩的话，从父母双方各获得一条99bp的片段；而其父（II$_3$）正常，母亲的99bp片段与致病基因连锁，因此可能是携带者；如果是男孩，只能从母亲处得到99bp片段而是患者。在此诊断的基础上做性别鉴定后，即可得出结论。

若致病基因的突变位点恰好改变了某一限制性内切酶酶切位点，那么野生型和突变型的基因被限制性内切酶酶切电泳之后，其片段就会显示不同。此时PCR-RFLP就可以作出直接诊断。如镰状细胞贫血患者的致病基因是由于*β*基因的第6个密码子由正常的GAG变成GTG，改变了*Dde* I的酶切位点。根据酶切位点的改变，可以作出对镰状细胞贫血的直接诊断，如图13-13所示。

（三）基因芯片技术在基因诊断中的应用

基因芯片技术可用于检测遗传性耳聋。耳聋是人类常见的疾病之一，60%的耳聋与遗传因素密切相关，现已发现超过200个基因与耳聋有关，但仍有大量的遗传性耳聋致病基因不明确，多数耳聋基因突变罕见。虽然耳聋具有高度的遗传异质性，突变位点多，人群患病率及携带致病基因比例高，但大部分非综合征性耳聋多由少数几个热点基因突变引起。建立由GJB2基因、GJB3基因、SLC26A4基因、线粒体12S rRNA基因等10个突变位点所组成的10条探针的膜芯片，采用PCR-反向斑点杂交，能够满足临床耳聋基因检测的需要，可用于临床快速检测或大规模的群体筛查，尤其对产前诊断、新生儿筛查等，做到早预防、早发现、早干预，能有效地防止耳聋患儿的出生和控制听障的发生。

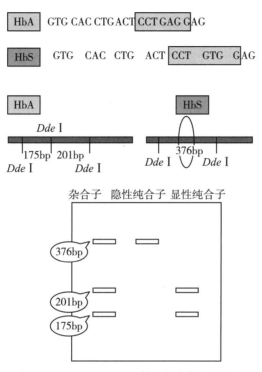

▲ 图13-13　PCR-RFLP用于镰状细胞贫血的直接诊断

（四）DNA测序技术在基因诊断中的应用

1. 第一代测序技术在单基因病检测中的应用　第一代测序技术可用于已知或未知突变的检测，检测的突变类型包括错义突变、无义突变、同义突变（含SNP）、拼接突变、缺失/插入、复杂重排等，符合率近100%，特别适用于单基因病的基因诊断。其临床上应用广泛，遗传性代谢病如黏多糖贮积症各种类型、糖原贮积症Ⅱ型、黏脂贮积症、神经鞘脂贮积症等溶酶体贮积症，白化病、苯丙酮尿症、半乳糖血症、Lesch-Nyhan综合征等；遗传性血液病如G6PD缺乏症、地中海贫血、异常血红蛋白病、血友病等；遗传性骨病如成骨不全各种类型、软骨发育不全、致死性侏儒症、假性软骨发育不全、多发性骨骺发育不良、迟发性脊椎骨骺发育不良、先天性脊柱骨骺发育不良、低磷酸盐血症性佝偻病等均有报道。但由于需要放射性同位素标记，操作烦琐且不能自动化，无法满足大规模测序的要求。

2. 第二代测序技术在单基因病检测中的应用　第二代测序技术有高通量、高准确性、高灵敏度、自动化程度高等优势，可以从全基因组水平上检出突变位点，从而发现个体的分子差异。该技术适用于未知物种、未知基因、已知基因未知突变位点的检测。临床上对地中海贫血、苯丙酮尿症、白化病、假肥大性肌营养不良、成骨不全等单基因病都有第二代测序研究。进行性假肥大性肌营养不良（duchenne muscular dystrophy，DMD）和贝克肌营养不良（Becker muscular dystrophy，BMD）是最常见的儿童肌营养不良症。Lim等使用设计的基因芯片结合第二代测序技术进行全面的突变谱研究。研究对象包括25例患者，其中16例是无大片段缺失/重复，但有肌营养不良蛋白表达缺陷的患者；9例是存在大片段缺失/重复的患者。在16例没有大片段缺失/重复的患者中都检测到小的突变，突变检测率及突变类型（12例无义突变，2例引起移码突变小缺失，1例剪接突变）与对照方法得到的结果一致。该技术也同样适用于其他单基因病，为罕见遗传病的研究提供一种新的研究技术和分析方法。

案例13-1　　一例无症状8号染色体三体的遗传学研究

临床资料：女性，35岁，有3次流产史，无其他明显临床症状。取患者外周血做以下检测：外周血培养，做核型分析；提取患者外周血的DNA，做基因芯片检测。

检测结果：

1. 外周血核型分析结果显示患者的淋巴细胞核型为47,XX,+8。

2. 患者外周血总DNA SNP微阵列技术显示患者外周血8号染色体SNP基因型为*AAA*、*AAB*、*ABB*、*BBB*，显示患者为纯合的8号染色体三体，而且其基因型比例*AAA*：（*AAB*+*ABB*）：*BBB*等于1：1：1。

根据结果推测：该患者染色体数目异常可能是早期受精卵有丝分裂异常或父母其中一方生殖细胞减数分裂Ⅱ异常导致的。迄今为止，除17号染色体尚未发现三体外，其余各染色体都已发现有三体型病例。这提示所有染色体都可能出现不分离的倾向。然而，临床较常见的是13三体、18三体、21三体及性染色体数目异常，其他染色体的非整倍体却罕见。所以，患者属于染色体数目异常人群，这可能就是造成患者流产的原因。因为目前普遍认为遗传因素是造成自然流产的首要原因，遗传因素中就包括胚胎的染色体异常，染色体异常的类型包括染色体数目异常和染色体结构畸变两种。在自然流产胚胎中染色体异常的表现形式主要为染色体数目异常。这是因为常染色体数目异常遗传缺陷大、致死性高，容易造成胚胎死亡或停止发育。而患者本人却无明显的临床症状，其中可能涉及表观遗传学的机制。

思考：

1. 单纯型染色体三体综合征的发病机制是什么？

2. 请分析核型分析和基因芯片在诊断染色体病上的临床价值。

第五节　遗传病的产前诊断

产前诊断又称宫内诊断，是通过直接或间接的方法对胚胎或胎儿在出生前是否患有某种遗传病或先天畸形作出准确诊断，从而防止具有严重致死、致残、致愚的遗传病及先天畸形的患儿出生。遗传病的产前诊断最早出现在1966年，Steele和Breg发现胎儿的核型可以通过羊水细胞培养来进行分析。随着物理诊断、生化分析、DNA分析技术的发展，产前诊断得到了越来越广泛的应用。

一、产前诊断的对象

产前诊断是指对可疑出生缺陷的胎儿，在出生前应用各种检测手段，如影像学、生物化学、细胞遗传学及分子生物学等技术，全面评估胎儿在宫内的发育状况，还可对先天性疾病和遗传病作出诊断，为胎儿宫内治疗如手术、药物、基因治疗及选择性流产提供依据。但并不能保证生育正常子女，在一定程度上能降低某种特定疾病的发病风险。产前诊断适应证的原则，第一是高风险和危害较大的遗传病；第二是已建立产前诊断方法的遗传病。临床上可以进行产前诊断的遗传病包括以下几类：① 染色体病；② 可以进行DNA检测的某些遗传病；③ 特定酶缺陷的遗传性代谢病；④ 多基因遗传的神经管缺陷；⑤ 有明显形态改变的先天畸形。

产前诊断的指征包括：① 夫妇之一有染色体畸变，特别是平衡易位携带者，或夫妇核型正常，但曾生育过染色体病患儿；② 产前筛查为高风险的孕妇或35岁以上的高龄孕妇；③ 夫妇之一有开放性神经管畸形，或是生育过这种畸形儿的孕妇；④ 夫妇之一有先天性代谢缺陷，或生育过这种患儿的孕妇；⑤ X连锁遗传病基因携带者孕妇；⑥ 有原因不明的习惯性流产史的孕妇；⑦ 羊水过多的孕妇；⑧ 夫妇之一有致畸因素接触史；⑨ 夫妇之一具有遗传病家族史；⑩ 近亲婚配的孕妇。

二、产前诊断的方法与应用

（一）产前诊断的取材方法

产前诊断的技术除临床上常采用的物理学诊断方法（X线检查、B型超声检查、胎儿镜）外，遗传病的产前诊断还需要对胎儿的细胞、DNA、代谢产物、酶和蛋白质等进行细胞培养、染色体检查、基因诊断、酶和蛋白质的分析。因此，需要用到绒毛膜绒毛吸取术、羊膜腔穿刺术、脐带穿刺术、孕妇外周血分离胎儿细胞等技术。

1. 绒毛膜绒毛吸取术　绒毛膜绒毛吸取术（chorionic villus sampling）又称绒毛取样，是通过孕妇阴道从绒毛膜的绒毛中吸取获得胎儿的滋养层细胞，滋养层细胞能准确地反映胎儿的遗传特性。

绒毛膜绒毛吸取术一般在妊娠10~14周实施。在超声监视下，通过特制的取样器，经孕妇阴道、宫颈进入子宫，在子宫壁的胎盘绒毛叶处抽取5~10ml绒毛枝（图13-14）。但现阶段，经腹部绒毛穿刺术已逐渐在临床开始应

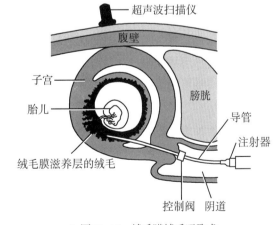

▲ 图13-14　绒毛膜绒毛吸取术

用。由于绒毛组织中含有大量处于分裂期的细胞，可以用来直接制备染色体，或经短期培养后制备染色体。也可以直接用于生化分析和分子诊断。该方法的优点是可以在妊娠早期作出诊断，需要行选择性流产时，给孕妇带来的损伤和痛苦较小。由于其技术难度较大，不能做羊水生化分析，而且标本容易污染，不宜进行长期培养，染色体欠稳定，质量不容易控制，该方法引起流产的风险较羊膜腔穿刺术高一倍。

2. 羊膜腔穿刺术 羊膜腔穿刺术（amniocentesis）又称为羊水取样。该方法是在超声的监视下，用注射器经孕妇腹壁、子宫到羊膜腔抽取胎儿羊水。羊水中有胎儿脱落细胞，经体外培养后，可进行染色体分析、酶和蛋白质检测、性染色质检查、提取DNA做基因组分析，也可不经培养，用微量技术做酶和蛋白质分析或直接提取DNA做基因诊断。

抽取羊水的最佳时间是妊娠16~18周。此时羊膜腔占据了整个子宫腔，羊水量多、胎儿浮动，穿刺时进针容易，且不易伤及胎儿（图13-15）。该法可于出生前诊断染色体病、遗传性代谢病和神经管缺陷等，其危险性相对较小，引起流产的风险较低，约为0.5%，母体感染、Rh溶血和其他妇科合并症发生率则更低。

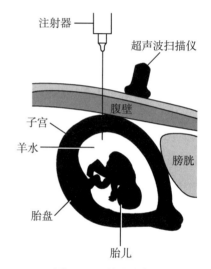

3. 脐带穿刺术 脐带穿刺术的实施时间一般在妊娠17~32周，所获得的胎儿血液相当于从遗传病患者体内抽取的血样。脐带穿刺术是在超声的监视下，用细针经腹壁、子宫进入胎儿脐带抽取一定数量的脐带静脉血，进行染色体分析和其他诊断分析。该技术尤其适用于错过绒毛膜绒毛吸取术或羊膜腔穿刺术时间的孕妇。

4. 孕妇外周血分离胎儿细胞 前述获取胎儿细胞的方法对于孕妇和胎儿都可能有一定的损伤，且都有流产和感染等风险。孕妇外周血分离胎儿细胞是一项无创伤性产前诊断技术，易被孕妇接受。

▲ 图13-15 羊膜腔穿刺术

孕妇外周血中的胎儿细胞有滋养叶细胞、有核红细胞和淋巴细胞。由于有核红细胞含有胎儿的全部遗传信息，且在母体血液循环中生命周期短，不受既往妊娠的影响，同时进入母体循环数量也相对较多，被认为是产前诊断的理想细胞。临床上通常用单克隆抗体或以滋养叶细胞表面特异性抗原的抗体作为标记来识别胎儿细胞。随着单克隆抗体技术、流式细胞术及PCR技术的发展，这种无创产前诊断技术已在临床上开展应用，并成功用于13三体综合征、18三体综合征和21三体综合征（又称唐氏综合征）胎儿的检出，以及β珠蛋白生成障碍性贫血（又称β地中海贫血）和镰状细胞贫血等单基因病的产前诊断。随着技术的发展，无创产前检测技术也将在遗传病的诊断中发挥更大的作用。

（二）产前诊断的检查方法

目前，产前诊断主要是通过胎儿形态学特征检查（物理学诊断方法）、细胞遗传学检查、生物化学方法和分子生物学方法来进行诊断。

1. 物理学诊断方法

（1）X线检查：主要用于检查18周以上胎儿骨骼发育情况。还可检查脑积水、脊柱裂、软骨发育畸形、小头畸形等骨骼系统先天畸形，但因X线对胎儿有一定影响，现已极少使用。

（2）B型超声检查：是一种操作简单，对母胎损伤极小的产前诊断方法。现已广泛应用于神经管畸形、内脏畸形、肢体短小畸形等多种先天畸形的产前诊断。此外，还可以为染色体病的产前筛查提供依据，如在妊娠10~13周，测量胎儿颈后透明层厚度（nuchal translucency，NT）。

（3）胎儿镜：它可以进入羊膜腔内直接观察胎儿的体表畸形。可于妊娠15~21周进行操作，主要用于胎儿血的取样、活检和产前诊断。既可以利用皮肤活检诊断遗传病，也可对胎儿形态异常进行直接观察。此外，胎儿镜还可以用来进行宫内治疗，甚至一些胚胎外科手术。但该项技术如果操作不当，容易引起流产、早产、感染等严重的反应，故在临床中并不常使用。

2. 细胞遗传学检查　检查方法见本章第二节。可通过羊水细胞或绒毛细胞常规培养后进行核型分析，或直接进行FISH或性染色质检查。由此对胎儿的染色体病进行产前诊断。

3. 生物化学方法　利用羊水细胞或绒毛细胞进行相关生化检查。如甲胎蛋白（alpha-fetoprotein，AFP）和乙酰胆碱酯酶（acetylcholine esterase，AChE）的检测可用于胎儿神经管畸形的检测等；利用电泳、氨基酸序列分析对胎儿镜采集的胎儿血样进行血红蛋白分析，可检出胎儿是否患有地中海贫血及其他异常血红蛋白病；通过检测羊水或绒毛细胞中相关酶的活性、代谢产物和底物的浓度可检测部分遗传性代谢病。

4. 分子生物学方法　利用基因诊断等分子生物学技术直接针对羊水细胞或胎儿细胞进行基因诊断，从而达到对单基因病诊断的目的。

三、胚胎植入前遗传学诊断

植入前遗传学诊断（preimplantation genetic diagnosis，PGD）是利用显微操作技术和DNA扩增技术对体外受精的胚胎植入子宫前进行检测。取4~8个细胞期胚胎的单个细胞或少量的细胞（极体细胞、囊胚期滋养叶细胞）进行染色体和基因检测，取样不影响胚胎发育。目前应用于PGD的方法有PCR和FISH。近年来，比较基因组杂交（comparative genome hybridization，CGH）和间期核转移等新技术已开始应用于PGD。已有用酶超微量分析测定次黄嘌呤－鸟嘌呤磷酸核糖基转移酶诊断Lesch-Nyhan综合征；用PCR技术诊断镰状细胞贫血、血友病A、进行性假肥大性肌营养不良、β地中海贫血等单基因病，为产前诊断开辟了一条新的道路。

学习小结

遗传病的正确诊断可以为遗传病患者的治疗及降低遗传病发病风险提供前提。遗传的诊断首先要依据常规的临床诊断、系谱分析及其他一系列检查。在此基础上，针对染色体病，可采用染色体检查、性染色质检查、FISH及微阵列比较基因组杂交等检测手段，可有效预防染色体病患儿出生，并对染色体病的高危人群进行准确诊断，帮助其降低再发风险。针对单基因病，可通过多种基因诊断策略和方法、蛋白质水平的分析来诊断单基因病，包括遗传性代谢病，并可明确家族中的致病基因及突变方式，对携带者的检出、防止遗传病患儿的出生有重要意义。此外，对有适应证的孕妇进行产前诊断，以及体外受精的植入前遗传学诊断，是防止遗传病和先天畸形患儿出生、降低遗传病发病风险的有效手段。

（李佩琼）

复习参考题

一、选择题

1. 苯丙酮尿症的最佳诊断方法是

   A. 细胞遗传学检查

   B. 胎儿镜检查

   C. 蛋白质水平诊断

   D. 基因诊断

   E. 系谱分析

2. 第一代测序技术具有的特点是

   A. 高通量

   B. 成本低

   C. 自动化程度高

   D. 耗时短

   E. 精度高

3. 孕妇，妊娠16周，已知该孕妇和其丈夫均为地中海贫血基因携带者。经遗传咨询，其胎儿有较高风险患有地中海贫血。请问针对地中海贫血，产前诊断的最佳方法是

   A. 细胞遗传学检查

   B. 胎儿镜检查

   C. 蛋白质水平诊断

   D. 基因诊断

   E. 系谱分析

4. 患儿，1岁，发育迟缓，智力低下，眼距宽，塌鼻梁，通贯掌。根据临床症状和指征，考虑该患儿可能患有唐氏综合征，须进行细胞遗传学检查。请问细胞遗传学检查主要针对的是

   A. 染色体水平

   B. DNA

   C. RNA

   D. 微量元素

   E. 蛋白质和酶及代谢产物的水平

5. 患儿，男，1岁，3~4月龄后出现贫血、黄疸，6月龄后可见肝、脾大，发育迟缓。血红蛋白电泳发现有血红蛋白S，初步考虑镰状细胞贫血。欲确诊，须采用基因诊断的方法。基因诊断与其他诊断相比，最主要的特点在于

   A. 费用低

   B. 周期短

   C. 取材方便

   D. 针对基因结构

   E. 针对病变细胞

   答案：1. C；2. E；3. D；4. A；5. D

二、简答题

1. 如何选择合适的基因诊断策略和方法？

2. 细胞遗传学诊断包括哪些方法？各有哪些优缺点？

3. 产前诊断的适应证有哪些？

第十四章　遗传病的治疗

学习目标

掌握	遗传病药物治疗和饮食治疗的原则；基因治疗的策略；基因治疗的途径和步骤。
熟悉	手术治疗的方法及适应证；药物治疗和食物治疗的类型；基因治疗的方法和临床应用。
了解	基因治疗存在的问题。

遗传病的治疗是对遗传病患者采取一定的措施以纠正或改善机体病理性状的医学行为。遗传病是由机体遗传物质的改变造成的，了解遗传病的发病机制对遗传病的治疗和预防具有十分重要的意义。目前，随着人们对遗传病发病机制的认识逐渐深入，以及分子生物学技术在医学中的广泛应用，遗传病的治疗已从传统的手术治疗、药物治疗、饮食治疗等发展到基因治疗，技术方法的日益成熟为根治遗传病开辟了广阔前景。

第一节　手术治疗

一些遗传病会导致器官畸形功能障碍，引起明显的临床症状，手术治疗可以有效地改善这些遗传病的症状，减轻病痛。其主要手段包括手术矫正、器官和组织移植。

一、手术矫正

手术矫正是指对某些受损器官进行修复与切除。

（一）手术修复

一些遗传病导致的机体器官缺损畸形可以通过手术修复的方式改善症状，如先天性心脏病、唇裂伴或不伴腭裂、先天性幽门狭窄等。这种手术治疗也可以在产前实施，如为先天性尿道狭窄或尿道梗阻的胎儿施行尿道狭窄修复术，可避免胎儿肾功能不全。

（二）手术切除

一些遗传病患者病损的器官或引起病损的器官可施行手术切除予以治疗。如切除患者多余的手指和/或足趾来治疗多指/趾，切除患者肠壁的息肉治疗家族性腺瘤性息肉病1型，切除患者的隐睾治疗睾丸女性化，以及切除脾脏治疗某些遗传性溶血病等。目前这一技术已应用到先天性代谢病的治疗中，如应用门静脉和下腔静脉吻合术形成门静脉短路，使糖原贮积病I型和III型患者肠道吸收的葡萄糖绕过肝细胞，从而减少肝糖原吸收。

二、器官和组织移植

针对性地进行组织或器官的移植也可有效改善一些遗传病的症状。

（一）肾移植

肾移植是迄今最成功的器官移植。目前可针对家族性多囊肾、遗传性肾炎、糖尿病、先天性肾病综合征等多种遗传病进行肾移植，从而使患者的病情得到缓解。

（二）肝移植

肝移植治疗α_1-抗胰蛋白酶缺乏症，移植后可使患者血液中α_1-抗胰蛋白酶达到正常水平；神经磷脂贮积病A型患者肝移植后，血、脑脊液和尿中神经鞘磷脂有所增加，从而减少其在脏器中堆积，使得症状缓解。

（三）骨髓移植

对重型珠蛋白生成障碍性贫血（又称重型地中海贫血）及联合免疫缺陷病患者，可通过骨髓移植使患者重获造血功能及免疫功能。

（四）胰腺移植

对于青少年型糖尿病进行胰腺移植，能使血糖恢复到正常水平，现已有多例胰腺移植成功治疗糖尿病的报道。

（五）脾移植

脾移植已用于葡萄糖神经氨醇贮积病（Gaucher病III型）的治疗，移植后可见患者血浆中的葡萄糖脑苷脂明显降低。

第二节　药物治疗

药物治疗可对出生前、症状前、临症患者进行治疗。遗传病的药物治疗主要是对症治疗，以缓解病情、减少痛苦。药物治疗的原则是禁其所忌、补其所缺和去其所余。

一、出生前治疗

胎儿经产前诊断确诊为患病胎儿后，通过给予孕妇药物，药物可通过胎盘，达到治疗胎儿的目的。例如，在分娩前给母亲服用少量苯巴比妥来治疗先天性非溶血性黄疸胎儿；给予孕妇肾上腺皮质激素、洋地黄治疗先天性肾上腺皮质增生症的胎儿；给孕妇服用维生素B_2来治疗维生素B_2依赖型癫痫的胎儿；在出生前给母体注射大量的维生素B_{12}来治疗甲基丙二酸尿症的胎儿；给孕妇服用甲状腺素来治疗甲状腺功能减退的胎儿等。

二、症状前治疗

某些遗传病患者要发育到某一年龄阶段才会表现出症状，对这类遗传病患者，如能通过筛查在症状出现前作出诊断，可及早采用症状前药物治疗，有时可以达到预防遗传病发生的效果。例如，甲状腺功能减退给予甲状腺素终身服用；枫糖尿病、同型胱氨酸尿症或半乳糖血症等遗传病，若通过筛查，在症状前诊断，及时治疗，可获得理想疗效。

三、临症患者治疗

根据遗传病类型、病因、发病机制、病理状态、临床症状差异，采用"补其所缺"或"去其所余"等不同策略，对分子病、先天性代谢病等遗传病使用酶替代、激素替代、补充维生素等方法进行治疗，可减轻或矫正患者的临床症状。如目前已批准直接酶替代治疗的有黏多糖贮积症Ⅰ型、黏多糖贮积症Ⅱ型、Fabry病、溶酶体酸性脂肪酶缺乏症等。患者体内缺失特定激素时可用激素治疗，例如染色体病的先天性卵巢发育不全（又称Turner综合征）、先天性睾丸发育不全（又称Klinefelter综合征）可早期使用雌激素、睾酮进行治疗等。

四、药物治疗的临床应用

（一）补其所缺

1. 激素替代疗法　某些分子病及先天性代谢病是由激素的缺乏所致，故补充缺乏激素可收到较好的治疗效果。例如给予垂体性侏儒患者生长激素，糖尿病患者注射胰岛素等均可使症状得到明显改善。对于先天性肾上腺皮质增生症患者，可用类固醇激素予以治疗。

2. 酶诱导治疗　某些分子病及先天性代谢病是由酶的活性降低而引起的，故诱导缺乏的酶或引入旁路酶代谢，常可达到治疗的效果。先天性非溶血性黄疸［吉尔伯特（Gilbert）综合征］患者肝细胞内缺乏尿苷二磷酸葡萄糖醛酸转移酶，引起胆红素在血中滞留而导致黄疸、消化不良等症状，苯巴比妥可诱导肝细胞滑面内质网合成该酶，所以给予患者苯巴比妥治疗，即可使症状消失。又如，重组苯丙氨酸裂解酶可将苯丙氨酸转化为氨和反肉桂酸，启动旁路代谢治疗苯丙酮尿症。

3. 蛋白质、酶或酶代谢产物补充疗法　对于蛋白质或酶在机体中无法形成而引起的遗传病，直接补充缺乏的蛋白质、酶或它们的代谢终产物，常可收效。

（1）蛋白补充疗法：血友病A患者血浆中凝血因子Ⅷ缺乏而致凝血功能障碍，通常给予抗血友病球蛋白治疗。对于X连锁无丙种球蛋白血症患者，给予丙种球蛋白制剂，可增强免疫功能，使感染次数明显减少。

（2）酶补充疗法：用于治疗酶缺乏引起的疾病，向患者体内输入纯化酶制剂是酶补充疗法的重要途径。如严重的α_1-抗胰蛋白酶缺乏症患者每周用4g纯化的α_1-抗胰蛋白酶静脉注射，连用4周可获得满意的效果。给Gaucher病患者注射β-葡萄糖苷酶制剂，可使患者肝和血液中的脑苷脂含量降低，使症状缓解；用从人胎盘中提取的α-半乳糖苷酶A治疗Fabry病也可取得一定的疗效。

直接输注酶从理论上应该能收到良好的效果，但实际中会遇到某些问题，如：输注的酶半衰期短，难以持续生效；受到体内的免疫系统破坏而失效或对机体有副作用等。因此，治疗过程中可通过以下方法提高疗效。① 选择合适的载体：为了减少外源酶受到的体内免疫攻击以延长酶作用的半衰期，采用将纯化酶制剂装入载体后再输注给患者的办法，可提高疗效，如采用脂质体（liposome）、红细胞血影（ghost）作为载体来运载酶到特定的靶组织，可以使酶补充治疗效果更好。② 提高定位的准确性：为了能将酶直接导向靶组织，引入相应的亚细胞部位，以发挥最佳的治疗效果，还可采用受体介导的分子识别法。此方法是先将纯化酶进行一定的改造，再用靶细胞表面特殊受体的抗体包裹，使其输入体内后易于被靶器官识别并与之发生特异性结合。③ 选择适当的输入途径：如对于需要导入脑组织的酶制剂，在进行鞘内注射前，先用高渗糖"打开"血脑屏障，可使酶充分进入脑组织而发挥作用。

（3）酶代谢产物的补充疗法：乳清酸尿症患者乳清酸磷酸核糖转移酶和乳清酸核苷酸脱羧酶缺陷，使乳清酸不能转变为尿苷酸，体内因缺乏尿苷而引起贫血、体格和智能发育低下。如果给予尿苷治疗，症状即可得到缓解。

4. 维生素疗法　有些遗传性代谢病是由于酶反应辅助因子——维生素合成不足，或者是因为酶与维生素辅助因子的亲和力降低而使该酶的催化活性降低。对于这类遗传病，给予一定量相应的维生素治疗，可以纠正代谢异常。例如，叶酸可以治疗先天性叶酸吸收不良和同型胱氨酸尿症；生物素可以用于治疗混合型羧化酶缺乏症和丙酸血症等（表14-1）。近年来，在临床上应用维生素C治疗因线粒体基因突变引起的心肌病有一定的疗效。

▼ 表14-1　遗传性代谢病的维生素治疗

遗传代谢病	需补充的维生素
轻型枫糖尿病 典型枫糖尿病	维生素B_1（硫胺素）
同型胱氨酸尿症 胱硫醚尿症 黄嘌呤尿症	维生素B_6（吡哆醇）
甲基丙二酸尿症 甲基丙二酸尿症并同型胱氨酸尿症 转钴胺素Ⅱ缺乏症	维生素B_{12}（氰钴胺素）
丙酸血症 β-甲基巴豆酰甘氨酸尿症 生物素依赖性羧化酶缺乏症	生物素（维生素H）
同型胱氨酸尿症 二氢叶酸还原酶缺乏症	叶酸

（二）去其所余

1. 应用螯合剂　肝豆状核变性（威尔逊氏症）患者细胞内由于铜离子蓄积，可造成肝损害、肝大、肝硬化、脑基底神经节变性及肾功能损害等。应用螯合剂（青霉胺或二盐酸三乙烯四胺），在肝中可与铜形成无毒螯合物，促使其在组织沉积部位被清除，可除去患者体内细胞中堆积的游离铜离子。β地中海贫血患者因长期输血，易发生含铁血黄素沉积，使用去铁胺与铁蛋白形成螯合物，经尿排出，可除去多余的铁。

2. 应用促排泄剂　家族性高胆固醇血症患者血清胆固醇过多，可使用考来烯胺（cholestyramine）和降脂树脂Ⅱ号治疗，两者在肠道内与胆酸结合排出，防止胆酸再吸收，从而促进胆固醇更多地转化为胆酸从胆道排出，使血中胆固醇水平降低。

3. 应用代谢抑制剂　对因酶活性过高而形成的产物过剩，可用代谢抑制剂以降低代谢率。如自毁综合征（又称Lesch-Nyhan综合征）为先天性嘌呤代谢缺陷病，患者次黄嘌呤-鸟嘌呤磷酸核糖基转移酶（HGPRT）缺失，使得次黄嘌呤和鸟嘌呤不能转换为IMP和GMP，而是降解为尿酸，高尿酸血症引起早期肾脏结石，逐渐出现痛风症状并有智力低下，有特征性的强迫性自身毁伤行为。用别嘌醇（allopurinol）抑制黄嘌呤氧化酶，可减少体内尿酸形成，用于治疗Lesch-Nyhan综合征和痛风。

4. 血浆置换和血浆过滤　血浆置换（plasmapheresis）可除去大量含有毒物的血液，如家族性高胆固醇血症患者可用此法替换掉含高胆固醇的血液，也成功用于某些婴儿遗传性溶血、母婴血型不合溶血。血浆过滤（plasma filter）则是将患者血液引入特殊亲和剂容器内，选择性结合血液中有害物质，使之形成不能通过滤器的复合物，再将滤过的"清洁"血液重新输入患者体内。例如，应用肝素选择性结合低密度脂蛋白（LDL），达到选择性清除的目的，用以治疗家族性高胆固醇血症。

第三节　饮食治疗

饮食治疗遗传病的原则是"禁其所忌"。对因缺乏酶而造成的底物或中间产物堆积的遗传性代谢病，可采用特殊的食谱或辅以相应的药物，来控制底物或中间产物的堆积。如单纯型甲基丙二酸尿症的患者应限制缬氨酸、异亮氨酸、苏氨酸、甲硫氨酸的摄入，戊二酸尿症Ⅰ型患者应限制赖氨酸、色氨酸的摄入。

一、产前治疗

饮食治疗开始的时间越早越好。对产前诊断确诊的遗传病胎儿，有些可以在母亲妊娠期间进行饮食治疗。例如对确诊为半乳糖血症的患胎，其母亲妊娠期的饮食须限制乳糖和半乳糖的摄入，改以其他水解蛋白，胎儿出生后禁用人乳和乳品，可使患儿正常发育。

二、临症患者治疗

对于酶缺乏而不能对底物进行正常代谢的患者，可限制底物的摄入量以达到治疗的目的。例如，苯丙酮尿症的发病机制是苯丙氨酸羟化酶缺陷，使苯丙氨酸和苯丙酮酸在体内堆积而致病。

对苯丙酮尿症患者限制苯丙氨酸的摄入，治疗后患者体内苯丙氨酸明显减少，症状得到缓解。如果通过新生儿筛查或早期诊断，准确诊断该患儿，在早期开始着手治疗，给苯丙酮尿症患儿服用低苯丙氨酸奶粉，并在儿童期给患儿低苯丙氨酸饮食，如大米、白菜、菠菜及马铃薯等，可使患儿得到正常发育，不会出现智力低下等症状。又如，半乳糖血症患儿出生后禁饮乳汁，不仅脑功能可发育正常，而且可避免肝损害、白内障等。再如葡萄糖6-磷酸脱氢酶（G6PD）缺乏症临床表现为溶血性贫血。这类患者对蚕豆尤其敏感，进食蚕豆及蚕豆粗制品后可引起急性溶血性贫血，严重时可危及生命。该类患者应严禁进食蚕豆及其制品。除减少所忌食物的摄入外，减少所忌食物的吸收也可减轻症状，是饮食治疗的另一途径。例如，苯丙酮尿症患者常规进食后，口服含苯丙氨酸氨基水解酶的胶囊，胶囊在肠内释放出的酶能将食物消化产生的苯丙氨酸转化成苯丙烯酸，从而减少苯丙氨酸的吸收。饮食治疗宜早不宜迟，治疗越早，治疗效果越好。随着患儿年龄的增大，饮食治疗的效果就越来越差，症状若已出现，就难以逆转。在进行特殊饮食治疗的同时，要保证患儿热量、蛋白质、脂肪、维生素、矿物质等各种营养素的供给。即使是相同疾病的患者，由于酶缺陷程度的不同，患者临床表现可不同，对于各种食物的耐受能力及营养素的需求也不同，因此，个体化饮食指导至关重要。目前，对一些遗传病的饮食治疗策略见表14-2。

▼ 表14-2 对部分遗传病的饮食治疗方案

疾病类型	须限制的食物	须补充的食物或药物	疾病类型	须限制的食物	须补充的食物或药物
苯丙酮尿症	苯丙氨酸	BH_4，5-羟色氨酸	酪氨酸血症	酪氨酸、苯丙氨酸	维生素D
同型胱氨酸尿症	甲硫氨酸	胱氨酸、维生素B等	枫糖尿病	亮氨酸、异亮氨酸、缬氨酸	硫胺素（维生素B_1）
组氨酸血症	组氨酸	低组氨酸蛋白	高甘氨酸血症	甘氨酸、丝氨酸	维生素、无甘氨酸、丝氨酸蛋白
高缬氨酸血症	缬氨酸	无缬氨酸蛋白	高脯氨酸血症	脯氨酸	无脯氨酸蛋白
高赖氨酸血症	赖氨酸	无赖氨酸蛋白	先天性高氨血症	高蛋白食物	精氨酸、枸橼酸
半乳糖血症	半乳糖	—	G6PD缺乏症	蚕豆、相关禁用药物等	—
乳糖不耐受症	乳糖	—	乳糖酶缺乏症	乳糖	B-半乳糖苷酶
双糖酶缺乏症	乳糖、蔗糖等	—	单糖吸收不良	单糖、半乳糖	果糖
高胆固醇血症	高胆固醇食物	降胆固醇药物	高脂血症	胆固醇	降血脂药物
先天性肾上腺皮质增生症	—	可的松	家族性甲状腺肿	—	甲状腺素制剂
肝豆状核变性	铜	青霉胺、二巯丙醇	原发性血色病	铁	去铁胺等
肾性尿崩症	食盐	水	抗维生素D佝偻病	—	钙

注：BH_4，四氢生物蝶呤；G6PD，葡萄糖-6-磷酸脱氢酶。

案例 14-1　　苯丙酮尿症

患儿，女，1岁半，因头发黄、发育落后就诊。病史采集如下：患儿足月顺产，出生体重3.1kg，8月龄时曾因头发黄、生长发育落后就诊。门诊体格检查显示精神反应正常，皮肤白皙，头发黄，躯干和四肢肌张力正常，神经系统体征正常，无湿疹，无烦躁，无抽搐，汗液和尿液有鼠臭味。实验室检查显示，该患儿血液中苯丙氨酸（Phe）浓度196mmol/L，呈强阳性，尿液中Phe浓度为26.1g/L，$FeCl_3$、2,4-二硝基苯肼试验均呈强阳性。诊断为苯丙酮尿症。

思考：

该病如何治疗？

第四节　基因治疗

基因治疗（gene therapy）是采取基因替代或补偿、基因阻断或下调、基因修正和基因表达调控等手段治疗遗传病的方法。基因治疗是一种难度较大的疾病治疗技术，目前仍处在不断发展和不断进步的探索阶段，主要用于无其他方法治疗的疾病或终末期疾病，包括遗传病、肿瘤、感染性疾病、免疫系统疾病等。1990年，美国对重症联合免疫缺陷进行了首次基因治疗，获得了极大成功，证实了基因治疗的可行性。

一、基因治疗的策略

基因治疗策略的选择需要根据各种疾病的发病机制、分子基础和实施条件等具体情况综合考虑。一种基因治疗策略很难适用于各种疾病的治疗，针对缺陷基因的情况，基因治疗可采取不同的策略。

（一）直接策略

直接策略针对致病基因，包括基因修正、基因替代、基因增强和基因失活4种方法。

1. 基因修正　基因修正（gene correction）指在体内对致病基因的突变碱基进行纠正而正常部分予以保留，即修正缺陷基因的异常序列，精确地原位修复缺陷基因。

2. 基因替代　基因替代（gene replacement）指通过同源重组把目标基因定点整合到染色体（DNA）的特定位置，从而替换原先该位点基因的方法。这是理想的基因治疗方式，但由于技术原因，目前尚难实施。

3. 基因增强　基因增强（gene augmentation）又称基因增补，是指在不去除异常基因的情况下，将有功能的正常基因导入病变细胞，发生非定点整合，表达正常产物以补偿或替代有缺陷基因的功能。此法实施难度较小，是目前基因治疗中常用的方式。

4. 基因失活　基因失活（gene inactivation）又称基因干预，是指采用反义技术、反基因技术或基因敲除技术等，阻断基因产物的形成。反义技术是将反义RNA、核酶或反义核酸的表达质粒等导入细胞后，与特定mRNA结合，并使其失活，从而在转录和翻译前水平阻断基因的表达。反基因技术是将设计的寡脱氧核苷酸或肽核酸（一种以多肽骨架取代糖-磷酸骨架的DNA类似物）导入靶细胞，使寡脱氧核苷酸或肽核酸与靶基因的DNA双螺旋分子形成3股螺旋，从DNA水平阻断或调节基因转录。

（二）间接策略

间接策略并不针对致病基因，而是导入与靶基因无直接联系的治疗基因，此类策略常用于肿瘤的基因治疗。

1. 免疫性基因治疗　导入能使机体产生抗肿瘤或抗病毒免疫力的基因，如导入干扰素、肿瘤坏死因子、白细胞介素-2等细胞因子的基因，以增强抗肿瘤效应。

2. 化疗保护性基因治疗　将编码抗细胞毒性药物蛋白基因导入人体细胞，以提高机体耐受肿瘤化疗药物的能力，如将多药抗性基因导入骨髓造血干细胞，减少骨髓受抑制的程度，以加大化疗剂量，提高化疗效果。

3. 自杀基因治疗　指将来源于病毒或细菌的基因导入肿瘤细胞，该基因产生的酶可将无毒的药物前体转变为有毒的药物，使导入基因的细胞死亡。如胞嘧啶脱氨酶（cytosine deaminase，CD）可将5-氟胞嘧啶（5-FC）转化成5-氟尿嘧啶（5-FU）；CD只存在于细菌、真菌细胞中，哺乳动物细胞中不含CD，将细菌的CD基因克隆到表达载体并导入肿瘤细胞，CD将无毒的5-FC转化为有细胞毒性的代谢产物5-FU，导致肿瘤细胞自杀性死亡。

二、基因治疗的途径

根据基因转移的受体细胞类型不同，基因治疗分为两种途径，即生殖细胞基因治疗和体细胞基因治疗途径。

（一）生殖细胞基因治疗

生殖细胞基因治疗（germ line gene therapy）是将正常基因转移到患者的生殖细胞（精细胞、卵细胞），使其发育成正常个体并世代传递。这种方法的优点是可以从根本上解决后代的遗传缺陷问题，缺点是只适用于排卵周期短而次数多的动物，而且受精卵易受显微注射和基因转移手术的严重损伤，难以发育成幼体，同时生殖细胞的基因转移还涉及伦理学问题，因此目前禁止人类的生殖细胞基因治疗。

（二）体细胞基因治疗

体细胞基因治疗（somatic cell gene therapy）是改变患者体细胞的基因组成、结构或基因表达水平以治疗疾病的方法。这种方法的理想措施是将外源正常基因导入靶细胞内染色体上特定的基因座，用健康的基因确切地替换异常的基因，使其发挥治疗作用，同时还需减少因随机插入引起新的基因突变的可能性。体细胞基因治疗目前多采用将基因转移到基因组上非特定座位，即随机整合。只要该基因能有效地表达出其产物，便可达到治疗的目的。这不是修复基因结构异常而是补偿异常基因的功能缺陷，这种策略易于获得成功。

基因治疗中作为受体细胞的体细胞，多采取离体的体细胞，先在体外接受导入的外源基因，在有效表达后，再输回到体内。体细胞基因治疗不必矫正所有的体细胞，因为每个体细胞都具有相同的染色体。有些基因只在一种类型的体细胞中表达，因此，治疗只需集中到这类细胞上。此外，某些疾病只需少量基因产物即可改善症状。

三、基因治疗的步骤

基因治疗的常规步骤主要包括目的基因的选择与制备、合适靶细胞的选择、表达载体的选择与构建、目的基因的转移。基因治疗的关键在于将治疗基因引入靶细胞内高效表达而没有不良反应。

（一）目的基因的选择与制备

选择目的基因是基因治疗的首要问题，对于单基因病，可选择与致病基因相对应的有功能的野生型基因。对于遗传因素复杂或不清楚的遗传病，如肿瘤，可选择与致病基因无关但有治疗作用的基因，如细胞因子基因、自杀基因等。获取目的基因的方法有多种，包括基因克隆、人工合成等。选择目的基因时应遵循的原则包括：该基因已被克隆；清楚该基因的调控机制；可在体外安全有效地操作；在受体细胞内能够完整、稳定地整合并能适时适量表达；表达水平必须能够严格控制。此外，还要求目的基因导入细胞后，无论是整合在染色体上或是游离在细胞质中，都应能稳定地随细胞分裂而复制，这是导入目的基因后治疗能够奏效的重要基础。

（二）基因载体的选择

目的基因一般需要被克隆进合适的载体中。理想载体应具备的性质是易进入细胞，在特异细胞得到可调节高效表达，含整合到基因组活化区或能自主复制的元件，整个过程应安全有效并具有选择性，易于大量生产。载体可分为病毒载体和非病毒载体两大类，要根据治疗需要进行选择。

（三）基因导入方式的选择

根据基因导入体内的方式，基因治疗分为体内法（又称 *in vivo* 法或直接法）、回输法（又称 *ex vivo* 法或间接法）、原位法（又称 *in situ* 法）。体内法是指将目的基因直接导入体内有关的组织或器官，使其进入相应的细胞并进行表达，在全身发挥作用，现已在静脉、肝脏及肌肉等多种组织器官中获得成功；但由于技术限制，目前基因转移和表达的效率还较低。回输法是在体外将目的基因转移入合适的靶细胞，经过筛选后将细胞回输给患者，使该基因在患者体内有效地表达相应产物，这是目前常用的方式。原位法是指把基因直接导入患者的疾病部位，如肿瘤组织，使其表达后在病变部位发挥作用。

（四）靶细胞的选择

这里所指的靶细胞是接受转移基因的体细胞。靶细胞的选择，根据疾病的特点、基因治疗的策略、目的基因及其转移方式等因素来确定，可以选择病变细胞，也可选择正常细胞。在基因治疗中，可供选择的靶细胞有两大类，一类是生殖细胞，另一类是体细胞。为了防止给后代造成可能的损害，国际上严禁进行生殖细胞的基因治疗操作。目前，基因治疗仅限于体细胞。

回输法基因治疗中所选择的体细胞应具备以下特点：① 易于取出和回输；② 能体外扩增；③ 易于受外源遗传物质的转化，高效表达；④ 体内长期存活；⑤ 在选用反转录病毒载体时，目的基因最好在具有组织特异性的细胞表达。常用的体细胞有造血细胞、淋巴细胞、肝细胞、血管内皮细胞、皮肤成纤维细胞、肌肉细胞、肿瘤细胞等。

（五）目的基因的转移

基因转移（gene transfer）是通过物理、化学或生物学手段，将外源基因或目标核苷酸序列转入相应靶细胞的过程。如何将外源基因高效地导入器官和组织、体外培养的靶细胞并稳定表达，是基因治疗的关键环节。基因转移的方法可分为两大类：① 非病毒学法，即通过物理、化学、膜融合或受体介导的内吞作用等方法，将外源基因导入细胞内；② 病毒载体感染法，主要通过携带有外源基因的病毒载体感染靶细胞实现基因的转移。

（六）转染细胞的筛选与导入基因鉴定

基因转移的效率通常较低，所以需要对基因转染的细胞进行筛选，只有稳定表达目的基因的细胞回输体内后才会发挥作用。转染细胞的筛选与导入基因鉴定可从mRNA水平、蛋白水平及功能水平进行检测。可采用Northern印迹（又称RNA印迹法）、RT-PCR、Western印迹（又称蛋白质印迹法）、免疫细胞化学及酶功能分析等方法进行鉴定和筛选。

（七）回输体内

在基因的导入方式上选择回输法时，需要将稳定表达外源基因的细胞回输体内以发挥作用。稳定表达外源基因的细胞经培养、扩增后，可采用静脉注射、肌内注射、皮下注射、滴鼻等方法回输体内。如将皮肤成纤维细胞以细胞胶原悬液方式注射至患者皮下组织，通过导管技术将血管内皮细胞定位输入血管等。

四、基因治疗的临床应用

自1990年5月美国国立卫生研究院（NIH）和重组DNA咨询委员会（RAC）批准了美国第一例基因治疗临床试验以来，许多国家也相继批准了基因治疗的临床试验。表14-3是目前已批准上市的部分基因治疗产品。

▼ 表14-3 批准上市基因治疗部分产品概况

产品名称	批准年份	批准机构	治疗主要疾病
Glybera	2012年	EMA	原发性高脂蛋白血症 I 型（LPLD）
Strimvelis	2016年	EMA	重症联合免疫缺陷（SCID）
Luxturna	2017年	FDA	Leber 先天性黑矇 2 型（LCA2）
Kymriah	2017年	FDA	急性淋巴细胞白血病（ALL）
Patisiran	2018年	EMA、FDA	遗传性转甲状腺素蛋白淀粉样变性（hATTR）
Zolgensma	2019年	FDA	脊髓性肌萎缩（SMA）
Zynteglo	2019年	EMA	输血依赖型地中海贫血（TDT）

注：EMA，欧洲药品管理局；FDA，美国食品药品监督管理局。

截至2017年11月，全世界共已批准2 597例基因治疗临床试验（图14-1）。范围从单基因病扩展到多个病种，主要有恶性肿瘤（占全部基因治疗临床试验方案的65%）、单基因病（11.1%）、传染性疾病（7%）、心血管疾病（6.9%）、其他疾病（10%）。从国别看，以美国、英国、德国开展较多。上述试验绝大部分是Ⅰ期和Ⅱ期临床试验，占77.7%。从已批准的临床试验数来看，近年来临床Ⅲ期试验的数量在不断增加，其占总数的比例由截至2004年的1.6%增长至截至2017年11月的3.8%。这说明，随着研究的不断发展，基因治疗的大规模临床应用已经逐步趋近。以下简单介绍几种疾病和肿瘤基因治疗的应用情况。

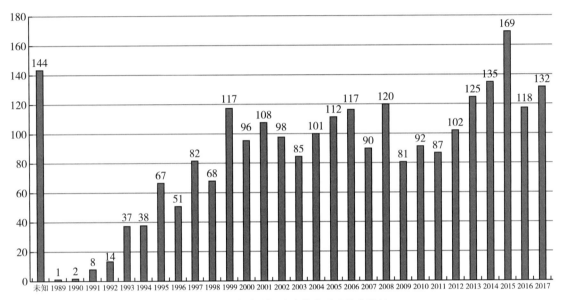

▲ 图14-1　全球基因治疗临床试验批准数目

（一）血友病B基因治疗

血友病B（乙型血友病）是一种凝血因子Ⅸ缺乏而导致的X连锁隐性遗传病。患者的临床表现为易出血，凝血时间长，在轻伤、小手术后常出血不止，发病率为1/30 000。中国和美国分别于1991年和1999年开展了血友病B基因治疗临床试验。我国复旦大学遗传学研究所的薛京伦等利用反转录病毒载体将凝血因子Ⅸ基因的cDNA转移到培养的中国仓鼠卵巢细胞（简称"CHO细胞"）中，得到较好的表达。随后，又将凝血因子Ⅸ基因转移至血友病B患者皮肤成纤维细胞中，产生了高滴度有凝血活性的凝血因子Ⅸ蛋白。1991年开始了基因治疗血友病B的临床试验，他们又通过上述方法将凝血因子Ⅸ导入两名血友病患者体外培养的皮肤成纤维细胞中，然后回植入患者皮下，并检测到导入体内的细胞有凝血因子Ⅸ基因表达产物，凝血因子Ⅸ的浓度上升到正常人的5%，患者症状明显改善，获得较好的疗效。近年来，他们又将含有凝血因子Ⅸ内含子序列1的5′端剪接供体和3′端剪接受体的重组凝血因子Ⅸ基因通过阳离子脂质体载体转移至动物体内，发现比凝血因子Ⅸ基因cDNA表达提高2~3倍，若此法用于血友病B的治疗，有望使cDNA因子的浓度达到正常人的10%以上，从根本上改善患者的症状。现阶段则是选用一种转基因腺相关病毒（AAV）载体Coagulin-B（TM）将凝血因子Ⅸ转导入人体的肌细胞或者肝细胞，进而在人体内持续产生大量凝血因子Ⅸ（达到正常人体凝血因子Ⅸ含量的1%以上），从而达到治疗的目的。Coagulin-B（TM）转基因载体在患者体内具有良好的安全性和耐受性，在小、中剂量给药的患者身上未出现任何毒副作用，并且这是第一次通过转基因治疗在人体内长时间地表达凝血因子。在参加试验的7个患者中，有6位患者体内的肌细胞持续地表达了凝血因子Ⅸ，其中2位患者的病情稳定期长达1年半左右。

（二）ADA缺乏症的基因治疗

ADA缺乏症是一种致死性的常染色体隐性遗传病，患者腺苷脱氨酶缺乏，导致腺嘌呤核苷和脱氧腺嘌呤核苷堆积，同时生成大量的ATP和脱氧腺苷三磷酸（dATP）。dATP能抑制核糖核苷酸还原酶活性，阻断脱氧核苷酸前体合成，使DNA复制和修复受阻，产生毒性效应。由于发育中的T细胞和B细胞内嘌呤核糖核苷代谢旺盛，当ADA缺乏时，细胞快速积累dATP，从而导致细胞死亡，引起细胞反复感染等症状。1990年，美国国立卫生研究院（NIH）和重组DNA咨询委员会（RAC）批准治疗ADA缺乏症的临床治疗方案，美国率先实施了对人类ADA缺乏症的体细胞基因治疗。该治疗方案首先分离ADA患者外周血T淋巴细胞在体外培养，应用白细胞介素-2（IL-2）刺激其分裂，随后将正常的*ADA*基因与反转录病毒载体构建的重组体导入上述细胞，再将含有重组体的细胞回输患者，以正常的*ADA*基因代替有缺陷的*ADA*基因。这个方案于1990年和1991年分别应用于1名4岁和1名9岁的ADA缺乏症女孩。4岁女孩每隔1~2个月治疗1次，经7次基因治疗后症状改善。9岁女孩经11次基因治疗症状也得以改善。经*ADA*基因治疗的这2名患者未见明显的副作用，导入的正常基因已表达，患儿体内ADA水平从不到正常人的1%提高到25%。2009年美国*Science*杂志上对患有ADA缺乏症儿童的一项跟踪调查显示，通过基因治疗，10例患者中有8例已经痊愈。

（三）囊性纤维化的基因治疗

囊性纤维化是一种白种人中最常见的致死性的常染色体隐性遗传病，是由囊性纤维化跨膜传导调节蛋白（cystic fibrosis transmembrane conductance regulator，*CFTR*）基因缺陷所致。该遗传病常以呼吸道上皮细胞作为靶细胞开展基因治疗。1993年4月16日，第一个囊性纤维化基因治疗方案获得终审许可，对8名患者进行了基因治疗。研究者将腺病毒*CFTR*基因载体（AdCFTR）滴入患者鼻腔上皮和上部气道。患者在施用AdCFTR前后严格隔离，以尽量减少周围环境中病原菌的感染及防止将AdCFTR扩展到其他人。在接受治疗期间，轻刮鼻腔和支气管收集细胞样品，检测*CFTR*基因。结果表明，即使用量相当低，腺病毒也能把*CFTR*基因转移至鼻腔上皮细胞和支气管上皮细胞。但在随后的其他研究小组进行的Ⅰ期临床试验中发现，患者对腺病毒载体的免疫反应明显。几个跨国临床研究小组开始试验用脂质体作为*CFTR*基因转移的载体。对15例囊性纤维化男性患者的研究结果表明，接受基因治疗患者中的90%有基因表达，且脂质体对患者组织本身不造成危害，不引起明显的免疫应答，但是，CFTR表达短暂，3天达到高峰，1周后消失，因此，延长CFTR在人体内的表达时间是迫切需要解决的问题。

（四）β地中海贫血的基因治疗

β珠蛋白生成障碍性贫血（又称β地中海贫血）是一种由珠蛋白合成障碍引起的慢性遗传性贫血，为常染色体隐性遗传，重型患者需要靠输血维持生命。但长期输血会加大患者铁负荷，以至于患者出现铁色素沉着症，青春期发育迟缓或障碍，以及心脏、肝脏和内分泌功能异常，患者多于30岁前死于严重的心脏并发症。造血干细胞移植是目前唯一能治愈β地中海贫血的治疗手段。但由于供者来源困难、移植失败、移植相关并发症及高昂的医疗费用等，限制了移植技术的临床普及。因此人们寄希望于基因治疗。2010年8月，意大利米兰San Raffaele科学研究所Roselli等报道，采用转基因方法可以纠正重型β地中海贫血患者骨髓造血干细胞的突变基因，并恢复其红细胞生成功能。Roselli等对44例2~15岁的重型或中间型β地中海贫血患者进行治疗研究。该基因治疗选择的靶细胞是患者骨髓中的CD34$^+$造血干细胞。研究者提取靶细胞后，用重组了正常β珠蛋白基因的慢病毒载体对其进行基因转染，并培养14天，培养过程中同时用细胞因子进行刺激。结果显示，基因转染效率平均为65%，转染后的患者细胞克服了红细胞成熟停滞，向正常红细胞分化，患者产生正常血红蛋白的细胞比例与正常对照者相近（44.6%对53.8%），其β珠蛋白水平亦显著升高。2010年9月Leboulch等来自法国、美国、意大利等国科研人员在*Nature*杂志上报道了1例18岁男性β地中海贫血患者的治疗结果。研究人员先利用患者自身的骨髓造血干细胞培养出包括红细胞在内的血液细胞，之后将正常的β珠蛋白基因转入这些细胞中，筛选保留基因缺陷得到修正的细胞，并将其移植回患者体内，患者自身生成正常红细胞的能力逐渐上升，在接受治疗1年后便不再需要输血。

（五）X连锁重症联合免疫缺陷病

X连锁重症联合免疫缺陷病（X-linked severe combined immunodeficiency，XSCID）是一种细胞和体液免疫缺陷的X连锁的单基因病，是由白细胞介素-2受体γ链（IL-2 receptor gamma chain，*IL2RG*）基因突变所致。常规的治疗方法是在出现严重致命性感染前进行造血干细胞（hematopoietic stem cell，HSC）移植，但由于HSC配型困难，应用受到了限制，目前学术界对于本病的基因治疗寄予厚望。Hacein等对5例XSCID患儿进行了基因治疗。分别抽取骨髓30~150ml，分离CD34$^+$骨髓HSC，用携带有正常*IL2RG*基因的重组缺陷性莫洛尼鼠白血病病毒作为载体转染CD34$^+$HSC，进行自体HSC移植。随访2.5年，4例（另外1例免疫重建失败）在4个月内外周血中检查出被转换T淋巴细胞、B淋巴细胞、NK细胞，2年后T淋巴细胞数量和表型、T细胞受体库和体外实验T淋巴细胞的增殖分化几乎恢复正常。初始T细胞、T细胞抗原受体游离基因及正常大小胸腺的出现均表明胸腺的结构和功能得到重建。患儿的体液免疫和细胞免疫得到了重建，并且根除难治性感染，已经能正常生活。Cavazzna等用含有编码链细胞因子受体基因的重组逆转录病毒体外转染XSCID患儿的CD34$^+$HSC，进行自体HSC移植，随访10个月，2例患者T细胞和NK细胞均可检测出γ链基因表达，T细胞、B细胞和NK细胞的计数和功能与正常对照组无明显的差别，患者成功重建了免疫系统。Gaspar等用假型逆转录病毒载体（pseudotyped retroviral vector）对4例患儿进行基因治疗。体外转染CD34$^+$骨髓HSC，进行自体HSC移植，4例临床症状均得到改善，不需要预防性使用抗生素和免疫球蛋白的替代治疗。

（六）肿瘤的基因治疗

恶性肿瘤由于病死率高，目前缺乏有效的治疗方法而成为基因治疗的首选对象。目前肿瘤基因治疗主要有三类。

1. 免疫治疗 即通过增强患者的免疫功能来杀灭和清除肿瘤细胞。现在最常用的是创建重组肿瘤疫苗，即通过激发和修复患者的免疫系统去识别肿瘤细胞。主要有三种方法，第一是将患者自身的肿瘤组织、肿瘤细胞系的肿瘤细胞在体外培养，再通过基因工程转入一个或多个基因，经体外培养后裂解细胞，将细胞内容物及碎片与疫苗混合，确认功能后免疫患者；第二是体内直接转基因，转移的基因主要是细胞因子等，一旦转移成功，基因的表达产物使细胞暴露给免疫系统，刺激机体的免疫反应和抗肿瘤抗体的产生；第三是改变患者的免疫系统，增加对肿瘤细胞的敏感性。例如从患者血液循环或骨髓中收集淋巴细胞，在体外直接与患者肿瘤细胞碎片混合培养，或转入肿瘤抗原基因等操作，将改造了的淋巴细胞回输患者体内，可识别体内肿瘤细胞并产生免疫反应，从而杀死和清除残存的肿瘤细胞。肿瘤嵌合抗原受体T细胞免疫治疗（CAR-T）即是通过基因修饰技术，将带有特异性抗原识别结构域及T细胞激活信号的遗传物质转入T细胞，使T细胞直接与肿瘤细胞表面的特异性抗原相结合而被激活，通过释放穿孔素、颗粒酶B等直接杀伤肿瘤细胞，同时还通过释放细胞因子募集人体内源性免疫细胞杀伤肿瘤细胞，从而达到治疗肿瘤的目的；而且还可形成免疫记忆T细胞，从而获得特异性的抗肿瘤长效机制。

2. 溶瘤治疗 即利用溶瘤载体去破坏肿瘤细胞。溶瘤载体是一种重组病毒，可以靶向破坏肿瘤细胞而不影响机体的其他部分，溶瘤载体感染肿瘤细胞后，通过病毒增殖和细胞毒性蛋白的表达来裂解和诱导细胞死亡。目前，牛痘病毒、腺病毒、单纯疱疹病毒、反转录病毒等已构建溶瘤载体。最引人注目的溶瘤治疗是ONYX-015腺病毒治疗，ONYX-015是缺少E1B-55kD病毒蛋白的腺病毒，当缺少E1B-55kD蛋白时，病毒不能在带有正常TP53蛋白的细胞中复制。因肿瘤细胞常常存在*TP53*基因的突变，从而容许ONYX-015病毒复制并裂解细胞，而表达正常TP53蛋白的周围组织细胞则限制病毒复制。因此，ONYX-015病毒是一个条件复制型病毒，在基因治疗的临床试验中产生了很好的疗效，若将溶瘤病毒与化疗结合，效果将更好，目前已进入临床Ⅲ期试验。

3. 基因转移治疗 基因转移根据目的不同而选用不同功能的基因，包括自杀基因、抑制血管生成基因、细胞增殖停滞基因等。例如导入一种*HSVtK*基因（单纯疱疹病毒的胸腺嘧啶激酶基因），在有抗疱疹药物更昔洛韦（ganciclovir，GCV）存在时，会引起细胞中的DNA聚合酶被抑制，导致肿瘤细胞死亡；并且这种敏感性基因转移还有一个特点，即GCV杀死能表达*HSVtK*基因的肿瘤细胞的同时，还会杀死邻近未导入此基因的细胞，这种现象称为旁观者效应（bystander effect）。这种效应估计是由药物毒素GCV-TP能通过细胞之间的间隙连接扩散造成的。目前，有些研究者正利用这种特点，将一部分转移了*HSVtK*基因的肿瘤细胞经过照射后，再输入肿瘤，以破坏和清除所有的肿瘤细胞。目前已在卵巢癌和脑肿瘤等肿瘤中开展这种试验。另外，还有用TNFerade治疗胰腺癌，让肿瘤坏死因子（*TNF*）基因具有肿瘤靶向性，设计由射线诱导启动子来调控基因表达。采用肿瘤内注射方法，患者注射TNFerade后，对肿瘤进行放射治疗，放射的同时激活*TNF*基因的表达，加速肿瘤细胞及环绕细胞的死亡，取得较好疗效。

五、基因治疗需解决的问题

基因治疗为遗传病和肿瘤的治疗开辟了广阔前景，但在实践中存在着若干重要的问题。

（一）稳定高效持续表达

外源基因转移入患者体内细胞表达，首先与转移方法有关。化学和物理方法所导入的基因表达效率低。反转录病毒载体介导基因只能对分裂状态时的细胞进行转染，因此采取IL-2处理，使细胞分裂增强，再用含有目的基因的病毒颗粒转染，可提高转染效率。自然表达也应选择适当的受体细胞，以保证导入基因能稳定高效地表达，骨髓细胞作为受体细胞使用最多。所以，骨髓细胞培养、干细胞纯化、培养时使用造血因子等方法，可使基因稳定高效表达。

（二）安全性

应用病毒载体进行基因治疗的安全性已引起广泛重视，主要预防下列问题：第一是感染，第二是有益基因的丢失，第三是诱发癌变。考虑基因治疗的安全性：确保不会因导入外源目的基因而产生新的有害遗传变异，这是因为采用反转录病毒载体可能出现问题。因此，应构建相对安全的反转录病毒载体。导入基因可能引起插入突变或可能导致一个重要基因的失活，或更严重的是激活一个原癌基因。美国NIH的研究者们发现，在反转录病毒转移基因至猴体内后，发生了恶性T细胞淋巴瘤，他们分析认为是基因转移过程中，受体细胞污染了辅助病毒。为安全起见，在临床试验之前，必须在动物研究中达到3项基本要求：① 外源的基因能导入靶细胞并维持足够长期有效；② 该基因要以足够的水平在细胞中表达；③ 该基因应对细胞无害。为安全有效地进行基因治疗，必须严格控制每一个步骤，防止辅助病毒的污染和载体病毒之间的重组事件发生。

（三）免疫性

临床基因治疗有时需要进行多次操作，会导致机体产生免疫反应，排斥携带基因的病毒或靶细胞，给进一步治疗造成困难。为减少免疫反应的发生，解决问题的方法之一是尽可能多地除去与免疫有关的病毒基因；也有一些学者将一种基因组合到若干不同的腺病毒中，这样有可能避免免疫反应发生。

（四）基因治疗与社会伦理道德

基因治疗涉及宗教、某些特殊的伦理道德观念和公众关注的问题，需要遵守伦理道德原则，相关的法律法规也有待完善。

基因治疗作为一种崭新的遗传病治疗手段，正逐渐被人们所接受。虽然基因治疗蕴藏着巨大的潜力，但仍存在上述问题。科学家们建议，今后要加强基础研究，首先解决目前存在的遗传病基因治疗的一些问题，再进行大规模的临床试验。当前，全世界已批准上市部分基因治疗产品，相信未来伴随基因功能、基因转移、DNA重组、基因克隆和表达等技术的迅猛发展，基因治疗将成为人类攻克疾病的一种常规治疗手段。

学习小结

遗传病的治疗主要包括手术治疗、药物治疗、饮食治疗和基因治疗等。手术治疗包括手术矫正和器官组织移植。药物治疗主要是对症治疗，原则是补其所缺、去其所余、禁其所忌。其实施过程可分为产前治疗、症状前治疗和临症患者治疗。饮食治疗遗传病的原则是禁其所忌；其实施过程可分为产前治疗和临症患者治疗；饮食治疗宜早不宜迟。基因治疗是指采取基因替代或补偿、基因阻断或下调、基因修正和基因表达调控等手段治疗遗传病的方法；基因治疗主要以两种策略达到治疗目的，其中直接策略针对致病基因，间接策略并不针对致病基因，而是导入与靶基因无直接联系的治疗基因；基因治疗的研究范围从单基因病扩展到多基因病，从传统的遗传病扩展到肿瘤、感染性疾病及神经系统疾病等，为遗传病和肿瘤的治疗开辟了广阔前景。

（蔡晓明）

复习参考题

一、选择题

1. 患儿，男，出生时发现口腔右侧上唇轻度裂开，3月龄颌面CT检查，诊断单侧唇裂Ⅰ度，该患儿的最佳治疗方法是
   A. 基因治疗
   B. 饮食治疗
   C. 手术治疗
   D. 酶诱导治疗
   E. 补充维生素治疗
2. 孕妇，产前检查发现羊水中甲基丙二酸含量增高，提示胎儿可能患甲基丙二酸尿症，该患儿的最佳治疗方法是
   A. 在分娩前母亲服用少量苯巴比妥
   B. 给孕妇服用维生素B_2
   C. 给孕妇服用甲状腺素
   D. 给母体注射维生素B_{12}
   E. 给孕妇服用维生素C
3. 患儿，女，出生时通过筛查发现其甲状腺功能减退，该患儿的最佳治疗方法是
   A. 服用甲状腺素
   B. 服用维生素B_1
   C. 服用维生素B_6
   D. 服用维生素B_{12}
   E. 服用维生素C
4. 患儿，男，2岁，进食蚕豆后呕吐，厌食，脸色苍白，临床检查为葡萄糖6-磷酸脱氢酶（G6PD）缺乏症，该患儿最佳的饮食治疗方法是
   A. 限制苯丙氨酸类食物摄入
   B. 限制蚕豆及相关药物摄入
   C. 限制高胆固醇类食物摄入
   D. 限制含铜类食物摄入
   E. 限制碳水化合物类食物摄入
5. 患儿，男，8月龄时开始头发黄、生长发育落后，身高低于正常同龄儿。门诊体格检查显示精神反应正常，皮肤白皙，头发黄，汗液和尿液有鼠臭味。实验室检查显示，该患儿尿液苯丙氨酸浓度为26.1g/L，$FeCl_3$、2，4-二硝基苯肼试验均呈

强阳性。该患儿最佳的饮食治疗方法是

A. 限制亮氨酸、异亮氨酸、缬氨酸类食物摄入

B. 限制蚕豆及相关药物摄入

C. 限制苯丙氨酸类食物摄入

D. 限制高胆固醇类食物摄入

E. 限制碳水化合物类食物摄入

答案：1. C；2. D；3. A；4. B；5. C

二、简答题

1. 遗传病的手术治疗方法有哪些？分别适用于哪些遗传病？

2. 遗传病的药物治疗原则是什么？并举例说明。

3. 遗传病的饮食治疗原则是什么？应注意哪些问题？

4. 试述基因治疗的策略和途径，试分析基因治疗的前景。

第十五章　遗传咨询

学习目标

掌握	遗传咨询的基本原则、步骤与技巧；单基因病子代再发风险的估计方法。
熟悉	多基因病子代发病风险的估计；染色体病遗传咨询的关键问题。
了解	线粒体病和遗传方式不易确定疾病的遗传咨询。

案例15-1　一例Hurler综合征家系的遗传咨询

Hurler综合征又称黏多糖贮积症IH型（MPS-IH型），为常染色体隐性遗传。患者α-L-艾杜糖醛酸酶活性缺乏，导致其前体物的降解受阻而在体内堆积，临床特征表现为身材矮小、智力低下，头大，面容粗犷，眼距宽、塌鼻梁，角膜混浑浊，毛发粗厚，指/趾皮肤可见增厚，类似肢端硬皮病等症状（图15-1）。

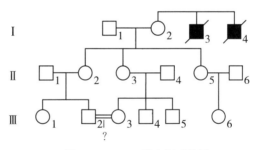

▲ 图15-1　Hurler综合征系谱图

思考：

上面系谱图中，如果Ⅲ₂和Ⅲ₃结婚后就生育问题前来咨询，作为遗传咨询师你该如何帮助他们？

随着分子遗传学诊断技术的快速发展，越来越多的社会公众逐渐认识到遗传病的筛查、恶性肿瘤的遗传倾向，以及高血压和糖尿病等常见病的遗传预估对于人类健康的意义。遗传咨询作为帮助人们理解遗传因素对疾病影响的重要手段，也越来越广泛地在临床诊疗中得到应用。让患者及家属清晰了解自身及其生育后代发生疾病的风险，对于遗传病的积极预防和有效治疗意义重大。

第一节　遗传咨询的定义及对象

一、遗传咨询的定义

遗传咨询（genetic counseling）是由遗传咨询师和咨询者（通常为遗传病患者或者患者家属）就某种遗传病的发病原因、遗传方式、诊断、治疗和预后等问题进行一系列交流的过程。在这一过程中，遗传咨询师解答咨询者所提出的有关遗传学方面的问题，对所涉及的遗传病进行全面的遗传分析，估计该病的再发风险，给予来访者婚姻、生育等方面的医学指导。

遗传咨询在遗传病预防中发挥着不可替代的作用。目的是确定遗传病患者和携带者，并对其后代患病风险进行预测，以便确定应采取的预防措施，减少遗传病患儿的出生，降低遗传病的发病率，提高人口素质，是预防遗传病和优生优育的重要措施之一。

目前从事临床咨询的主力军为遗传咨询师或临床遗传医师。遗传咨询师是具有医学遗传学、医学生物学、心理学、公共卫生学和社会学相应知识背景，并经国家部门认证具有资质的人员。临床遗传医师是经过医学遗传学专业训练的专科医师，可由接受过遗传学培训的儿科、妇产科或内科医师担任。2020年2月，我国人力资源和社会保障部发布文件，将"出生缺陷防控咨询师"（职业编码4-14-02-04）作为新职业正式纳入国家职业分类目录，该职业人员将从大健康的角度，秉持大预防的理念，协助专科医师对咨询对象进行全链条的咨询与管理服务，包括出生缺陷防控宣传、教育、咨询、指导，为进一步提高我国人口素质、推动健康中国建设贡献力量。

二、遗传咨询的对象

所有关注子代健康风险的育龄父母及其家庭都可以进行遗传咨询。常见的遗传咨询对象如下：

1. 曾经生育过患有遗传病或先天畸形后代的夫妇。

2. 夫妇双方或一方是遗传病患者，或异常遗传物质携带者。

3. 有遗传病家族史。

4. 高龄孕妇（35岁以上）。

5. 有不明原因的不育、不孕和习惯性流产史的夫妇。

6. 近亲婚配的夫妇。

7. 夫妇一方或双方接触或曾接触致畸因素，如生物、物理、化学因素等。

8. 患有遗传因素明显的常见病或肿瘤的夫妇。

9. 产前筛查发现高风险或胎儿生理结构异常的孕妇。

10. 其他需要咨询的情况。

第二节　遗传咨询的基本原则与心理问题

一、遗传咨询的基本原则

1. 收集证据原则　所有遗传咨询的判断和预测，都应是根据病史、检查报告、医疗记录等实据作出的。因此，遗传咨询师首先应要求咨询者尽力提供疾病相关实据，必要时建议进一步遗传学检查。遗传咨询师的证据收集必须详细，不能遗漏，以确保医师作出合理建议和正确指导。

2. 非指令性原则　在应对遗传病策略的选择中，没有绝对正确或者绝对错误的方案，遗传咨询师的职责不是去替咨询者做决定，而是帮助他们充分了解不同方案的利弊，保证其理解后有能力自己做决定。2002 年卫生部颁布的《产前诊断技术管理办法》中明确提出医师可以提出医学建议，患者及其家属有选择权。

3. 保密原则　遗传咨询师应尊重咨询者的隐私权，对咨询者提供的病史和家族史给予保密。在未经许可的情况下，将遗传检查结果告知包括雇主、保险公司和学校等第三者，都是对这一原则的破坏。咨询时无关人员不宜在场，对遗传学检测中发现的某些家庭关系变化（如亲缘关系不符等），应依照咨询者的意愿进行保密。

4. 知情同意原则　咨询过程中，遗传咨询师应尽可能确保咨询者了解所有涉及自身及家庭成员的健康状况，对疾病风险、可能出现的临床意义不明的基因变异、不同诊疗计划的利弊等，均有充分的理解，进而有能力完全自主地进行医疗方案的选择。在进行任何遗传检查之前，都必须与患者或其家属签署知情同意书，这也是产生法律争端时可出具的重要法律依据。

咨询者有知情权，也有选择不知情的权利。在有可能产生主要检测目标以外的基因变异检测前，遗传咨询师应明确受检者的态度和承受能力，按照其意愿告知或者不告知相关结果。

5. 平等原则　对所有咨询者应一视同仁，不分性别、年龄、职业、肤色、种族、身体状况、经济状况或地域，公平对待。遵从联合国《世界人权宣言》中"人人在权利和尊严上一律平等"原则，将遗传咨询服务平等地提供给所有需要的人。

6. 关怀、支持、鼓励等原则　遗传咨询应特别关注咨询者的心理和心态，以关怀的态度耐心解答他们的问题；整个咨询过程要保持亲切委婉，避免用刺激性语言描述病情；同时鼓励咨询者树立信心，用积极心态防治遗传病。

二、遗传咨询中的心理问题

对于风险的焦虑和罪恶感是咨询者容易产生的两大心理特点，所以有时仅仅提供信息不一定能帮助咨询者作出正确的选择。遗传咨询师应关注咨询者的心理、社会和情感等可能对咨询成败造成影响的因素，帮助咨询者建立应对风险产生、作出困难选择、最大限度减少损失和降低伤害的信心和能力。这就要求遗传咨询师除了要清楚所涉疾病的病情和再发风险，还需要对咨询者的家庭背景、职业特点、社会地位、受教育程度、经济能力、情感经历等进行了解，全面评估这些因素可能对其产生的影响，对咨询者可能的反应和承受能力进行判断，某些信息选择合适时机以合适的方式进行透露。同时，在理解和尊重的前提下，帮助咨询者一起评估各种选择的影响程度，引导咨询者相信自己，淡化个人责任，鼓励共同承担，保护家庭稳定。

第三节　遗传咨询的相关技巧

一、用非专业性语言解释遗传学名词

为帮助咨询者及家人理解相关的疾病信息、遗传学检测过程、检测结果及检测结果代表的意义，遗传咨询师需采用易于接受、通俗易懂的方式去描述与做决定有关的信息，比如疾病状况、遗传方式、可以采取的措施、各种对策的优劣等。遗传咨询过程中，遗传咨询师应尽量使用普通大众熟悉的语言，避免频繁出现专业术语，当不可避免需要提到时，可先对该术语做一个浅显的解释。另外，还要给咨询者充足的时间去消化吸收这些信息，并随时获取反馈，确保其正确理解。

二、考虑影响遗传方式判断和再发风险评估的因素

遗传咨询时应全面考虑影响遗传方式判断和再发风险评估的因素。遗传病的类型不同，影响判断的因素也各不相同。比如分析单基因病时，要考虑遗传异质性、基因的多效性、不规则显性、遗传印记、遗传早现、限性遗传、从性遗传、X染色体失活等；而对于多基因病再发风险的估计，则要将该病的遗传率与群体患病率的关系、亲属级别、家庭中的患病人数、患者的病情严重程度、患病率存在性别差异时的Carter效应等纳入评估范围。

根据遗传病类型和遗传方式进行评估得到的再发风险，只能表示下一代的发病概率，而下一个孩子在实际中是否发病的可能性只有两种，即0或者100%。遗传咨询师不可对咨询者作出明确的保证，而是客观地阐明患病概率，通过坦率地交换意见帮助咨询者做选择。

三、考虑医学的不确定性

随着第二代测序等现代遗传检测技术的飞速发展，检测结果也日渐复杂。在进行遗传检测前，遗传咨询师应告知咨询者有可能出现的不确定检测结果，包括意外获知的其他位点突变和临床意义不明性变异（variants of uncertain significance，VUS）等，以帮助咨询者做好承担这些可能的准备。

四、考虑咨询者的相关背景

遗传咨询是面向咨询者及其家庭的医学服务，遗传咨询师应针对不同背景的咨询者采取不同的咨询策略和方案，因人施教。首先，不同年龄、性别、民族、地域、职业和受教育程度的咨询者接受信息的难易程度和心理承受能力都不同；其次，不同类型疾病或同类疾病但病史不同的咨询者前来咨询的诉求不同。因此，遗传咨询师要全面了解上述信息并作出评估，通过调整咨询的步骤顺序或者内容来达到有效咨询的效果。

五、赋能和恰当的共情

在遗传咨询中，存在各种来自咨询者和遗传咨询师双方的因素，可能影响咨询进程和效果。为排除干扰，实现有效咨询，遗传咨询师要评估咨询者对各种讨论的反应和承受能力，通过持续有效的沟通来建立同盟关系，然后朝着共同的咨询目标一起努力。第一，遗传咨询师要向咨询者展现一个真诚地去帮助咨询者的意愿；第二，通过对咨询者保密性、知情权和自主权的尊重，创设一个充满安全感的对话环境，让咨询者放心去分享与咨询目标相关的个人和家庭信息；第三，咨询过程中遗传咨询师要仔细倾听并知晓同情，对咨询者的处境和经历展现理解，让咨询者的疑虑逐渐得到认可和解答；第四，遗传咨询师要对咨询者进行基于理性思考下的关怀鼓励，这也是帮助咨询者树立信心、积极防控遗传病的重要动力。

六、考虑咨询者的心理问题

由于咨询者的心理、社会和情感可能对咨询成败造成直接影响，遗传咨询中的心理咨询有时特别重要。遗传咨询师在了解咨询者对咨询信息的理解程度之后，还要了解这些信息对他们意味着什么，针对那些可能严重损害咨询者心理、社会、家庭和情感的信息，可以选择暂缓透露，同时有技巧地尽量避免触动和加深咨询者的焦虑和罪恶感。另外，咨询结束后，遗传咨询师也应与咨询者保持适当的接触，便于及时疏导新产生的心理问题。

第四节　遗传咨询的步骤

一、病史采集

病史采集是遗传咨询过程中的第一步，也是重要的一步。首先是基本信息登记，遗传咨询师就咨询对象的年龄、性别、职业、居住地区、民族等基本信息进行登记；其次是采集病史，仔细询问咨询对象和家庭成员的病史、医疗史、婚姻史、生育史、特殊化学物接触史等，结合咨询者之前可能做过的所有医学检测结果，详细记录；最后，建立档案，将就诊日期、联系方式等信息一并记录下来，在严格遵守保密原则的前提下妥善保存。

二、绘制系谱图

遗传咨询中通常以系谱的方式来描述和记录咨询对象及其家庭成员的相互关系和表型特征。一个完整的系谱是对该家庭人员的遗传关系、患者数量进行直观准确了解的重要手段，能为后续的诊断、风险评估、健康管理建议等提供重要的辅助信息。绘制系谱时，要从亲缘关系最近的亲属问起，如果先证者是成人，一般从其子女、兄弟姐妹和父母开始；如果是未成年人，可以从其兄弟姐妹和父母开始。然后再分别沿父系和母系各级亲属仔细询问，避免遗漏。一般系谱病史采集至少要包括家族中的一级、二级和三级亲属，必要时可以扩展亲属范围。

三、体格检查

体格检查通常是指医师借助体温计、血压计、听诊器、敲击锤等传统检查工具，运用感官，客观地了解和评价被检测者身体状况的基本检查方法。一般来说，临床上体格检查方法包括五种，即视诊、触诊、叩诊、听诊和嗅诊。许多疾病可以通过体格检查，结合病史在临床上得到诊断。

四、实验室遗传学检查报告的解读

遗传咨询师通过整合前述信息和咨询者需求，考量相应的遗传学检测方法，协助临床医师为咨询者推荐最合适的遗传学检测项目选项。实验室遗传学检查报告主要包括以下内容：① 检测样本的识别信息；② 对检测结果的清楚描述；③ 针对检测目的，对部分结果进行必要的解释性表述；④ 对遗传检测实验的局限性有清楚的描述和解释；⑤ 报告中对于风险率的估计，需清楚展示计算所用的信息和数据；⑥ 检测结果需要实验室负责人和审核人亲笔签字。

遗传学检测报告产生后，遗传咨询师要向咨询者解读检测报告的临床意义。根据美国遗传学与基因组学学会（American College of Medical Genetics and Genomics，ACMG）《基因变异分类标准与指南》，一般的遗传检测报告在临床上可以归为三类，即阳性结果（致病或可能致病变异）、阴性结果（未检测到变异或良性变异）和不确定结果（临床意义不明变异）。

当检测结果为阴性时，不代表疾病风险可以被完全排除，该结果有可能说明：① 受检者的确不携带该疾病相关的遗传变异；② 导致临床症状的疾病未包含在检测范围中；③ 检测本身存在误差或遗漏；④ 受检者的遗传物质可能存在镶嵌现象等。

当检测结果为阳性时，遗传咨询师要向咨询者解释具体的诊断结果，描述疾病的特征，解释遗传方式，预测再发风险，提供可以采取的防治方案等。

当出现临床意义不明的检测结果时，遗传咨询师应通过实验室了解是否有进一步的证据可以说明不确定的结果，是否有必要推荐其他家庭成员接受检测来帮助确定结果的临床意义。随着全外显子组测序、全基因组测序等先进检测技术得到越来越广泛的应用，不确定遗传学检测结果的解释也面临越来越大的挑战。

实验室遗传学检查大体分为细胞遗传学检测和分子遗传学检测两类。细胞遗传学检测报告包括核型分析报告、中期（染色体）FISH报告和间期（核）FISH报告。分子遗传学检测近年来发展迅速，要针对不同的检测方法建立相应的检测结果判断和诊断标准，报告中应包括实验/疾病检测的原因、采用的检测方法、检测的目的基因位点、被检测者的基因型、检测到的突变位点、结果解释、随访建议、遗传咨询建议等详细报告。

五、诊断和鉴别诊断

遗传咨询师要根据检测报告中的结果，结合发病年龄、环境因素、新生突变，以及是否有意隐瞒病史等情况，正确判断被检测者是否患遗传病或是哪种遗传病，是否为携带者。遗传学检测报告应由两名以上人员独立解读，对存在问题或数据不一致的结果，必须在补充实验分析的情况下，由具备资格的人员进行判断处理。

六、告知遗传病的遗传方式和再发风险率

根据检测报告结果和咨询者诉求，遗传咨询师采取适当的方式告知所涉遗传病的遗传方式和再发风险。在许多情况下，咨询者关心的是个体发病风险或其一级亲属即下一代的再发风险。对于不同类型的遗传病，再发风险的计算方法不同，比如单基因病的遗传风险估算要用到孟德尔比率、概率运算法则和Bayes定理；而多基因病的再发风险则要考虑多种环境及其他复杂因素，通常用经验风险数据进行评估（详见本章第五节）。

七、对下一步处理提出建议，最后由咨询者及其家属做决定

确定了疾病的再发风险后，遗传咨询师要与咨询者共同研究对策，包括提出避孕、人工流产、人工授精、产前诊断等备选措施。特别需要强调的是，遗传咨询师只提出可供咨询者选择的若干方案，在客观陈述各种方案的优缺点并保证咨询者充分理解的基础上，让咨询者做抉择，遗传咨询师不可代替做决定。

八、随访与预防

遗传咨询结束后，遗传咨询师应向咨询者提供定期随访的方案和联系方式，一方面是为了跟踪及观察遗传咨询的效果，有效预防疾病的发生；另一方面也给予咨询者进一步了解相关信息、需要时迅速取得联系的机会，使咨询者能得到持续支持。

第五节　遗传咨询案例

一、单基因病的遗传咨询

单基因病遗传咨询的主要目的是确定个体的基因型，评估再发风险，依据再发风险进行相应的生育指导，避免患儿的出生。

（一）单基因病基因型明确者的再发风险估计

如果夫妇双方的基因型均可确定，则子女的发病风险可以根据所涉及单基因病的遗传方式，按孟德尔遗传定律进行计算。

1. 常染色体显性遗传（AD）病　通常情况下，临床上见到的此类疾病患者绝大多数为杂合子（Aa）。当夫妇双方一方为患者时，其子女的再发风险是1/2；当夫妇双方均为该病患者时，其子女的再发风险是3/4。对于新生突变的再发风险估计，如果是完全外显，该患者子代的再发风险为1/2，但是其弟、妹的再发风险则与群体发病率基本一致。对于不规则显性和延迟显性如何进行遗传咨询，将在后面详述。

2. 常染色体隐性遗传（AR）病　就这类疾病而言，如果夫妇表型均正常，则只有双方均为

携带者（Aa）时才有可能生育出患者（aa），子代的再发风险为1/4，子女中3/4为正常个体，也就是在正常子女中有2/3可能是携带者。若夫妇一方为患者，子代的再发风险取决于患者的配偶。配偶为携带者时，子代再发风险为1/2，携带者的概率也是1/2；配偶为显性基因的纯合子（AA）时，后代不会出现患者，但都是携带者；配偶若同为患者，则子代通常均为患者。但是曾有两个AR病的同病患者结婚，子代不发病的报道，如白化病、先天性聋哑等，出现这种情况的主要原因是这些疾病具有遗传异质性，即两个患者如果致病基因的基因座不同，其子代在每个基因座上均为杂合子，所以不会患病。近亲婚配的夫妻因同时带有来自共同祖先的同一突变致病基因的概率高于随机婚配，其子女出现致病性纯合子的概率也高。

3. X连锁显性遗传（XD）病 XD病的女性患病率远高于男性，但通常女性患者病情较男性患者轻。男性患者（X^AY）与正常女性（X^aX^a）婚配时，儿子全部正常（X^aY），女儿全部是杂合子患者（基因型通常为X^AX^a）。女性患者（X^AX^a）与正常男性（X^aY）婚配时，其子女各有1/2的发病风险。当夫妇双方均为患者时，女儿全部患病，而儿子有1/2的发病风险。

4. X连锁隐性遗传（XR）病 XR病的男性患病率远高于女性，多数家系中见不到女性患者。当男性患者（X^aY）与正常女性（X^AX^A）婚配时，会出现以下两种情况：① 多数情况下，正常女性为纯合子（X^AX^A），女儿均为携带者（X^AX^a），儿子全部正常（X^AY）；② 少数情况下，正常女性为携带者（X^AX^a），则其子女的发病风险均为1/2。当女性患者（X^aX^a）与正常男性（X^AY）婚配时，儿子均为患者（X^aY），女儿均为携带者。当正常男性与正常女性婚配时，女儿都正常，但儿子不能确保都正常，因为少数正常女性为携带者，此时儿子的发病风险为1/2，女儿正常，但有1/2概率为携带者。

（二）单基因病基因型不明确者的再发风险估计

单基因病遗传咨询时，如果夫妇双方或一方的基因型不能确定，则要根据家系资料和其他遗传信息，用Bayes定理来估算后代的发病风险。

1. Bayes定理 Bayes定理又称逆概率定律，是由Bayes提出的一种确认两种相互排斥事件的相对概率理论，是条件概率中的基本定理之一。Bayes定理可以表示为：某事件的后概率＝某事件的联合概率/所有事件的联合概率之和，其中联合概率＝前概率×条件概率。前概率是根据遗传规律得到的概率，条件概率是指在一定条件下发生该事件的概率。1975年，Murphy和Chase开始把Bayes定理应用在遗传咨询中，20世纪80年代以后成为国际上估计单基因病再发风险和携带者风险的通用方法。

（1）前概率（prior probability）：根据孟德尔遗传定律推断出的有关成员各种基因型的理论概率。例如：AD病中，患者子女是杂合子（Aa）的概率为1/2，为隐性纯合子（aa）的概率也是1/2。

（2）条件概率（conditional probability）：在某种遗传假设特定的条件下，产生某种特定情况的概率。此处的特定情况包括已知家庭成员中的正常子女数、患儿数、发病年龄、实验室检查的阴性或阳性结果等。例如，一对夫妇都是AR病的携带者，则他们生一个正常孩子的概率是3/4，假如他们连生了3个正常孩子，出现这种特定情况的条件概率就是$3/4 \times 3/4 \times 3/4 = 27/64$。

（3）联合概率（joint probability）：在某种遗传假设下，前概率和条件概率所说明的两个事件同时发生的概率，即前概率和条件概率的乘积。

（4）后概率（posterior probability）：联合概率的相对概率。由于后概率的计算既考虑了前概率，也考虑到了患者家系提供的其他遗传信息和实际情况，它比前概率更切合实际，推算出的发病率也更为准确。

在单基因病的遗传咨询中，下列两种情况需使用Bayes定理：① AD病中出现未到发病年龄的延迟显性患者，或受各种因素影响而呈现不同外显率时，估计其为患者的可能性；② 家系中可能有AR或XR致病基因的携带者，已经生育几个正常子女情况下，估计其为携带者的可能性。下面举例说明Bayes定理的应用。

2. 用Bayes定理计算常染色体延迟显性遗传病再发风险　对延迟显性遗传病而言，杂合子的显性症状通常要在出生后若干年后才能表现，因此在对基因型不能确定个体的发病风险进行估计时，发病年龄就成了一个特定的条件。例如，亨廷顿病是一种常染色体延迟显性遗传病，携带此基因的杂合子一般发病较晚。现有一20岁女青年（Ⅲ₁），其外祖父患亨廷顿病，母亲（Ⅱ₂）现年43岁尚未发病，Ⅲ₁前来咨询她本人将来的发病风险。根据群体调查，亨廷顿病杂合子20岁以前发病的占8%，43岁以前发病者占64%。由系谱图（图15-2）可知，Ⅰ₁是杂合子（Aa）患者；Ⅱ₂可能带有显性致病基因，43岁尚未发病，但有可能将致病基因传给Ⅲ₁；而Ⅲ₁已经20岁尚未发病。当然，Ⅱ₂和Ⅲ₁也可能不带致病基因。所以，Ⅱ₂和Ⅲ₁是否为杂合子不能确定。要估计Ⅲ₁将来的发病风险，首先要估计Ⅱ₂是杂合子的可能性。按照孟德尔遗传定律，Ⅱ₂的基因型是Aa或aa的前概率均为1/2（0.5）。当Ⅱ₂是Aa时，在43岁时未发病的条件概率是

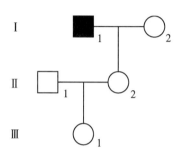

▲ 图15-2　亨廷顿病系谱图

1−64%=36%（0.36）；当Ⅱ₂的基因型为aa时，未发病的条件概率为1。按Bayes定理即可算出两种假设条件下基因型的联合概率和后概率（表15-1），得出Ⅱ₂为Aa的后概率为0.26。

▼ 表15-1　亨廷顿病家系中Ⅱ₂是杂合子的概率

概率	Ⅱ₂是Aa	Ⅱ₂是aa
前概率	0.5	0.5
条件概率	1−0.64=0.36	1
联合概率	0.5 × 0.36=0.18	0.5 × 1=0.5
后概率	0.18/（0.18+0.5）≈0.26	0.5/（0.18+0.5）≈0.74

有了Ⅱ₂是杂合子的后概率，再按Bayes定理计算Ⅲ₁是杂合子的概率。按孟德尔遗传定律，Ⅲ₁是Aa的前概率为1/2 × 0.26=0.13，Ⅲ₁是aa的前概率为1−0.13=0.87。Ⅲ₁是Aa但在20岁未发病的条件概率是1−8%=92%（0.92），Ⅲ₁是aa未发病的条件概率是1，按Bayes定理得到两种基因型

的联合概率和后概率（表15-2）。

▼ 表15-2　亨廷顿病家系中Ⅲ₁是杂合子的概率

概率	Ⅲ₁是Aa	Ⅲ₁是aa
前概率	$0.5 \times 0.26 = 0.13$	$1-0.13 = 0.87$
条件概率	$1-0.08 = 0.92$	1
联合概率	$0.13 \times 0.92 \approx 0.12$	$0.87 \times 1 = 0.87$
后概率	$0.12/（0.12+0.87）\approx 0.12$	$0.87/（0.12+0.87）\approx 0.88$

由上述计算结果可知，Ⅲ₁是Aa的概率为0.12，即日后的发病风险为12%，如果Ⅱ₂和Ⅲ₁随着年龄的增长仍不发病，Ⅲ₁的发病风险也会越来越小。

3. 用Bayes定理计算常染色体不规则显性遗传病再发风险　在不规则显性遗传病中，存在不完全外显（外显率低于100%）的情况，如果将不完全外显的杂合子认定为正常基因型，必然会影响对患者亲属发病风险的计算。用Bayes定理将不完全外显这个因素估计在内，发病风险的计算结果将会更准确。例如，视网膜母细胞瘤为常染色体不规则显性遗传，外显率为90%。图15-3是一个视网膜母细胞瘤的家系，Ⅱ₁表型正常，其母（Ⅰ₂）为该病患者，Ⅱ₁咨询她与一个正常男性婚后其子女（Ⅲ₁）的患病风险。由系谱可知Ⅱ₁的基因型不能确定，故需用Bayes定理来推算后代的发病风险。在Ⅰ₂患病的情况下，Ⅱ₁基因型可能是Aa或aa，前概率都是1/2。由于视网膜母细胞瘤的外显率为90%，Ⅱ₁是Aa但未发病的条件概率是$1-90\%=10\%$（0.1），Ⅱ₁是aa且不发病的条件概率为1，由此可计算出两种基因型假设下的联合概率和后概率（表15-3）。按Bayes定理推算出Ⅱ₁是Aa的后概率为0.09，因此Ⅲ₁的发病风险为$0.09 \times 1/2 \times 90\% = 4.05\%$。在此家系中，如果仅按孟德尔遗传定律计算，Ⅲ₁的发病风险为$1/2 \times 1/2 = 1/4$（25%），相比之下，用Bayes定理推算出的发病风险，因为考虑了外显不全的遗传因素，所以明显低于按遗传规律估计的风险值。

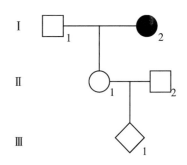

▲ 图15-3　视网膜母细胞瘤的系谱图

▼ 表15-3　视网膜母细胞瘤家系中Ⅱ₁是杂合子的概率

概率	Ⅱ₁是Aa	Ⅱ₁是aa
前概率	0.5	0.5
条件概率	$1-0.9 = 0.1$	1
联合概率	$0.5 \times 0.1 = 0.05$	$0.5 \times 1 = 0.5$
后概率	$0.05/（0.05+0.5）\approx 0.09$	$0.5/（0.05+0.5）\approx 0.91$

4. 用Bayes定理计算AR病再发风险　近亲婚配会显著增加AR病的发病风险，全面观察近亲婚配所生育子女的患病情况，利用Bayes定理可以更准确地计算发病风险。白化病是一种AR病，图15-4是一个白化病的系谱，III_1是患者，他与其表妹（III_2）婚后生了一个表型正常的儿子，咨询他们夫妇再生孩子的发病风险有多大。根据系谱图，估计他们后代发病风险的关键在于III_2为杂合子的概率。由于III_1是患者（aa），II_1肯定是携带者，II_3是携带者（Aa）的可能性是1/2（兄妹之间基因相同的可能性是1/2），III_2是携带者的前概率为$1/2 \times 1/2 = 1/4$，III_2是显性纯合子（AA）的前概率为$1-1/4=3/4$。已知他们生有一个正常孩子，故III_2若是携带者（Aa），生出正常孩子的条件概率为1/2，若III_2是显性纯合子（AA），则生出正常孩子的条件概率为1，由此求出III_2是携带者（Aa）的概率为1/7（表15-4）。

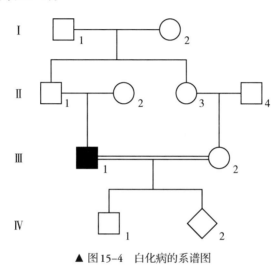

▲ 图15-4　白化病的系谱图

▼ 表15-4　白化病家系中III_2是杂合子的概率

概率	III_2是Aa	III_2是aa
前概率	1/4	3/4
条件概率	1/2	1
联合概率	$1/4 \times 1/2 = 1/8$	$3/4 \times 1 = 3/4$
后概率	$1/8 \div (1/8+3/4) = 1/7$	$3/4 \div (1/8+3/4) = 6/7$

由于患者和携带者婚后出生患儿的风险为1/2，III_1和III_2再生孩子是白化病的风险为$1/7 \times 1/2 = 1/14$。他们一旦生出患儿，即可确定III_2就是携带者，此时他们出生患儿的风险就上升到1/2。

5. 用Bayes定理计算XR病再发风险　血友病A是一种XR病，如图15-5所示，III_1有两个舅舅患血友病A，III_1咨询如与正常男性结婚，后代的发病风险如何。根据系谱图，咨询的关键是II_5为杂合子的概率；根据孟德尔遗传定律，因为II_2和II_3是患者，所以I_2肯定是携带者；II_5是显性纯合子（X^AX^A）或携带者（X^AX^a）的前概率各为1/2；II_5已生了4个正常的儿子，这是一个重要的遗传信息。当II_5是X^AX^A时，所生子女都正常，连生4个儿子均正常的条件概率是$1^4=1$；当II_5是X^AX^a时，每生一个正常男孩的概率为1/2，连生4个儿子都正常的条件概率为（$1/2$）$^4=1/16$。由此可算出II_5是携带者的后概率为1/17（表15-5），III_1是携带者的概率为$1/17 \times 1/2=1/34$，将来生育儿子的发病风险为$1/34 \times 1/2=1/68$。如果按孟德尔遗传定律估计，III_1将来生育儿子的发病风险为$1/2 \times 1/2 \times 1/2=1/8$。由此可见，因为$II_5$生有4个正常儿子，所以她是携带者的概率大为降低，后代的发病风险也相应降低。

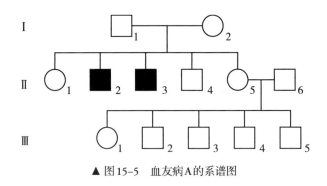

▲ 图15-5 血友病A的系谱图

▼ 表15-5 血友病A家系中II_5是携带者的概率

概率	II_5是X^AX^A	II_5是X^AX^a
前概率	1/2	1/2
条件概率	（$1/2$）$^4=1/16$	$1^4=1$
联合概率	$1/2 \times 1/16=1/32$	$1/2 \times 1=1/2$
后概率	$1/32 \div$（$1/2+1/32$）$=1/17$	$1/2 \div$（$1/2+1/32$）$=16/17$

从以上几个例子可以看出，用Bayes定理计算发病风险时，由于考虑了家系所提供的全面遗传信息，更能反映出该家系的实际情况。通常按Bayes定理计算出的发病风险比仅按孟德尔遗传定律计算的风险要低。

（三）单基因病遗传咨询举例

例1：一对新婚夫妇，因女方的弟弟患有高度近视（myopia），担心今后会生育患儿，前来咨询。

咨询过程：此例应首先证实女方弟弟是否确为高度近视患者。高度近视是指屈光度超过 -6.0D（$1D=1m^{-1}$），常有超过 -8.0~-10.0D 的近视，又称严重幼年型近视，患者幼年即可出现近视，近视度数呈进行性增加。患者由于眼轴过长而致眼球突出，可伴有玻璃体混浊、豹纹状眼底，有视网膜和脉络膜的退行性改变。典型的高度近视是一种AR病。如果证实女方的弟弟是高度近视患者，则女方父母应为杂合子携带者。因女方表型正常，此时女方是携带者的概率为2/3，男方为携带者的概率可从我国高度近视的人群发病率计出。高度近视在我国的发病率为1/100（q^2），由此算出基因频率约为0.1（q），携带者的频率为0.2（$2q$），故生育患儿风险为0.2×2/3×1/4=1/30。此时，一方面应向咨询者说明再次生育患儿的危险性；另一方面也可建议咨询者到眼科门诊咨询目前是否有针对高度近视的先进治疗手段，供咨询者选择。

例2：一对夫妇，女方为独生女，其舅舅因患假肥大性肌营养不良，18岁时去世。夫妇双方已经育有16岁正常男孩，现在准备生育二胎，前来咨询二胎的孩子是否可能患有假肥大性肌营养不良。

咨询过程：假肥大性肌营养不良包括进行性假肥大性肌营养不良（DMD）和贝克肌营养不良（BMD），进行性假肥大性肌营养不良患者一般5~6岁发病，患者通常在20岁前死亡；贝克肌营养不良发病较晚，病程进展缓慢，患者可以存活多年。本例中女方的舅舅幼年发病，未成年就去世，推测应为进行性假肥大性肌营养不良，可通过询问其他家庭成员进一步明确其舅舅的疾病。典型的进行性假肥大性肌营养不良为XR病，患者致病基因通常来自携带者母亲。该家系咨询的关键是要计算该女子是携带者的概率；根据孟德尔遗传定律，因为该女子舅舅是患者，所以该女子的外祖母肯定是携带者；该女子的母亲是携带者（X^AX^a）的概率为1/2，该女子是携带者的概率为1/4。该女子每生一个正常男孩的概率为1/2，由此根据Bayes定理可计算出该女子是携带者的后概率为1/7，该女子生育患儿的概率为1/7×1/4=1/28，且只有生育男孩才可能患病。此时应向咨询者说明再次生育患儿的危险性，请咨询者决定是否再次生育；并告知咨询者可以在产前进行胎儿性别鉴定，如果是女孩则不会发病；同时也应告知咨询者目前已能对进行性假肥大性肌营养不良的多种已知突变进行产前基因诊断，如果是男孩，也可以根据产前基因诊断进行产前干预。

二、多基因病的遗传咨询

多基因病也称复杂疾病，是由遗传因素和环境因素共同作用的结果，基因基础是多对等位基因。多基因病再发风险估计不能按照孟德尔遗传定律直接计算，而要综合考虑遗传和环境的双重影响。

（一）影响多基因病再发风险的主要因素

多基因病的群体发病率、遗传率、与先证者的亲缘系数、疾病的严重程度、家系中患病人数等，都将影响再发风险。遗传咨询时需要特别注意的影响因素有以下两点。

1. 家系中患病成员数越多，家属的再发风险也越高。遗传咨询中可以利用Smith表格（表15-6）估计多基因病家系中子代的发病风险。例如，一对夫妇，妻子患精神分裂症，该夫妇已生育一名患儿，咨询再生育时孩子的发病风险。精神分裂症的群体患病率约为1%，遗传率接近80%，按此查表，他们再生出一个患儿的风险率为18%。

▼ 表15-6　多基因病再发风险估计（Smith 表格）　　　　　　　　　　　　　　　　　　　　单位：%

一般群体患病率	遗传率	发病风险								
		双亲患者0个			双亲患者1个			双亲患者2个		
		同胞患0个	同胞患者1个	同胞患者2个	同胞患者0个	同胞患1个	同胞患者2个	同胞患0个	同胞患1个	同胞患者2个
1.0	100	1	7	14	11	24	34	63	65	67
	80	1	8	14	8	18	28	41	47	52
	50	1	4	8	4	9	15	15	21	26
0.1	100	0.1	4	11	5	16	26	62	63	64
	80	0.1	3	10	4	14	23	60	61	62
	50	0.1	1	5	1	3	9	7	11	15

2. 近亲婚配的子代有更多机会从共同祖先得到相同的易感基因组合，生育多基因病患儿的风险更高。因此，遗传咨询中要注意询问家系中近亲婚配的情况。

（二）经验再发风险

由于多基因病的影响因素众多，其再发风险的估计也比单基因病复杂得多。目前还没有一个简单的计算模型可以通用于多基因病的再发风险估计，只能通过群体发病率、家系中患病个体的多少、病情的轻重及发病率的性别差异等来估计，这种估计概率称为经验风险（empirical risk），即为经验再发风险（empirical recurrence risk）估计。

我国上海交通大学和上海市儿童医院医学遗传研究室（上海市儿童医院上海医学遗传研究所）于1979年开始分析计算多基因病的概率数学模型，编制程序对群体患病率为10%、1%和0.1%，遗传率为99%、80%和50%的多种多基因病的发病风险率进行了计算，目前国内公认的多基因病经验风险率的数据主要来自他们的工作。常见多基因病的经验再发风险见表15-7。

▼ 表15-7　常见多基因病的经验再发风险

多基因病	群体患病率/%	男：女	经验再发风险/%		
			父母正常，2个孩子受累	1个亲代和1个孩子受累	1个亲代和2个孩子受累
无脑畸形	0.20	1：2	2	—	—
腭裂	0.04	2：3	2	7	15
唇裂伴腭裂	0.10	3：2	4	4	10
畸形足	0.10	2：1	3	3	10
多发先天性心脏病	0.50	—	1~4	1~4	—
早发型糖尿病	0.20	1：1	3	3	10

多基因病	群体患病率/%	男：女	经验再发风险/%		
			父母正常，2个孩子受累	1个亲代和1个孩子受累	1个亲代和2个孩子受累
癫痫（特发性）	0.50	1：1	5	5	10
先天性巨结肠（Hirschsprung病）	0.02	4：1			
男性先证者			2	—	—
女性先证者			8	—	—
躁狂抑郁症	0.40	2：3	5~10	5~10	—
智力低下（特发性）	0.30~0.50	1：1	3~5	—	—
先天性幽门狭窄	0.30	5：1			
男性先证者			2	4	12
女性先证者			10	17	38
精神分裂症	1~2	1：1	14	16	
脊柱侧凸（特发性青年型）	0.20	1：6	7	5	—
脊柱裂	0.30	2：3	4	—	—

（三）多基因病遗传咨询举例

例1：一对夫妇曾生育过一个先天性唇裂患儿，拟再生育，前来咨询是否会再生育出唇裂患儿。

咨询过程：唇裂（单纯型或伴发腭裂）属多基因病，在我国的患病率约为0.17%。因该夫妇表型均正常，而且已经生育过一个患儿，则再发风险可按Smith表格，经验风险估计约为3%。此时应向求诊者说明再次生育患儿的危险性，请咨询者决定是否再次生育。

例2：一妇女在婚后才得知丈夫患有精神分裂症，担心下一代会患病，特来咨询。

咨询过程：精神分裂症属于多基因病，在我国患病率约1%，遗传率为80%。据Edward公式，患者一级亲属的患病率为10%，所以该夫妇下一代的再发风险为10%。此时应向求诊者说明再次生育患儿的危险性，请咨询者决定是否生育。

三、染色体病的遗传咨询

染色体病的遗传学基础为染色体的数目异常或结构畸变，此类变异主要发生在亲代生殖细胞形成的过程中。这类疾病遗传咨询的关键问题是在明确诊断的基础上进行再发风险估计。

（一）明确诊断

由于部分染色体异常（染色体不分离）的发生率随父母年龄的升高而增大（尤其是母亲），

在询问病史时要注意了解婚龄和生育年龄等情况。统计数据显示，染色体异常占流产胚胎的50%，占死产婴的8‰，占新生儿死亡者的6‰，遗传咨询时需着重询问生育年龄、子女数目及健康状况，有无流产、死产史等。常染色体病共有的临床表现包括生长发育迟缓、智力发育迟缓，以及五官、四肢、内脏等方面的畸形；性染色体病临床特征包括性发育不全或两性畸形等，所以在进行体格检查时要注意观察有无此类表现，对是否属于染色体病及可能属于哪一类染色体病作出初步诊断。

染色体检查（核型分析）是确诊染色体病的主要方法。随着染色体显带技术的普遍应用及高分辨率染色体显带技术的出现和改进，能更准确地判断和发现染色体数目和结构的异常，包括微缺失等微小的染色体畸变。将染色体检查结果结合临床表现，进行合理分析，通常可以对染色体病作出正确诊断。

（二）再发风险估计

染色体病的畸变主要发生在亲代生殖细胞的形成过程中，而生殖细胞发生过程变异较大，影响因素很多，所以大部分染色体病都是散发的。因此，再发风险率实际上就是群体发生率，或称经验风险率。当然也有一些例外，如双亲之一为平衡易位、倒位携带者或者嵌合体，子代就会有较高的再发风险。

1. 易位携带者的子代再发风险

（1）相互易位携带者：非同源染色体间的相互易位携带者，其易位染色体在减数分裂中同源染色体间配对时将形成四射体，至少可形成18种类型的配子，它们分别与正常配子结合形成18种合子，其中仅1种为正常者，1种为表型正常的易位携带者，其他16种均为部分三体、部分单体或单体、单体并三体型患者。

（2）罗伯逊易位携带者：非同源的罗伯逊易位携带者有der(13q14q)；der(13q15q)；der(13q21q)；der(13q22q)；der(14q15q)；der(14q21q)；der(14q22q)；der(15q21q)；der(15q22q)；der(21q22q)10种类型，每种类型个体可以产生6种配子。这类罗伯逊易位携带者与正常人婚配，子代核型有2/3的可能性为三体型或单体型，有1/6的可能性是携带者，1/6的可能性为正常。

2. 倒位携带者的子代再发风险

（1）臂间倒位携带者：臂间倒位携带者在减数分裂中同源染色体配对时将形成倒位环，如果在环中发生交换，理论上将形成4种不同的配子，1种为正常染色体，1种为倒位染色体，2种为带有部分重复和缺失的染色体。由于这种异常染色体仅含一个着丝粒，不会干扰胚胎早期的有丝分裂，其遗传效应主要取决于重复和缺失片段的长短及其所涉基因突变的致病（致死）效应。一般来说，倒位片段越短，则重复和缺失的部分越大，婚后不育或早期流产及死产的比例越高；倒位片段越长，则其重复和缺失的部分越短，则娩出畸形胎儿的危险率越高。除了考虑倒位片段长短，还应考虑染色体序列重排可能造成基因突变的致病（致死）效应。

（2）臂内倒位携带者：臂内倒位携带者在减数分裂中同源染色体配对时也将形成倒位环，如果环内发生互换，则将形成4种不同的配子，1种为正常染色体，1种为倒位染色体，2种为有部分重复和缺失的无着丝粒片段或双着丝粒体。其中双着丝粒染色体在合子早期分裂中通过形成双着丝粒桥，将使合子在早期卵裂中致死；无着丝粒片段在合子卵裂中也将被丢失而造成单体型胚胎，在临床上常表现为妊娠早期流产。

3. 染色体不分离　活产新生儿中染色体数目异常所致的染色体病，除少数可由亲本遗传外，大多数起源于亲本配子形成过程中的同源染色体或姐妹染色单体的不分离；也可起源于受精卵早期卵裂中的染色体不分离。一般认为染色体不分离的发生与双亲的生育年龄，特别是母亲的生育年龄有关。生出唐氏综合征患儿的比例在20岁的母亲中约为1/2 000，30岁的母亲中约为1/1 000，40岁的母亲中约为1/100，在45岁以上的母亲中则高达1/50。此外，某些生物（病毒）和理化（辐射、药物）因素等也可能诱发染色体不分离等染色体畸变。

（三）染色体病遗传咨询举例

一对夫妇，结婚5年，G_3P_0，均于妊娠8周左右自然流产，要求明确流产原因并咨询是否能正常妊娠和生育。

咨询过程：在妊娠3个月内自然流产者50%的病因是染色体异常，故应先检查男女双方核型。随后的核型分析发现，男方4号和8号染色体间发生平衡易位，核型为：46,XX,t（4;8）（4qter→4p13::8q13→8qter；8pter→8q13::4p13→4pter），女方核型正常。根据非同源染色体间相互易位携带者的遗传效应，男方可能生成18种配子，受精后仅1种为正常者，1种发育为和该男性一样的易位携带者，其他均将形成部分三体、部分单体或单体、单体并三体型患者。由此可见，这类易位形成正常配子的概率很低，不易有正常的后代。这时应告知这对夫妻他们生育正常子女的概率较低，可建议他们咨询植入前遗传学诊断方法进行辅助生殖。

四、线粒体病的遗传咨询

（一）线粒体病的再发风险估计

典型的线粒体病表现为母系遗传，即母亲将线粒体DNA（mtDNA）传递给她的儿子和女儿，但只有女儿能将其mtDNA传递给下一代。因此，如果母亲患病，则可以将其突变传递给全部后代，后代均有发病风险；如果父亲患病，其后代一般不会获得线粒体基因突变，没有发病风险。对于mtDNA的异质性突变，由于复制分离，突变mtDNA比例在不同家系成员中的分布可为0~95%。血液检查无mtDNA突变的个体，应进一步做肌肉活检。进行发病风险分析时不能依据患者单个组织的基因型对其表型进行预测，应检查多个常见的受累组织或器官，并定期随访，以明确诊断和进行防治。

自发mtDNA突变以缺失突变常见，也可为点突变，通常仅限于体细胞，不会随生殖细胞遗传给下一代。由于血细胞分裂更新速度快，突变mtDNA易发生漂变，血液检测结果阴性不能完全排除其他组织中存在突变型mtDNA。肌肉是有丝分裂组织，基因型相对稳定，又是常见的线粒体病受累器官，可作为自发mtDNA突变的检测材料。

线粒体病的发病受到多种因素的影响，包括线粒体单体型、环境因素和核修饰基因等，所以线粒体病的发病风险估计较为复杂，通常需要结合基因诊断的结果，才能对再发风险作出更准确的评估。

（二）线粒体病遗传咨询举例

一对夫妇因为生育了一个耳聋患儿，前来咨询再次生育出患儿的可能性。

咨询过程：经询问病史，该患儿有使用链霉素药物史，对这对夫妇的基因诊断发现女方 mtDNA 带有 12S rRNA m.1 555A>G 突变，该突变为母系遗传的基因突变，是药物性耳聋的遗传学基础。此时应告知咨询者再次生育后代仍会携带该位点变异，避免使用氨基糖苷类抗生素则可以避免耳聋的发生。

五、遗传方式难以确定疾病的遗传咨询

某些疾病存在遗传异质性、多基因遗传和环境因素等多方面病因，单纯从系谱分析难以确定其遗传方式，除了通过经验风险率进行估计，还可以借助基因诊断技术，对一些已经确定的突变位点或已知与致病基因紧密连锁的多态性位点进行分析，有助于对其作出准确的判断。

例如，一对夫妇生了一个严重先天性耳聋患儿，此患儿呈单纯聋哑而无其他异常表现，咨询诉求是再生育出现聋哑儿的概率。

咨询过程如下：

1. 明确诊断　先天性耳聋有遗传性的，也有非遗传性的；有先天性的，也有迟发的；有单纯性的，也有合并其他畸形的；有完全性的，也有不完全性的。先天性耳聋的发病率约为1/1 000，其中遗传性耳聋占80%，75%为AR，3%为AD，2%为XR；其他原因不明者占20%，并且相当一部分为多基因异常所致。针对这种复杂情况，应先请耳鼻喉科专家会诊，在确定遗传性耳聋前要仔细排除风疹、胆红素脑病、脑膜炎等其他因素。

2. 再发风险估计　明确为遗传性耳聋后，分析家系情况，确定遗传方式。先天性耳聋的遗传异质性很高，必须依据不同的遗传方式进行再发风险估计。

（1）常染色体隐性遗传（AR）：先天性耳聋多属于此类。如有家族史，则分析家庭成员的基因型，患者同胞为杂合子的概率是2/3；如为散发病例，患者父母均按杂合子对待。AR可能存在多个基因座，一对表型正常的夫妻如果已经生育过患儿，则夫妇均为相同致病基因的杂合子，其子女的发病风险为1/4；如果夫妇均为患者且带有相同的致病基因，则子女均为患者；如果夫妇均为患者但是带有不同的致病基因，所生育子女都是杂合子，表型正常。因为耳聋患者间的婚配概率很高，遗传咨询时必须注意是单基因遗传还是多基因遗传。

（2）常染色体显性遗传（AD）：患者出生时即表现耳聋，为完全外显。往往有家族史，患者（杂合子）子女再发风险为50%；夫妇双方均为患者且致病基因相同时，子代发病风险为75%；同一家庭中非患者的子女一般不患病。

（3）X连锁隐性遗传（XR）：男性患者的女儿均为携带者，儿子均正常；女性携带者儿子有1/2发病风险，女儿有1/2为携带者。

学习小结

　　遗传咨询是为咨询者提供与遗传病相关的知识和信息，减轻咨询者的身体负担和心理压力，并通过帮助制订和实施正确的预防和治疗措施，切实减少遗传病患儿的出生。遗传咨询应遵循收集证据、非指令性、保密、知情同意、平等、关怀、支持和鼓励等原则，有技巧地运用遗传学知识来服务患者。遗传咨询是架构在临床就诊、患者及其家庭、实验室检测之间的桥梁，在遗传病预防中发挥着不可替代的作用。遗传咨询的关键环节是对所涉及的遗传病进行全面的遗传分析，评估该病的再发风险，提出可供选择的诊断、治疗和预防方案，供咨询者参考。不同类型遗传病的再发风险主要依据遗传病的遗传方式进行估计。

（郭淼）

复习参考题

一、共用题干选择题

家族性腺瘤性息肉病（FAP）临床表现主要是大便带血、便次增多或解稀便，常有较多黏液便；有的患者排便时可见大小息肉脱至肛门；此外，患者还可有不同程度的腹部不适，以及疲乏、无力、消瘦等全身症状。出现症状的年龄平均20岁，男女发病机会均等。以下是一个家族性腺瘤性息肉病的家系（图15-6），Ⅰ₂、Ⅱ₂和Ⅱ₃分别在42岁、33岁和29岁时因结肠癌而去世；Ⅲ₂18岁了，经结肠镜检查，诊断为乙状结肠、直肠多发息肉；Ⅲ₁刚满20岁，目前无症状。

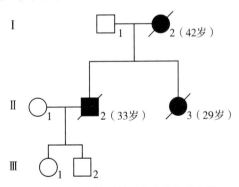

▲ 图15-6　家族性结肠息肉病的系谱图

1. 家族性腺瘤性息肉病是单基因病，其遗传方式是
   A. AD
   B. AR
   C. XD
   D. XR
   E. Y 连锁

2. 以下对家族性腺瘤性息肉病遗传特

征的描述，正确的是

A. 从性显性

B. 不完全显性

C. 共显性

D. 延迟显性

E. 不规则显性

3. 应用孟德尔遗传定律计算 III_1 是 Aa 的概率为

A. 1/2

B. 1/3

C. 2/3

D. 1/4

E. 1/6

4. 上题中，用孟德尔遗传定律计算的

III_1 是 Aa 的概率为

A. 前概率

B. 条件概率

C. 联合概率

D. 后概率

E. 逆概率

5. 应用 Bayes 定理计算 III_1 是 Aa 的概率为

A. 1/2

B. 1/3

C. 2/3

D. 1/4

E. 1/6

答案：1. A；2. D；3. A；4. A；5. B

二、简答题

1. 遗传咨询的基本原则和过程是什么？

2. 进行单基因病再发风险估计时，哪些情况可以应用 Bayes 定理？

3. 进行多基因病再发风险估计时，要考虑哪些影响因素？

学习目标

掌握	医学遗传伦理学的基本原则；遗传咨询中应遵守的伦理学原则。
熟悉	遗传检查、基因治疗和辅助生殖中应遵守的伦理学原则。
了解	遗传咨询、遗传检查、基因治疗及辅助检查中存在的伦理问题。

伦理学（ethics）源自希腊字 *ethikε* 和 *ethoσ*，原意为道德、习惯、习性和行为。伦理学又称道德科学，是研究人的道德思想、道德行为和道德规范的科学。医学伦理学（medical ethics）是伦理学的分支学科，以医学道德为研究客体，评价人类医疗行为和医学研究是否符合道德规范的学科。

在当代社会，随着医学遗传学研究技术与应用服务的快速发展，人类在实现了遗传病的早期治疗和诊断的同时，也有诸多伦理道德和社会问题伴随而来。因此，在医学遗传学研究与遗传服务中应用伦理学知识，使其受到伦理道德的支持、符合社会健康发展的需要，是医学遗传学发展的必由之路。医学遗传伦理学（medical genetic ethnics）就是利用伦理学方法解决遗传研究和遗传服务中产生的伦理问题，规范其中人与人之间的关系、行为和道德，特别是遗传咨询、遗传检查、基因治疗和辅助生殖等领域所涉及伦理学问题的学科。医学遗传伦理学已成为医学教育的一个重要组成部分。

将伦理教育引入医学遗传学教学，在医学遗传学研究与服务中应用医学伦理学的基本原则，推进二者之间的良性互动，实现科学与人文的协调和融合，在实践中采用可行的、合乎伦理的办法，才能使医学遗传学研究和遗传服务健康深入地发展；同时提高医学生的伦理判别水平，培养他们的社会责任感和伦理道德观念，从而促使他们在实践中自觉遵循医学伦理学的基本原则。

医学伦理学遵循自主、行善、不伤害、公正四大原则。① 自主原则（the principle of autonomy）强调患者或受试者的主体地位和权利，对缺乏自主能力的人（如儿童、痴呆患者等），其自主权受监护人的协助和保护。② 行善原则（the principle of beneficence）又称有益或有利原则，其基本精神是做好事，不做坏事，善待生命，善待患者。优先考虑受试者或患者的个人利益，尽可能避免伤害和减少风险，最大可能实施对其健康有利的行为。③ 不伤害原则（the principle of non-maleficence）指不应该对患者或受试者施行明知对他人有伤害或存在伤害危险的行为，避免个人损伤或使伤害最小化。当施行行为与受试者利益发生冲突时，应当以受试者利益为重。医务人员或研究者在研究设计或临床试用时要把患者或受试者的健康放在首位，充分进行风险评估，权衡利弊，遵循最优化原则，以最小的损失使受试者或患者获得最大的利益。④ 公正原则（the principle of justice）指遵循人类社会的正义和公平，包括资源分配、利益分享和风险承担三个层面，不能向少数人或利益集团倾斜。公平对待个人，平等、公正地进行分配。这四条原则是相互联系和统一的。如发生矛盾，受试者或患者自主选择可能对其健康带来伤害的行为时，要结合具体情况，综合考虑，权衡利弊得失，择其善者而从之。

第一节 遗传咨询的伦理问题及遵循的伦理学原则

遗传咨询是临床遗传服务的主要形式。遗传咨询师的伦理道德标准和文化背景等对遗传咨询过程有很大的影响。在复杂的遗传学和医学情况下，面对不确定的数据时，遗传咨询师对问题的综合分析及辅导咨询者的能力尤为重要。根据我国《遗传咨询技术规范》的规定，遗传咨询师在患者的决策过程中，应为患者提供非倾向性的信息和非指向性的帮助。

一、遗传咨询涉及的伦理问题

（一）自主性问题

遗传咨询过程中遗传咨询师要向咨询者告知相关遗传病信息，在此过程中应避免遗传咨询师将自己的价值观不自觉地强加给咨询者。应该尊重咨询者的自主性，尊重咨询者的自主决定权及婚育决定。

（二）不伤害和尊重问题

由于遗传咨询作出的决定会涉及多方面的利益，如父母、孩子、家庭其他成员等，遗传咨询师需要慎重权衡各方的利益与伤害情况给出咨询意见。同时，尊重患者人格，在遗传咨询时，避免用非医学术语来描述患者的症状，遗传咨询过程中不经咨询者同意不能针对此病例对学生进行讲解、拍照、录像等。

（三）保密问题

遗传咨询中为咨询者保密是最基本的职业义务。泄露遗传信息可能会导致咨询者在就业、保险等方面受到歧视，因此遗传咨询师有义务对咨询者的遗传信息保密。同时避免他人侵犯当事人的保密权和隐私权。

（四）咨询信息的真实性和完整性问题

遗传咨询中咨询者需要向遗传咨询师提供自己确切的遗传病信息，遗传咨询师要提供遗传病正确、完整、无偏见的信息给咨询者。遗传咨询师在提供信息时必须准确无偏倚，让咨询者或家属充分知情并完全理解。

二、遗传咨询应遵循的伦理学原则

遗传病是特殊的疾病类型，在提供遗传咨询时，遵循伦理学原则非常重要。遗传咨询中遵循的伦理原则如下。

（一）知情同意原则

遗传咨询中需要对患者及其家庭成员进行遗传学检查时，应贯彻知情同意（informed consent）的原则。让咨询者及有关人员充分了解遗传检查的目的与必要性，争取他们的主动配合。

（二）自主原则

1. 遗传咨询中遗传咨询师提供全部的信息，咨询者在获得和理解相关信息后，在不受任何胁迫、诱导的情况下，自主地作出适合他们利益的知情选择，不受任何外来压力和暗示的影响，完全尊重咨询者自己的意愿。

2. 遗传咨询中遗传咨询师应提供疾病全部的信息（包括病因、治疗和预后），在非指令性原则下，对婚育选择（如是否结婚、妊娠、进行产前诊断及终止妊娠等）等问题给予建议和指导。

（三）不伤害原则

1. 勿使咨询者受到经济利益的伤害，也不能使咨询者在咨询过程中受到伤害。

2. 保护咨询者个人和家庭隐私不受雇主、保险商和学校等的不公正侵扰。

3. 告知咨询者，遗传咨询师有道德义务和责任告知其亲属可能的疾病遗传风险，并有必要将其遗传病携带者身份告知配偶/伴侣，特别是在他们决定生育之前。同时，应告知咨询者，其配偶/伴侣知情后可能对婚姻产生的影响。在特殊情况下，如果其疾病情况可能影响公共安全，那么他们有道德义务公开其遗传状态。

（四）行善原则

遗传咨询师有义务同咨询者保持定期联系，及时告知咨询者疾病的最新相关进展。

第二节　遗传检查中的伦理问题及遵循的伦理学原则

在遗传病诊断、治疗、预后判断及风险评估的过程中，患者、携带者或其家庭成员不可避免地需要进行遗传学检查。而随着医疗技术的发展，以产前诊断、胚胎植入前遗传学诊断为例的、能够帮助医师和咨询者将遗传病诊断关口提前的新技术应用也随之产生了新的伦理问题。遗传咨询师在对不同人群、不同类型和不同目的的遗传学检查进行解读的过程中，要特别注意遗传伦理学的相关原则。

一、产前诊断和胚胎植入前遗传学检测的伦理问题及遵循的伦理学原则

通常在妊娠早、中期对胎儿进行产前诊断，以确定是否罹患严重致残、致死性出生缺陷或遗传病，其常用的方法有羊膜腔穿刺术、绒毛膜绒毛吸取术、脐带穿刺术、胎儿镜检查、胚胎活

检、超声检查、孕妇外周血分离胎儿细胞检测等。《中华人民共和国母婴保健法》第十七条规定：经产前检查，医师发现或者怀疑胎儿异常的，应当对孕妇进行产前诊断。

（一）产前诊断的伦理问题

1. 性别选择问题　国家颁布的《中华人民共和国母婴保健法》规定：严禁采用技术手段对胎儿进行性别鉴定，但医学上确有需要的除外。医学上需要采用技术手段对胎儿进行性别鉴定的疾病目前限定为：① 怀疑胎儿为伴性遗传病；② 严重X连锁智力低下；③ 经县级以上人民政府设立的医学技术鉴定组织进行鉴定，并出具同意进行性别鉴定意见。

2. 产前诊断技术的侵入性和局限性问题　产前诊断技术是有创和有风险的，如羊膜腔穿刺术、绒毛膜绒毛吸取术、脐带穿刺术等，在实施中难免发生意外。这些诊断手段需侵入母体完成，也会造成妊娠妇女身体的不适。此外，由于目前科学发展的局限性，无论是实验室检查还是超声检查的产前诊断技术，都不可能达到百分之百的准确。因此，医务工作者应该在遗传咨询的过程中详细阐明和告知来诊夫妇检查的局限性和危险性，并指导其在合适的时间采用合理的方法进行产前诊断。

3. 胚胎的伦理学定位及终止妊娠问题　胚胎是产前诊断的主要对象。医学遗传伦理学认为，胚胎不是"社会的人"，但具有发展成为"社会的人"的潜力，因此，与普通无生命体有着本质区别。在社会及经济水平发展较快的国家和地区，一般24周左右的胚胎被认为具有生存能力，可被视为人。但胚胎无法离开母体，其是否真正能够成为"社会的人"，还取决于孕妇是否决定继续妊娠。

对于胚胎的产前检测问题，在医师充分告知技术的局限性及可能存在风险的情况下，胚胎的父母自愿选择是否进行产前诊断，具有自主决定权。而对患有严重遗传病缺陷的胚胎决策问题，我国的情况是如果夫妻双方要求终止妊娠，对经过严格临床评估的严重出生缺陷等预后不良的胚胎，终止妊娠是不违背伦理学原则的。作为临床遗传服务工作者，面对产前诊断明确的、患严重出生缺陷的胚胎时，应告知孕妇及家属胎儿缺陷的性质及严重程度，目前医学上是否有治疗的手段、后遗症及可能的遗传方式等，并在心理上减轻夫妇的焦虑和负罪感，由夫妇自己作出选择，但绝不能强令孕妇"终止妊娠"。

（二）产前诊断应遵循的伦理原则

1. 公正原则　产前诊断中对最需要服务的个体进行诊断。对医学上有产前诊断指征的个体都应该提供产前诊断；在无医学指征的情况下，不能因为宽慰而进行产前诊断。

2. 自愿原则　在接受产前诊断之前，医务人员应向受检者提供实施产前诊断的程序、对母亲和胎儿可能的危害和风险、减少危险的措施、成功率、失败的可能性等信息；还应提供检查结果的准确性、可能出现的局限性、费用等有关信息，由父母决定是否进行产前诊断及生育选择，决定可供选择的产前诊断方法。保证受检者的自主知情同意权，受检者签署书面知情同意书后方可实施产前诊断，在实施该行为前受检者均有退出产前诊断的权利。

3. 自主原则　医务人员应将产前诊断的结果告知受检者，如发现胎儿异常应告知其临床表现、疾病的严重程度、治疗方法、预后、再发风险，以及相关的法律法规和伦理原则等。在家庭、国家法律、文化和社会结构的框架内，是否选择终止妊娠由受检者自主决定，受检者对受累胎儿妊娠的选择应得到尊重与保护。

4. 保密原则　受检者的遗传信息、产前诊断结果、是否选择终止妊娠等均属个人隐私，医务人员有责任为其保守秘密，避免因为检查结果给受检者及亲属带来不良后果。

除性连锁疾病外，产前诊断仅给父母和医师提供有关胎儿健康的信息，不能利用产前诊断进行亲子鉴定或性别选择。另外，如检查结果涉及影响受检者亲属发病风险的遗传信息，医务人员应将对亲属的可能影响告知受检者，并向他们陈述有关的道德义务，由他们自己决定是否告知有关亲属。

（三）胚胎植入前遗传学检测的伦理问题

胚胎植入前遗传学检测（preimplantation genetic testing，PGT）是将遗传学技术与辅助生殖技术相结合，对胚胎进行遗传学分析和诊断，选择诊断正常的胚胎植入子宫的一种诊断方法。其步骤包括体外选择配子、卵裂球或者囊胚，采用分子诊断技术筛选出正常或遗传表型正常的胚胎移植入子宫腔等。PGT将遗传学技术与辅助生殖技术相结合，将遗传病诊断提到胚胎植入子宫腔之前，避免了因选择性流产给妇女及其家庭带来的伤害。另外，对于反复流产、反复种植失败的夫妇，可以利用PGT技术选择诊断正常的胚胎移植以改善临床结局。因此，PGT在辅助生殖技术中越来越受到重视。

然而，PGT在实施过程中仍旧需要面临一些伦理问题，如PGT检测中的技术性创伤问题、检测后胚胎的选择问题及剩余胚胎的处置问题等。关于PGT检测中的技术性创伤问题，可能造成生育医源性的非健康孩子，或在成年后可能存在远期安全性问题。因此胚胎PGT不应随着胚胎移植入母体而结束，而要继续进行产前诊断，对日后出生的婴儿和成年后的人也应进行随访。关于PGT检测后胚胎的选择问题，除了取决于早期胚胎的发育速度和医师的临床经验，对于性连锁遗传病胚胎的选择很大程度上还与性别有关。我国法律规定，当怀疑胎儿有严重的性连锁遗传病时，可进行性别鉴定。就目前的技术发展水平来说，这样的性别选择是防止严重X连锁隐性遗传病患儿出生的有效手段。作为临床医务人员，应在不断精进自身经验与技术的同时，结合新技术，在不违背医学遗传学伦理原则的大前提下，实现更完善的胚胎选择。关于剩余胚胎的处置问题，目前我国对剩余胚胎处理程序已有的共识是处置剩余胚胎前必须有夫妇双方签署的知情同意书，如果废弃或捐献医学研究，必须有伦理审查委员会的批复文件。

案例16-1　　胚胎植入前遗传学检测技术的伦理问题

杨女士分别于2016年和2020年因超声显示胎儿四肢短小及胸廓严重狭窄在医院产科引产。在产科进行遗传咨询和基因检测后，发现胎儿患有Ⅲ型短肋多指/趾畸形综合征，该综合征由基因突变导致，遗传方式为常染色体隐性遗传，突变基因分别来自杨女士及爱人。经历了2次引产，这对夫妇不堪忍受再次可能孕育畸形胎儿的风险及压力，因此寻求辅助生殖的帮助。经过辅助生殖实验室流程及基因诊断，最终获得2枚正常囊胚并移植1

枚。经过产前超声及基因诊断再确认，胎儿发育完全正常，并于2022年2月顺利诞下一名健康男婴。

思考：

对该病例进行胚胎植入前遗传学检测时应该注意什么伦理学问题？

（四）胚胎植入前诊断应遵循的伦理原则

胚胎植入前遗传学诊断除遵循产前诊断有关伦理学原则外，还应同时遵守《产前诊断技术管理办法》《人胚胎干细胞研究伦理指导原则》和《卫生部关于修订人类辅助生殖技术与人类精子库相关技术规范、基本标准和伦理原则的通知》（卫科教发〔2003〕176号）的相关规定。

二、家庭风险成员遗传学检查的伦理问题及遵循的伦理学原则

针对家庭风险成员进行的遗传学检查主要包括携带者筛查、症状前诊断和易感性筛查。

携带者筛查（carrier screening）是指对群体致病基因携带者的筛查。例如两个常染色体隐性遗传病的携带者结婚，子代有1/4的发病风险。

症状前诊断（presymptomatic diagnosis）是指对延迟显性的个体及在常染色体隐性遗传病发病前进行诊断，如亨廷顿病、肝豆状核变性等。

易感性筛查（susceptibility screening）是指检测某种遗传病易感基因的群体，他们是某些复杂疾病的高危人群，如心脏病、早老性痴呆等。

（一）携带者/症状前/易感性筛查及诊断中的伦理问题

1. 携带者筛查中的伦理问题　携带者筛查实验检测手段复杂，花费比较大，而检测结果属于预测医学范畴，势必会分流有限的医疗资源，这就涉及医疗资源应用的公平性问题。此外，筛查会给携带者带来精神和心理负担，有可能引发潜在的家庭矛盾、家庭内部歧视等。

2. 症状前诊断中的伦理问题　目前绝大多数遗传病没有有效的治疗方法，在症状出现前确诊为某种遗传病进行提前诊断，过早地增加了受检者的精神压力，影响其个人的生活质量，对未成年人的症状前诊断可能对其心理发育产生负面影响。因此，当症状前诊断不能够改变受检者现状时，开展症状前诊断之前医师必须将利害得失摆在受检者面前，由受检者权衡利弊后作出决策。同时，疾病的发生受个体多方外因的影响，症状前诊断并不能精确预测受检者今后的健康状况。

3. 易感性筛查中的伦理问题　易感性筛查是指检测个体的易感基因。但是，对易感基因的检测只代表其遗传因素使其患病的概率，并不代表疾病肯定会发生，因为环境因素和生活方式也同时影响着该疾病发生的可能性。虽然相关疾病的易感性筛查有一定的益处，但是即使没有易感基因，也不能够对疾病放松警惕。同样，易感性筛查的结果可能会引起个体巨大的心理负担。

（二）携带者/症状前/易感性筛查及诊断中应遵循的伦理学原则

WHO制定的关于遗传筛查和诊断中的伦理原则如下。

1. **自愿原则** 遗传筛查和诊断必须是自愿的，不能强制。在遗传筛查或诊断进行之前应首先将筛查与诊断的目的、可能的后果、可供选择的途径等相关信息告知咨询者。在对儿童进行遗传筛查时，应尽量寻求儿童的同意，如没有有效的预防和治疗手段，对延迟发病的疾病，症状前诊断/易感性筛查最好是延迟到成年阶段，到时当事人可以自主决定。

2. **不伤害原则** 未经当事人本人同意，不得将筛查和诊断结果提供给雇主、保险商、学校、其他单位或个人，以免发生遗传歧视。

3. **有益原则** 筛查和诊断结果应与遗传咨询衔接，特别是筛查和诊断出不好的结果时，应当向咨询者及时提供疾病的遗传咨询，如果预防与治疗是可行的，那么不应该延误治疗。

4. **行善、自主原则** 如果公开有关的遗传信息更符合咨询者个人的利益、更有利于公共安全，则有必要向咨询者提供有关帮助，使其自主作出相关决定；如果预防与治疗是可行的，不应延误治疗。

第三节　基因治疗中的伦理问题及遵循的伦理学原则

一、基因治疗的伦理问题

基因治疗是将外源正常基因、重组基因或RNA导入靶细胞，代替或修复遗传缺陷的基因，关闭或抑制其表达，使细胞恢复正常功能，从而达到预防或治疗疾病的一种医疗技术，是基于改变活细胞的遗传物质而进行的医学干预。正是由于这种干预与传统的症状疗法有本质的不同，自20世纪60年代以来，各界就开始对该不该操纵人体细胞的基因进行了伦理上的反思和公开辩论。

（一）体细胞基因治疗的伦理问题

体细胞基因治疗（somatic cell gene therapy）是将正常的基因引入体细胞，并表达基因产物，纠正或补偿异常基因的功能缺陷，使得由致病基因引起的症状消失或得到缓解，最终达到治疗的目的。

体细胞基因治疗不涉及胚胎，引入的基因一般不会影响下一代，因此体细胞基因治疗引起的伦理道德争议较少。体细胞基因治疗的主要缺点是只使缺陷基因在治疗的个体得到纠正，其下一代仍可能产生同样的遗传病或缺陷。

1993年我国卫生部制定了《人的体细胞治疗和基因治疗临床研究质控要点》，批复同意体细胞的基因治疗。

案例16-2　　体细胞基因治疗的失败案例

　　1999年9月17日，患有罕见鸟氨酸氨甲酰基转移酶缺乏症（ornithine carbamoyl transferase deficiency，OTCD）的美国亚利桑那州男孩Jesse Gelsinger在宾夕法尼亚大学参加一项基因治疗 I 期临床试验时，研究人员将约1万亿个携带编码治疗基因 *OTC* 的腺病毒直接注入他的肝脏，注射后4小时患者体温升高达40.7℃，第2天出现昏迷，导致多器官衰竭，在注射后4天不幸死亡。

这是自1990年美国William Anderson医师使用改造后的莫洛尼鼠白血病病毒把腺苷脱氨酶基因引入患者的细胞内，成功治疗由腺苷脱氨酶（ADA）缺乏引起的重症联合免疫缺陷（SCID）后，近10年间的第1例死亡病例，受到了全世界的广泛关注。

思考：

体细胞基因治疗存在哪些伦理问题？应该如何应对？

（二）生殖细胞基因治疗的伦理问题

我国目前禁止开展生殖细胞的基因治疗。

二、基因治疗中遵循的伦理学原则

（一）知情同意原则

基因治疗必须在获得患者及其家属知情同意的原则上进行。临床医师有责任将基因治疗存在的受益、风险等向患者如实告知。我国在2016年12月1日施行的《涉及人的生物医学研究伦理审查办法》明确规定，一定要考虑患者或受试者可能遭受的风险程度与研究预期的受益相比是否在合理范围之内。

基因治疗奉行"最后选择原则"。世界卫生组织和国际医学委员会发表的《伦理学与人体研究国际指南》和《人体研究国际伦理学指南》规定，基因治疗必须遵循"最后选择原则"，即某种疾病在所有治疗都无效或仅有微效力时，才考虑使用基因治疗。

（二）有利无害原则

有利无害原则指基因治疗应以维护及增进患者的利益为目的，以不伤害患者的利益为最低标准，尽量选择有效、低成本、小风险的治疗方案。研究者需严格设计临床试验方案，预先进行风险-受益分析，以患者的生命安全为重，在不违背伦理原则的前提下进行理性的科学研究，为患者选取最优设计方案，确保符合适应证、科学性和安全性。

（三）尊重原则

基因治疗应尊重患者的基本权利，包括知情权、自主选择权、隐私权等。

患者人人平等，无高低贵贱之分。研究者应以同等重视的态度，及时告知相关信息。研究者有义务保护患者个人信息不被泄露，保护患者隐私、维护生命尊严。

（四）公正原则

患者无论贫富，均同样享有可以接受基因治疗的权利。对受试者的准入和排除标准要有严格的界定，程序公平，并接受审查和监督。

第四节　辅助生殖中的伦理问题及遵循的伦理学原则

一、辅助生殖中的伦理问题

辅助生殖技术（assisted reproductive technology，ART）是人类辅助生殖技术的简称，指采用现代的医学技术和方法代替自然的人类生殖过程，以达到受孕的目的，解决不孕不育患者不能生育后代的问题。包括人工授精、体外受精－胚胎移植（in vitro fertilization-embryo transfer，IVF-ET）、卵胞质内单精子注射（intracytoplasmic sperm injection，ICSI）、胚胎植入前遗传学检测、精液冷冻等。

现代辅助生殖技术在治疗不孕不育、实现优生优育等方面给人类带来福音，也对人类传统的伦理道德观念产生了冲击和挑战。因此辅助生殖技术引发了一系列伦理问题，其中包括辅助生殖的社会伦理问题和辅助生殖的家庭伦理问题等。

从社会伦理的角度考虑，辅助生殖的应用需要严格的法律法规对行业进行规范。从家庭伦理的角度考虑，辅助生殖的应用可能导致传统家庭模式的改变、血缘关系复杂化及亲属关系复杂化等复杂伦理问题。因此，辅助生殖技术在我国的实施必将严格依据符合我国国情的行政规范和依据。我国于2001年颁布了《人类辅助生殖技术管理办法》和《人类精子库管理办法》，这是我国开展辅助生殖的行政规范和依据。

二、辅助生殖遵循的伦理学原则

（一）谨慎应用原则

辅助生殖技术有严格的适应证，实施时不能来者不拒，应根据患者情况综合考虑，科学谨慎地应用。只有在传统治疗不孕不育的技术和方法不能满足患者的生育要求时，才能采用辅助生殖技术。

（二）知情同意原则

人工授精必须在夫妻双方知情同意下进行。医务人员应提供人工授精相关过程的各种关系、权利和义务，以及技术方面可能出现的问题等信息，使夫妻双方对此有客观、全面和理性的认识，最终共同决定是否实施。

（三）优生优育原则

人工授精过程必须严格遵守《人类辅助生殖技术管理办法》，所用的精液必须是合格的精子库冷冻精液，以防止艾滋病、肝炎等传染性和遗传病，严禁私自采精，一个供精者的精子最多只能提供给5名妇女受孕，确保生殖质量。

（四）保密互盲原则

为了减少不必要的医疗纠葛，维护供精者和受精者的正当权益。在临床实践中应坚持保密与互盲原则，即供精者与实施医师，供精者与受精夫妇，供精者与后代保持互盲。

（蔡梦迪　李继红）

复习参考题

一、选择题

1. 孕妇，妊娠24周，超声检查显示胎儿疑似有多趾并指畸形。医师建议孕妇行羊膜腔穿刺术，为了让孕妇同意这一检查，医师并未告知该技术可能存在的风险。该医师违背的遗传伦理学原则是

A. 公正原则

B. 自主原则

C. 知情同意原则

D. 最后选择原则

E. 有利无害原则

2. 某男性黏多糖贮积症患者，24岁，症状典型。遗传咨询师对其进行拍照后用于课堂教学，该遗传咨询师违背的遗传伦理学原则是

A. 公正原则

B. 自主原则

C. 知情同意原则

D. 有利无害原则

E. 不伤害原则

3. 某女性地中海贫血患者，10岁，在2019年来某医院门诊进行遗传咨询。2022年，新的地中海贫血治疗方法进入临床试验，招募治疗志愿者。医院通知了该名患者。在此过程中，医院遵循的遗传伦理学原则是

A. 公正原则

B. 自主原则

C. 知情同意原则

D. 行善原则

E. 尊重不伤害原则

4. 孕妇，妊娠24周，超声怀疑胎儿可能存在神经系统畸形。医师详细叙述了胎儿出生后该疾病可能出现的症状和情况。孕妇与家人商量后，决定不终止妊娠。医师尊重了孕妇的意见。这一过程中，医师的行为符合的伦理原则是

A. 公正原则

B. 自愿原则

C. 保密原则

D. 自主原则

E. 尊重不伤害原则

5. 夫妇因多次流产进行遗传咨询，在确定致病基因后，行胚胎植入前遗传学诊断，获得3个健康胚胎，植入1个。医师在征得夫妇双方同意并签署知情同意书后，在经伦理审查委员会批复后，将2个胚胎用于有益于医学的研究工作。该过程涉及的重要伦理问题是

A. 剩余胚胎处置问题

B. 产前诊断风险性问题

C. 患者信息保密问题

D. 胚胎性别选择问题

E. 公平公正问题

答案：1. B；2. E；3. A；4. D；5. A

二、简答题

1. 医学伦理学的基本原则是什么？

2. 试述医学遗传伦理学在产前诊断及辅助生殖中的应用原则。

3. 试述医学遗传伦理学在基因治疗中的应用原则。

4. 联系以往遗传病诊疗章节内容，举例说明医学伦理学的应用场景及原则。

5. 比较体细胞与生殖细胞基因治疗，谈谈基因治疗的伦理问题。

参考文献

［1］中华人民共和国卫生部.中国出生缺陷防治报告 (2012).(2012-09-12)[2024-08-26]. https://www. gov. cn/gzdt/att/att/site1/20120912/1c6f6506c7f811ba cf9301. pdf.

［2］贺林,马端,段涛.临床遗传学.上海:上海科学技术出版社,2013.

［3］邬玲仟,张学.医学遗传学.2版.北京:人民卫生出版社,2023.

［4］杨焕明.基因组学.北京:科学出版社,2016.

［5］第十二届全国人民代表大会常务委员会.中华人民共和国母婴保健法.(2017-11-04)[2024-08-26]. https://www. gov. cn/guoqing/2021-10/29/content_5647619. htm.

［6］傅松滨.医学遗传学.4版.北京:北京大学医学出版社,2018.

［7］贺林.今日遗传咨询.北京:人民卫生出版社,2019.

［8］杨保胜,李刚.医学遗传学.3版.北京:高等教育出版社,2023.

［9］于文强,徐国良.表观遗传学.北京:科学出版社,2023.

［10］张金钟,王晓燕.医学伦理学.北京:北京大学医学出版社,2019.

［11］BUNZ F. Principles of Cancer Genetics. 3rd ed. New York: Springer, 2022.

［12］NUSSBAUM R L, MCINNES R R, Willard H F. Thompson & Thompson Genetics in Medicine. 8th ed. Amsterdam: Elsevier, 2016.

［13］STRACHAN T, READ A P. Human Molecular Genetics. 4th ed. New York: Garand Science, 2016.

［14］TURNPENNY P D, ELLARD S. Emery's Elements of Medical Genetics. 15th ed. Philadelphia: Elsevier, 2017.

［15］LEWIS R. Human Genetics: Concepts and Applications. 12th ed. New York: McGraw-Hill Education, 2018.

［16］GRIFFITHS AJ F, DOEBLEY J, PEICHEL C, et al. Introduction to Genetic Analysis. 12th ed. New York: W. H. Freeman and Company, 2020.

［17］HARTL D L. Essential Genetics and Genomics. 6th ed. Burlington: Jones and Bartlett Learning, 2020.

［18］JORDE L B, CAREY J C, BAMSHAD M J. Medical Genetics. 6th ed. Philadelphia: Elsevier, 2020.

［19］KLUG W S, CUMMINGS M R, SPENCER C A, et al. Essentials of Genetics. 10th ed. Hoboken: Pearson Education, 2020.

索 引